口腔专科常用护理操作技术详解

主　编　赵佛容　毕小琴

副主编　邓立梅　赵晓曦　徐庆鸿

编　委　（按姓氏笔画排序）

文　静（四川大学华西口腔医院）

邓立梅（四川大学华西口腔医院）

毕小琴（四川大学华西口腔医院）

刘漫丽（四川大学华西口腔医院）

杜书芳（四川大学华西口腔医院）

李灏来（四川大学华西口腔医院）

张宗骊（四川大学华西口腔医院）

陈　文（四川大学华西口腔医院）

陈丽先（四川大学华西口腔医院）

罗　玲（四川大学华西口腔医院）

周　惠（四川大学华西口腔医院）

周　颖（四川大学华西口腔医院）

赵佛容（四川大学华西口腔医院）

赵晓曦（四川大学华西口腔医院）

徐庆鸿（四川大学华西口腔医院）

龚彩霞（四川大学华西口腔医院）

鲁　喆（四川大学华西口腔医院）

廖学娟（四川大学华西口腔医院）

熊茂婧（四川大学华西口腔医院）

人民卫生出版社

·北京·

版权所有，侵权必究！

图书在版编目（CIP）数据

口腔专科常用护理操作技术详解 / 赵佛容，毕小琴
主编 . -- 北京 ： 人民卫生出版社，2025. 5. -- ISBN
978-7-117-37309-8

Ⅰ. R473.78-65

中国国家版本馆 CIP 数据核字第 2025S0M701 号

人卫智网	www.ipmph.com	医学教育、学术、考试、健康，购书智慧智能综合服务平台
人卫官网	www.pmph.com	人卫官方资讯发布平台

口腔专科常用护理操作技术详解

Kouqiang Zhuanke Changyong Huli Caozuo Jishu Xiangjie

主　　编：赵佛容　毕小琴
出版发行：人民卫生出版社（中继线 010-59780011）
地　　址：北京市朝阳区潘家园南里 19 号
邮　　编：100021
E - mail：pmph @ pmph.com
购书热线：010-59787592　010-59787584　010-65264830
印　　刷：天津市银博印刷集团有限公司
经　　销：新华书店
开　　本：787×1092　1/16　　印张：12
字　　数：285 千字
版　　次：2025 年 5 月第 1 版
印　　次：2025 年 5 月第 1 次印刷
标准书号：ISBN 978-7-117-37309-8
定　　价：98.00 元

打击盗版举报电话：010-59787491　E-mail：WQ @ pmph.com
质量问题联系电话：010-59787234　E-mail：zhiliang @ pmph.com
数字融合服务电话：4001118166　　E-mail：zengzhi @ pmph.com

前　言

　　人民健康是民族昌盛、国家富强的重要标志,党和国家提出实施健康中国行动,是新时代健康卫生工作的纲领。随着人民群众对口腔疾病治疗与预防保健的需求不断增加,口腔专科医院、诊所数量呈逐年上升趋势,从事口腔专业的护士数量逐年增加。口腔专科护士不仅需要扎实的理论基础、基本知识,还应具备熟练的专科护理操作技术能力,因此,急需一套与临床工作相适应的技术涵盖面广、专业性强、实用性高的口腔专科护理操作技术专著。

　　四川大学华西口腔医院作为中国现代口腔医学的发源地,为中国口腔医学、口腔护理学的发展做出了巨大贡献,培养了一大批口腔医学、口腔护理学的专家和栋梁之材。100多年来,四川大学华西口腔医院始终秉承"选英才、高标准、严要求、淘汰制"的人才培养理念,打造口腔专科护理特色培养模式。在本书的编写中,我们举全院口腔护理专家团队之力,精心准备,认真撰写,完成了这本《口腔专科常用护理操作技术详解》。

　　本书包含口腔科四手操作的基础设施与技能、口腔科四手操作技术在临床各专科的应用、口腔专科护理操作和口腔科材料的调拌四部分技术详解,图文并茂,解读深刻,重点、难点突出,更在每一章节增添与技术详解相配套的二维码,扫码即可观看相关技术视频,兼具新颖性和实用性,对口腔专科护士的临床实践具有很强的指导意义。

　　在此,感谢各位专家在百忙之中积极完成编写,感谢人民卫生出版社在出版方面给予的大力支持!

　　由于时间原因与编者水平的局限,书中难免有不尽完善之处,诚恳地希望各位读者、专家提出宝贵意见。

赵佛容　毕小琴

2024 年 5 月

目　录

−

第一章　口腔科四手操作的基础设施与技能

第一节　口腔科四手操作的基础设施

要为病人提供优质的医疗卫生服务,离不开优美和宽敞的诊疗环境、良好的牙科治疗设备、规范的四手操作技术。其中,口腔科四手操作技术适用于口腔门诊各专业,是口腔门诊诊疗常用的一项专科操作技能。

开展口腔科四手操作技术需要配备相应的基础设施,主要有:牙科综合治疗台、医师用椅、护士用椅、边台、活动器械柜、固定柜、洗手设施等(图 1-1)。

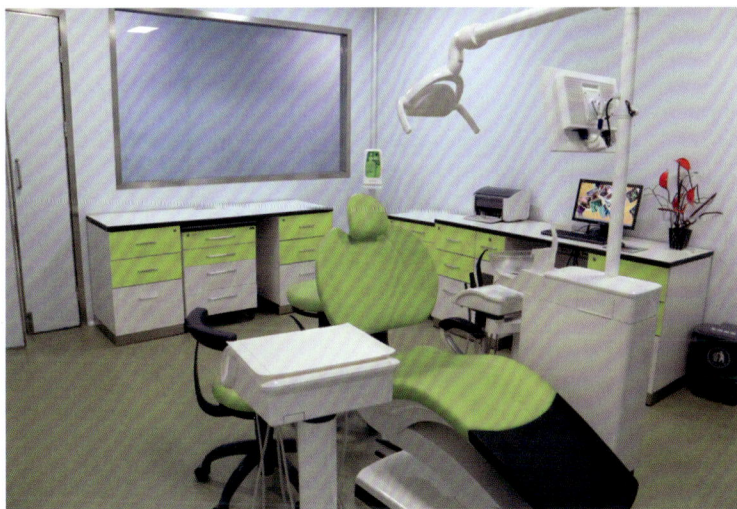

图 1-1　诊室整体环境

一、牙科综合治疗台

牙科综合治疗台是口腔临床医师对口腔疾病病人实施口腔检查、诊断、治疗操作的综合设备,这一设备使病人处于安全、舒适的体位,让医师、护士、病人和器械处于非常优化的空间位置关系,促使医疗过程高效、快捷、准确和无误。目前,新型的牙科综合治疗台的设计更符合人机工程学原理和四手操作要求。人体最稳定和自然的体位是平卧位,因此,综合治疗台的设计应符合这一特点,其长与宽应根据人的身高与宽度决定。在涉及人体体重的支点部位,要加一定厚度的软垫。椅座面、背靠面的机械曲度与人体生理性弯曲尽可能一致,使

1

病人的背部、坐骨及四肢都有比较完全的支托,身体各部分的肌肉和关节均处于自然松弛的状态。

牙科综合治疗台有以下功能:①口腔疾病治疗的重要功能;②排湿、清洗、干燥功能;③提供清洁无菌的工作环境功能;④为病人提供可靠舒适的支撑及体位变换功能;⑤为医师和护士提供最佳操作体位功能;⑥具有良好的控制功能和信息处理功能;⑦环境保护、美学和技术经济性等功能。

口腔综合治疗台是机椅联动设备,包括口腔综合治疗机和口腔治疗椅两大部分。设计要求呈现流线型,使用程控、脚控或感应开关,减少触摸,具有抗医源性感染能力;选用周边光滑,易清洁和可消毒的大面积模压整体靠垫;水、气管路有防回吸、独立供水等装置系统。口腔治疗椅主要由底板、支架、椅座、椅背、扶手、头托、头托按钮及控制开关等装置组成(图1-2)。

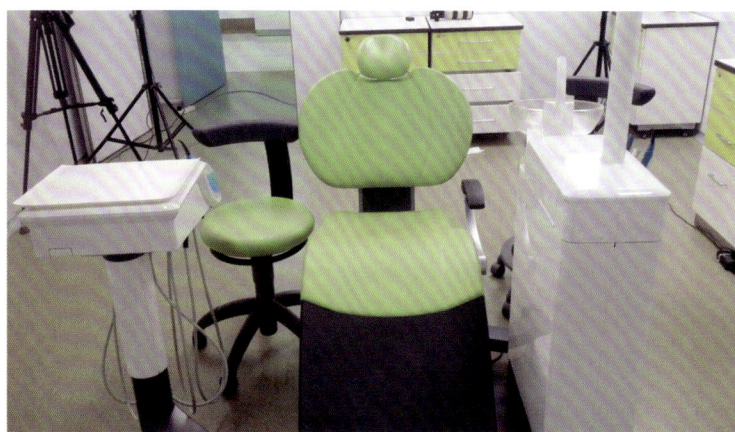

图1-2 口腔治疗椅

口腔综合治疗台中治疗椅位的长度除头托外,应以人的第7颈椎为基点决定其长度,目前一般治疗椅位长度为180~195cm,医师座位活动范围为60~80cm,护士座位活动范围40~40cm;治疗椅位前端距离墙30~40cm,总体活动长度300cm左右。综合治疗台的活动宽度不小于250cm,普通诊室总长度要求310~350cm,诊室宽度为280~320cm。因此,一个治疗单元的使用面积需要10~15m^2。

1. 口腔治疗椅上的头托 起着支持病人头部,减少病人在治疗过程中头部活动的作用。病人头部必须靠在头托的中央位置;头托可向上、向下以及向前后方任意方向调节,其大小应适度,头托顶端与病人的头部平齐为宜,须具有良好固定作用,保证病人头颈部的安全、舒适(图1-3,视频KQ-1-1头托调节)。

2. 口腔治疗椅 可以给病人提供一个舒适、放松、稳定的体位,提高就医舒适性和耐受力。治疗椅靠垫软硬应适度,头靠、背靠和椅面的调节要求灵活(图1-4,视频KQ-1-2牙科综合治疗台)。

3. 冷光源灯 具有光线柔和、细腻的自然光效果,画面清晰,具有淡化、消除阴影等功能,可按需调节,保证术区视野清晰。亮度调节可用无级或分级的方式调节(图1-5)。

4. 手机接口 手机接口是手机与气软管、输水管的连接体,连接可推动手机风轮旋转和水雾产生,使手机进入正常工作状态(图1-6)。接口有两种连接方式:螺旋式、快捷式。

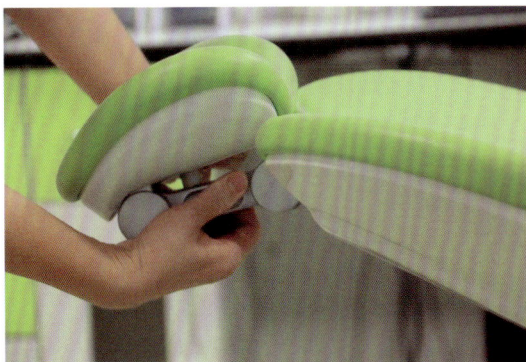

图 1-3 治疗椅头托

KQ-1-1

视频 KQ-1-1 头托调节

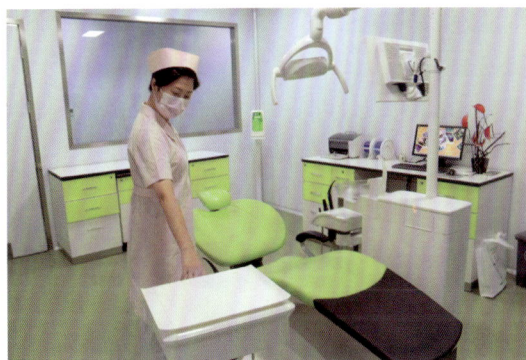

图 1-4 调节椅位

KQ-1-2

视频 KQ-1-2 牙科综合治疗台

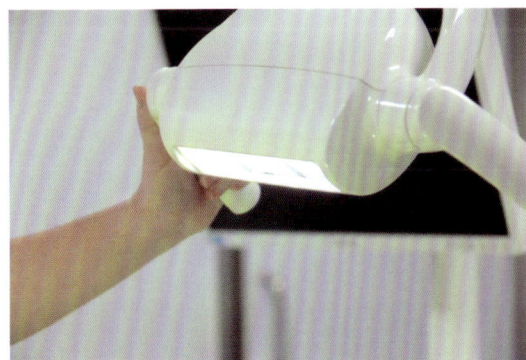

图 1-5 光源

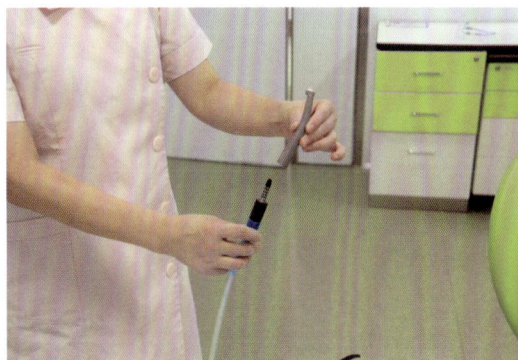

图 1-6 连接手机

    5. 吸引器 根据负压产生方式可分为：一种是由负压泵产生负压的强吸引器，强力吸引器用于吸尽口内组织碎屑和残渣；另一种是应用流控技术原理产生负压的弱吸引器，可用于吸出口腔内分泌物（图 1-7）。

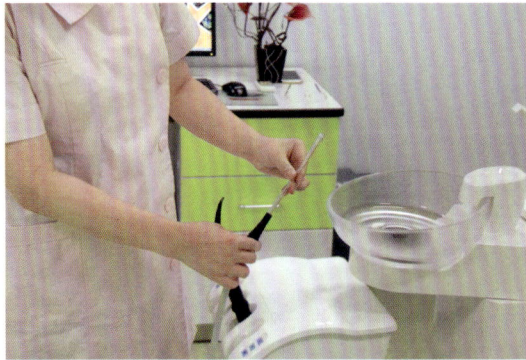

图 1-7　连接吸引器

二、医师护士座椅

1. 医师座椅　医师座椅是医师保持正常操作体位和姿势的重要支撑。座椅要求软硬适度,上、下调节幅度为 38~45cm;靠背呈镰刀形,半径为 30cm,可以 360° 旋转,为医师提供前倾和侧弯的支撑,可以全方位在地面滑动(图 1-8)。

2. 护士座椅　护士座椅与医师座椅基本相同,不同的是腰间有扶手,底座有环形脚踏,工作时护士双脚放在座椅脚踏,维持舒适的平衡工作位置上(图 1-9)。

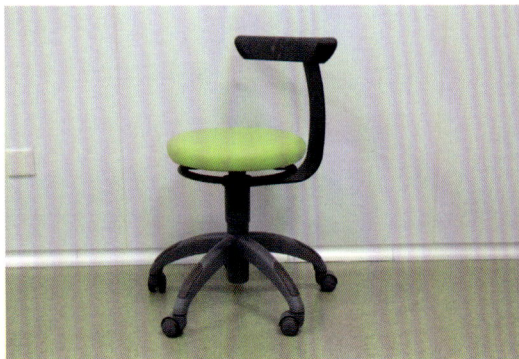

图 1-8　医师座椅

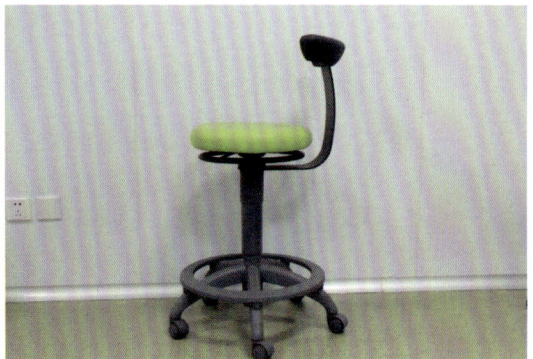

图 1-9　护士座椅

三、活动器械柜

活动器械柜的下层柜内可以放置治疗及护理所需的各种小器械、材料、药品;顶部作为护理操作工作台面,可放置治疗所需用物;要求柜子储物空间较大,台面较为宽敞,便于材料调拌等护理操作(图 1-10)。

四、边台

边台的设计根据使用功能的多元性要求可以融入多项设施,可以安装于治疗单元的多个地点,以便于医师和护士储存各种器具。台面可作为写字台,并放置计算机、打印机等辅助设备,使工作更为方便快捷(图 1-11)。

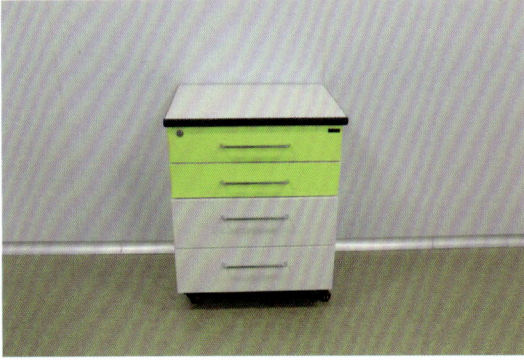

图 1-10 活动器械柜

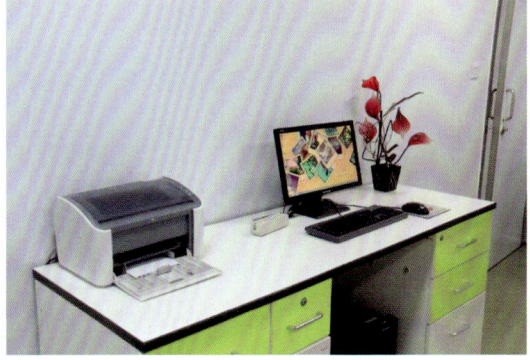

图 1-11 边台

五、洗手设施

洗手设施是医师和护士洗手必备的设施。每个洗手位应带独立镜灯和镜子,洗手槽采用特制的坡度设计,可有效防止水溅到洗手池外,各水龙头独立设置。可自带电热水器,自由设定出水温度,一年四季可提供恒温水。设施要求如下:水龙头可分别采用膝碰式、脚踏式和感应式开关(图 1-12),常备洗手液、干手纸或自动干手机。临床上也可提供免洗快速手消液进行手卫生(图 1-13),但须注意快速手消不能代替洗手。

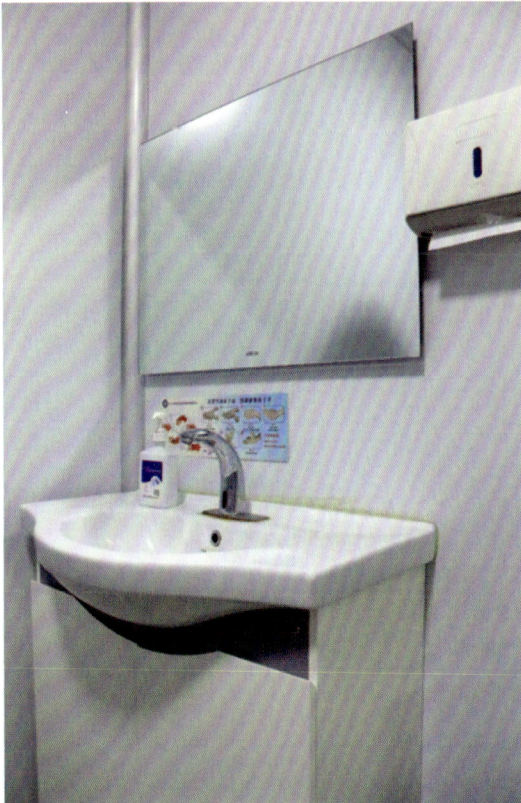

图 1-12 洗手设施

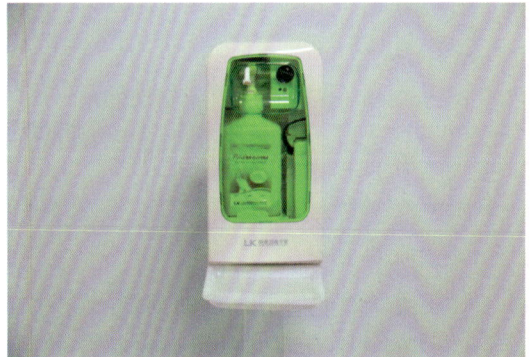

图 1-13 免洗快速手消液

第二节 口腔科四手操作的基本技能

一、简介

口腔诊疗操作范围多在分毫之间。诊疗中如无四手操作护士,医师操作往往处于扭颈、弯腰、曲背以及双眼斜视等强迫体位状态,全身多数肌肉很不协调;如果巡回护士不能及时有效配合治疗,会导致医师护士诊疗感受及病人就医体验极差。口腔科四手操作技术的发展和应用是随着世界牙科工业技术不断发展、器械不断改进和优化,在保护口腔医师、护士的体力和健康以及保证病人安全、舒适的前提下,逐步完善发展并形成国际标准化的牙科操作模式。

二、操作目的

在口腔治疗的全过程中,医师、护士采取舒适的坐位,病人采取放松的平卧位,医师护士双手平稳而迅速地传递所用器械、材料,同时在口腔内完成各种操作。四手操作技术可以确保病人舒适的治疗卧位,减轻医师护士人员的职业损伤,有效避免医院感染,提高工作效率和质量,使治疗和护理时间大为缩短,能极大提高病人的就诊体验。

三、适用范围

口腔科四手操作技术适用于口腔门诊各专业的治疗操作。

四、操作步骤

（一）医师护士人员准备

1. 医师准备 医师身着标准工作服,洗手、戴口罩、戴工作帽,面部佩戴防护面罩,戴手套。
2. 护士准备 护士身着标准工作服,洗手、戴口罩、戴工作帽,面部佩戴防护面罩,戴手套。

（二）医师、护士、病人体位

1. 医师体位 医师自然坐于医师椅上,身体各部分标准体位要求如下(视频 KQ-1-3 医师坐姿)。

视频 KQ-1-3 医师坐姿

（1）头部:头部前倾30°,视线向下,成80°俯角,两眼瞳孔的连线呈水平位(图 1-14)。

（2）肩部:自然放松下垂,左右对称,两肩峰的连线呈水平位。

（3）肘部:肘维持与肋接触,位于身体的侧方并能自由活动,前臂外展幅度和腕部伸屈范围都应 <10°(图 1-15)。

（4）双手:维持在心脏水平。

（5）髋-膝关节:腓骨小头同坐骨结节的连线呈水平位(坐骨粗隆与股骨粗隆连线呈水平状)。

（6）膝-脚底:小腿与地面垂直,大腿与地面约呈15°,脚放平在地面,呈自然位(图 1-16)。

此时,医师身体长轴与地面基本垂直保持最佳平衡位,是可进行较长时间精细操作的最佳体位。医师的眼与病人口腔距离为 36~46cm(图 1-17~ 图 1-20)。

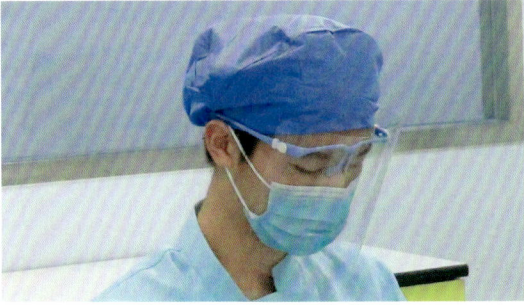

图 1-14 医师头部工作位

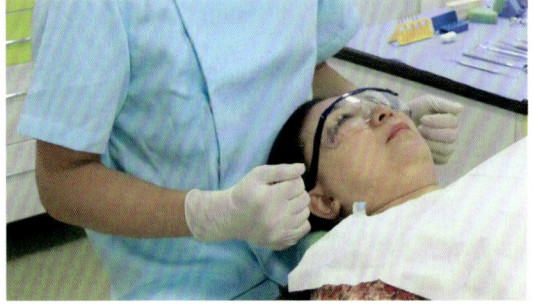

图 1-15 医师双手摆放位置

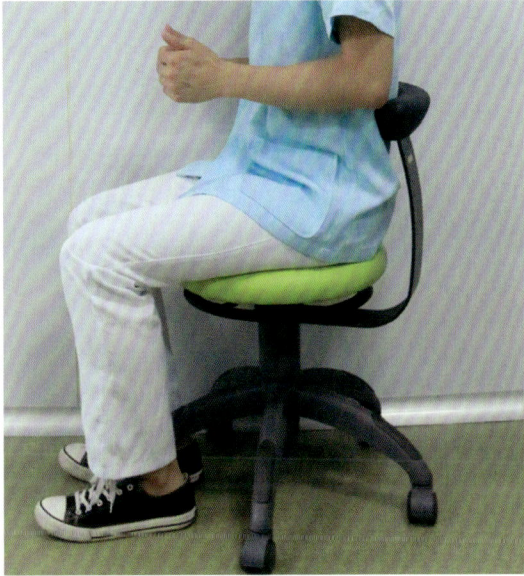

图 1-16 医师膝 - 脚底位置

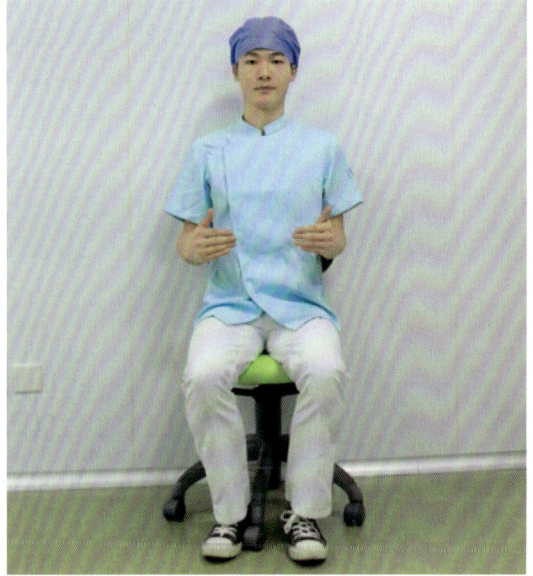

图 1-17 医师体位正面

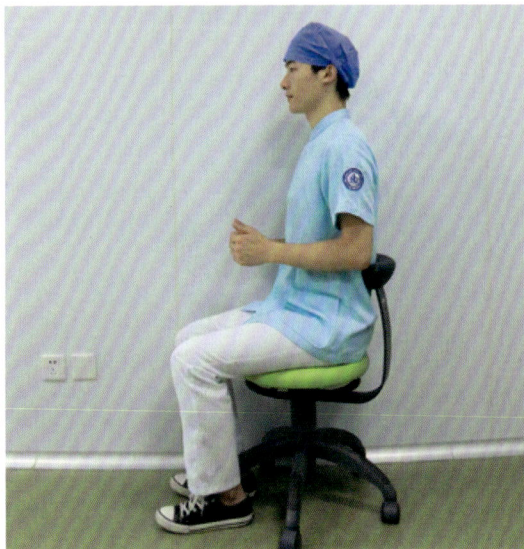

图 1-18 医师体位侧面

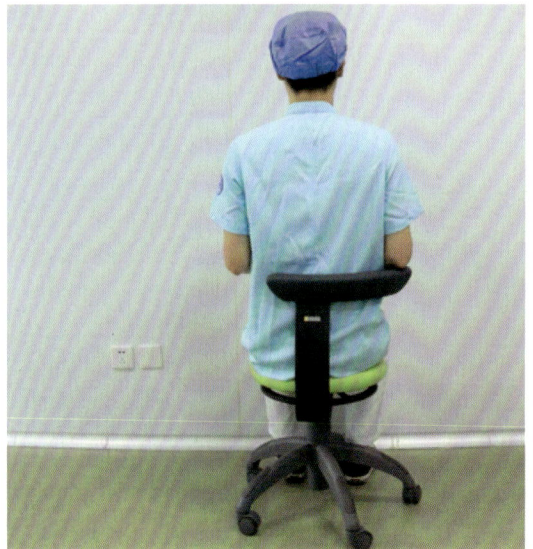

图 1-19 医师体位背面

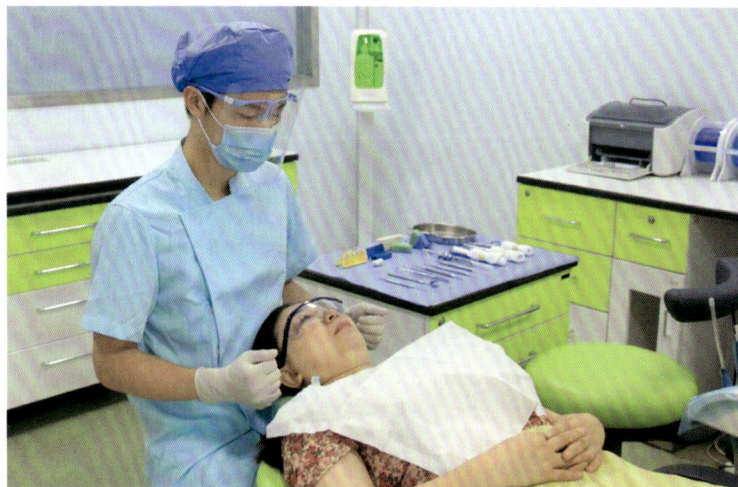

图 1-20　医师的眼睛与病人口腔的距离

2. 护士体位　护士面对医师,座位应高于医师 10~15cm,方便观察治疗椅位和病人的全部。头部左前倾 10°,视线略向左下,呈 80°俯角,两眼瞳孔的连线呈水平位(图 1-21)。

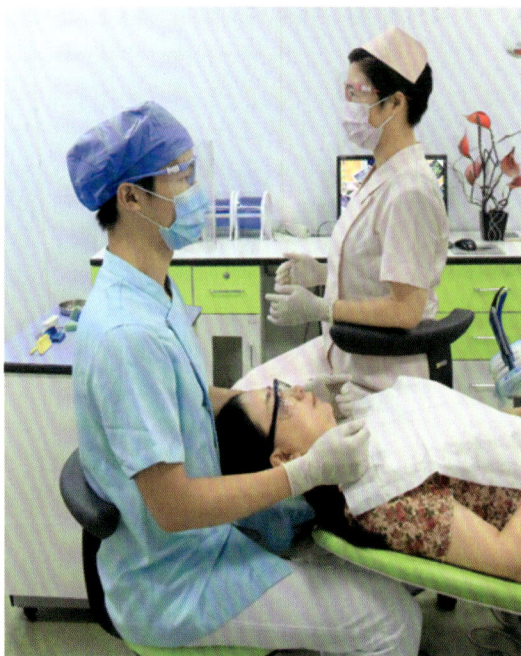

图 1-21　护士体位

护士双脚放在座椅脚踏上,肩部自然放松下垂,左右对称,两肩峰的连线呈水平位,身体长轴与地面基本垂直保持最佳平衡位;开始工作时护士身体可向左侧向 45°角,面对医师和病人(图 1-22)。

护士坐于护士座椅上,肘部维持与肋接触,双手维持在心脏水平,位于身体的侧方,并能自由活动,前臂外展幅度和腕部伸屈范围工作时较大;髋部与病人肩部平齐,大腿位置与地面基本平行(图 1-23)。左腿靠近综合治疗台。

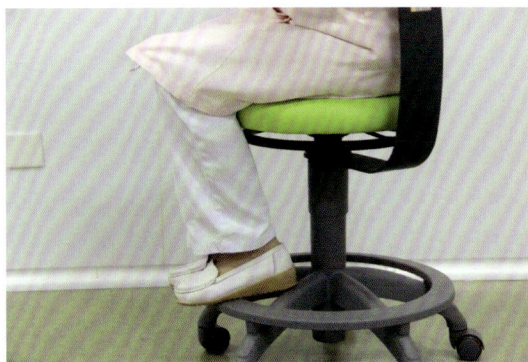

图 1-22　护士双脚工作位

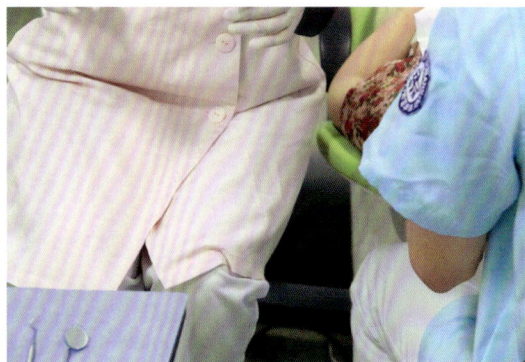

图 1-23　护士髋部与病人肩部平齐

护士的座椅前缘应位于病人口腔的水平线上,尽可能靠近病人,便于与医师传递交换器械和材料(图 1-24),确保医师护士保持正确舒适的操作姿势,减少体力上的疲劳。

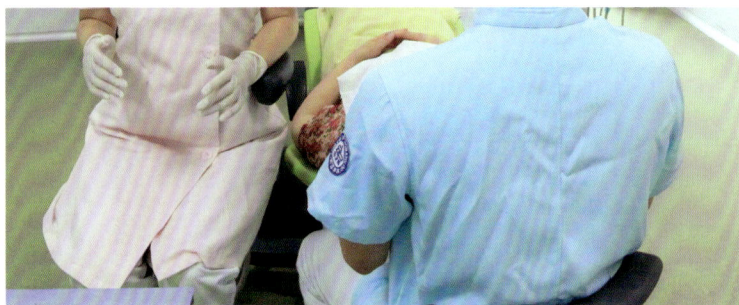

图 1-24　护士座椅前缘位置

3. 病人的体位　病人采用平卧位,诊疗椅靠背呈水平或抬高 7°~15°,脊柱完全放松,病人头部靠在头托内,头部位置舒适。病人上、下颌𬌗平面与地面应处于 90°~120°,张口的幅度一般为 1~3 横指宽,相当于 1.5~4.5cm(图 1-25,视频 KQ-1-4 病人平卧体位)。

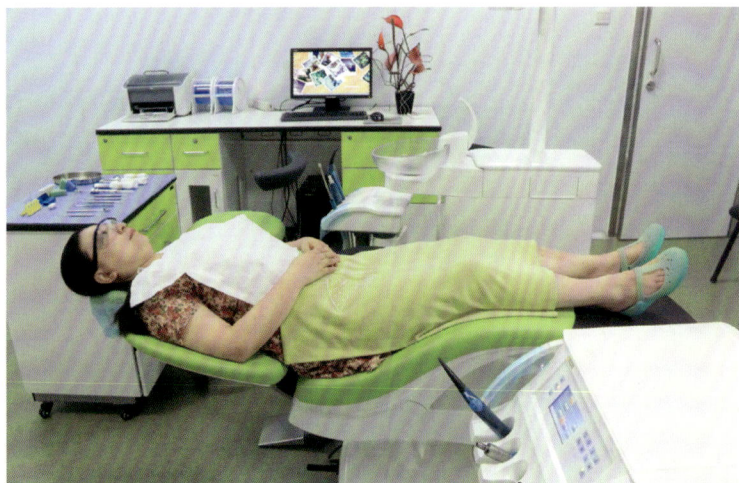

视频 KQ-1-4
病人平卧体位

图 1-25　病人平卧体位

随着诊疗部位和工作点的改变,病人头部可以前、后、左、右移动。为避免影响医师的手指处于强制状态操作,要求病人身体上部不出现过度前倾和不自然的转体,头部左、右转动幅度一般不超过45°;治疗椅位高低度的调节可使病人整体移动,保证医师始终处于最佳操作体位。

当医师的头部和眼睛正确地向前倾斜时,病人口腔应在医师眼睛的正下方,病人的上颌殆平面平行于医师的身体,下颌殆平面与医师面部相对,病人头部与医师肘部平行(图1-26)。

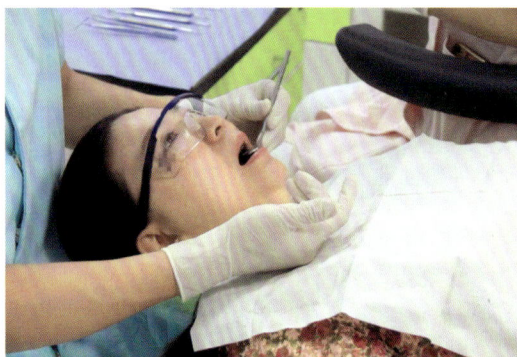

图1-26 病人头部与医师肘部平行

(三)四手操作区域

为了保证口腔治疗和护理工作的顺利开展,以病人的口腔为中心,将医师、护士和病人严格划出不同的区域,保证各区域中的活动和器械互不干扰,以确保通畅的工作线路和默契的相互配合。将医师、护士、病人的位置关系以病人的面部作为中心假想成一个时钟面,可将手术区域分为四个时钟区,以病人口腔为中心,病人头顶方向为12:00位,脚尖方向为6:00位,口腔左侧位3:00位,口腔右侧为9:00位(图1-27,视频KQ-1-5四手操作时钟面)。

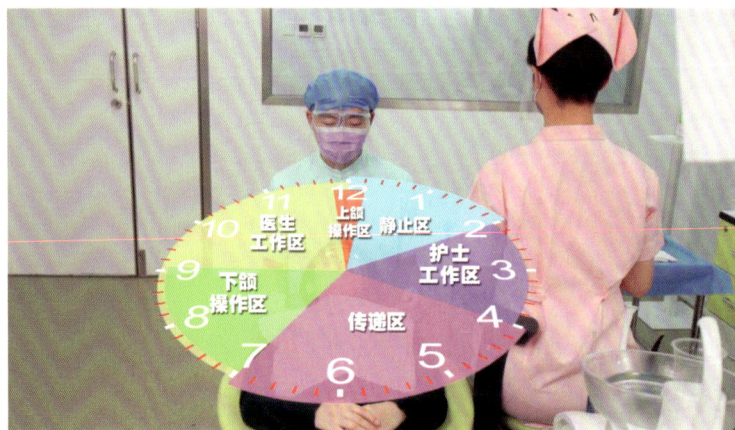

图1-27 四手操作时钟面

KQ-1-5

视频 KQ-1-5
四手操作
时钟面

1. 医师工作区　在假想时钟的7：00至12：00区域，医师可在此区内根据病人的口腔情况调整最佳体位工作，不能超出此界限；在这一区域可放置一个小的工作台、手机和手机架；上颌操作多选11：00至12：00区，下颌操作多选7：00至9：00区（图1-28）。

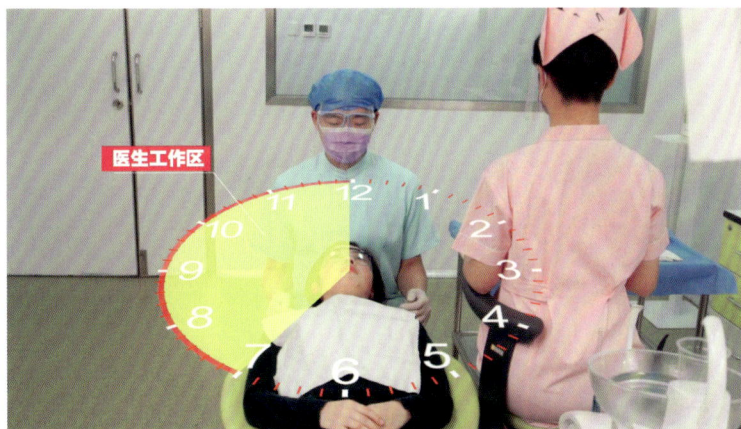

图1-28　医师工作区

2. 静止区　在假想时钟的12：00至2：00区域。此区可选用一个工作台方便护士进行护理操作，拿取和放置治疗与护理所需的设备、器械、材料（图1-29）。

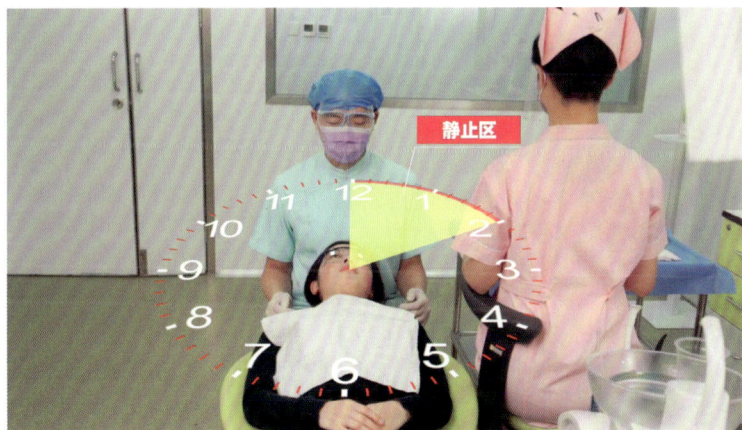

图1-29　静止区

3. 护士工作区　在假想时钟的2：00至4：00区域（图1-30）。除护士在此工作区外，还可放置护理用四手操作控制键盘、吸引器、三用水枪等护理设备。护士可以取用静止区工作台上的治疗和护理用物。为确保治疗顺畅进行，此区不能再放置其他任何治疗和护理物品。

4. 器械和材料的传递区　在假想时钟的4：00至7：00区域（图1-31）。为了保证传递的安全、顺畅和无污染，器械的传递在病人的颏部以下、胸以上，尽可能靠近病人的口腔位置完成。

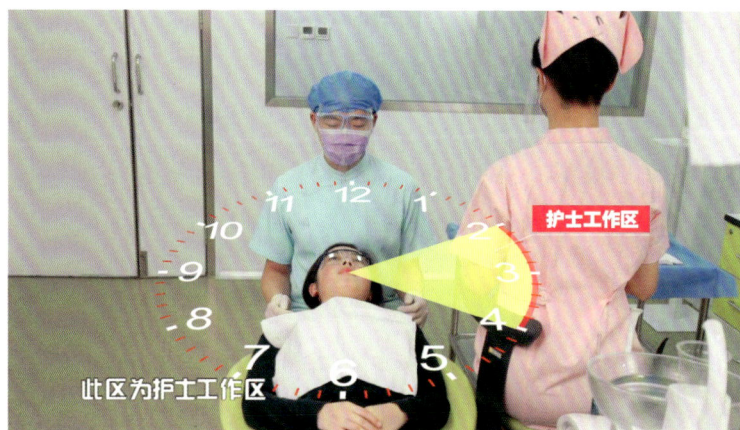

图 1-30 护士工作区

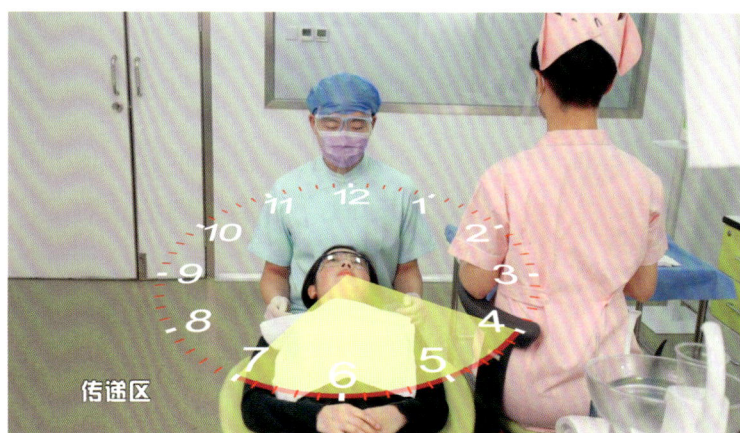

图 1-31 器械和材料的传递区

（四）器械的握持

在四手操作过程中,为保证医师和护士保持正确的平衡操作体位,最大效率地利用治疗时间及提高工作质量,护士应协助医师在正确的位置应用正确的握持方法传递所需要的仪器、器械、材料。

1. 握笔法 临床上最常使用的器械传递法为握笔式直接传递法。握笔法是指器械握在拇指与示指之间,中指放在下面作支持,用中指末端作为支点,类似握钢笔的方法,是临床上最常用的器械握持方法（图 1-32）。常用于手用器械、探针等器械的握持（视频 KQ-1-6 握笔法）。

2. 改良握笔法 改良握笔法是指用拇指、示指、中指握持器械柄部,中指腹紧贴器械的颈部,示指的第二指关节弯曲,拇指、示指、中指构成一个三角形力点（图 1-33）。常用于刮治器、雕刻刀等器械的握持（视频 KQ-1-7 改良握笔法）。

3. 掌握法 掌握法是指器械握于手掌内,示指、中指、无名指和小指并拢扣住一侧器械柄,拇指扣住另一侧器械柄,利用拇指、鱼际肌和掌指关节活动来张开或合拢器械,常用于拔牙钳、橡皮障夹钳、技工钳等器械的握持（图 1-34,视频 KQ-1-8 掌握法）。

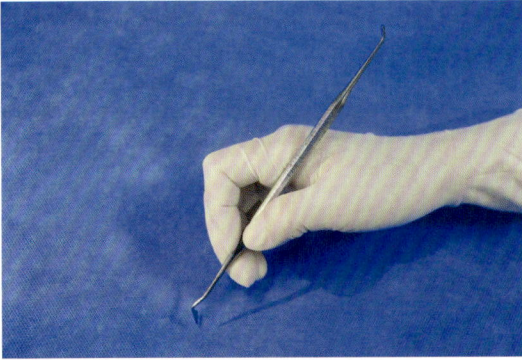

图 1-32　握笔法

视频 KQ-1-6 握笔法

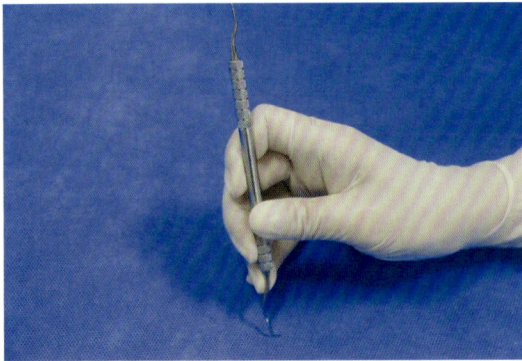

图 1-33　改良握笔法

视频 KQ-1-7 改良握笔法

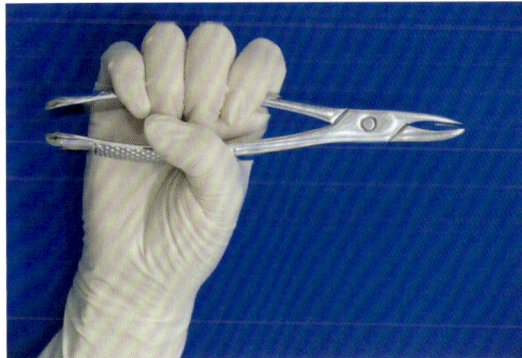

图 1-34　掌握法

视频 KQ-1-8 掌握法

4.掌拇指法　掌拇指法是指器械握于手掌内,四指紧绕器械柄,大拇指沿器械柄伸展,尽量靠近工作端作为手指支点(图 1-35)。常用于牙铤、三用枪、强力吸引器等器械的握持(视频 KQ-1-9 掌拇指法)。

5.抓持法　抓持法是用拇指、中指、无名指和小指握住器械,示指沿器械柄伸展作为支点,更好地使用器械,常用于调拌刀等器械的握持(图 1-36,视频 KQ-1-10 抓持法)。

6.指套法　指套法分为单指套法和两指套法。单指套法即拇指插入器械柄的环内,示指和中指夹持器械柄并将器械托起,常用于碧兰麻剂注射器等器械的握持(图 1-37)。两指套法即拇指和无名指分别插入器械柄的两环内,中指放在无名指环上,示指压在器械轴节处作为支撑,常用于剪刀、针持等器械的握持(图 1-38,视频 KQ-1-11 单指套法,视频 KQ-1-12 两指套法)。

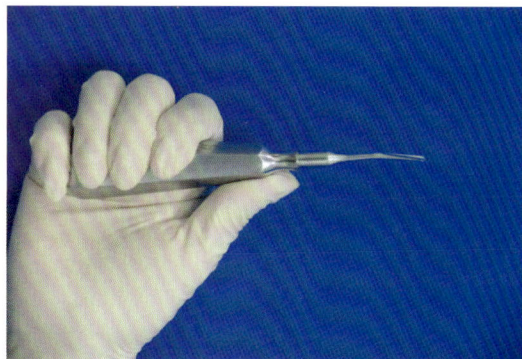

图 1-35 掌拇指法

视频 KQ-1-9 掌拇指法

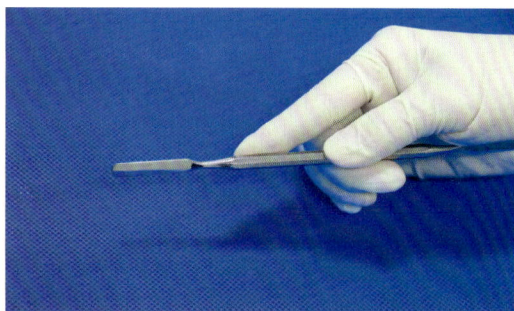

图 1-36 抓持法

视频 KQ-1-10 抓持法

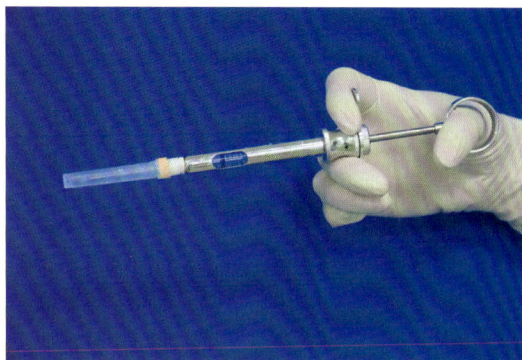

图 1-37 单指套法

图 1-38 两指套法

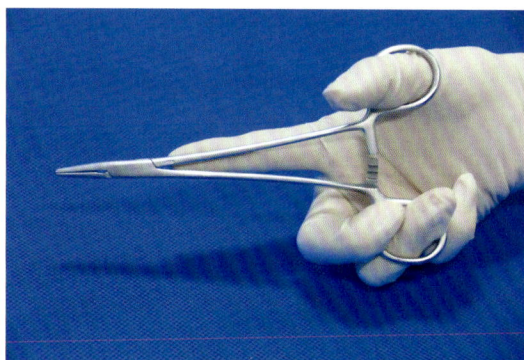

视频 KQ-1-11 单指套法

视频 KQ-1-12 两指套法

（五）器械的传递

医师护士器械传递的基本要求是：护士左手用轻微向前向下的力量把器械传递到医师手中，医师必须保持正确的体姿，张开其手及手指能稳固地一下子握持住器械，并不需要再转换手指的位置，更不是医师从护士手中去拿器械。

1. 单手传递法　最常用的方法为握笔式直接传递法，是指用于传递单支使用器械时的器械传递方法。

（1）护士左手保持在传递区，以拇指和示指握住器械非工作端部位，工作端指向治疗牙的牙位方向，中指置于器械下面作为支持，器械在传递区的位置方向与病人额部平行，护士传递时左手轻微用力传递器械于医师手中（图 1-39，视频 KQ-1-13 单手传递法）。

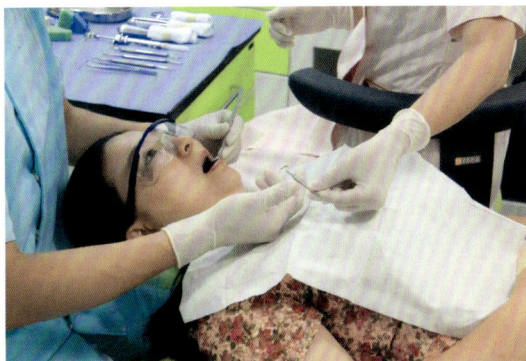

图 1-39　护士单手传递

视频 KQ-1-13 单手传递法

（2）医师以右手拇指和示指接过握住器械工作端的 2/3 部位，中指置于器械下面作为支持（图 1-40）。

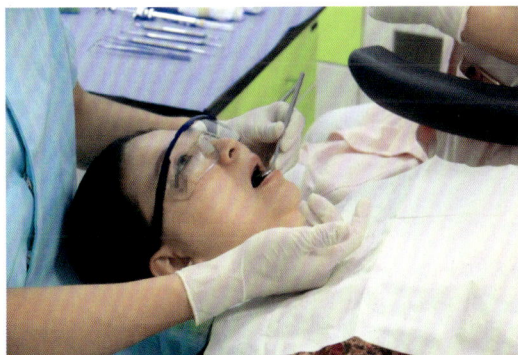

图 1-40　医师单手准备接过器械

2. 双手传递法　双手传递法是适用于两支同时使用器械的传递方法，临床上最常使用的双手器械传递法为双手握笔式直接传递法。

（1）护士双手保持在传递区，以拇指和示指握住器械非工作端部位，中指置于器械下面作为支持，器械在传递区的位置方向与病人额部平行，护士传递时双手轻微用力传递器械于医师手中（图 1-41，视频 KQ-1-14 双手传递法）。

KQ-1-14

视频 KQ-1-14 双手传递法

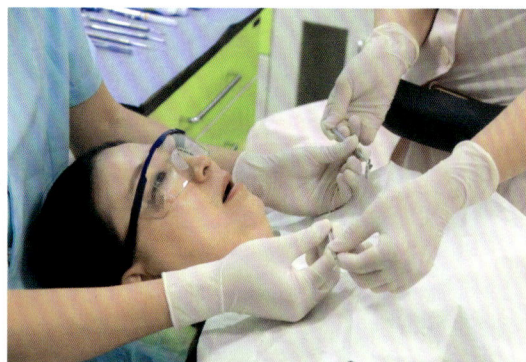

图 1-41   护士双手传递器械

（2）医师双手拇指、示指分开呈接器械的准备姿势（图 1-42）。

（3）医师用双手以拇指和示指接过器械，握住器械工作端的 2/3 部位，中指置于器械下面作为支持（图 1-43）。

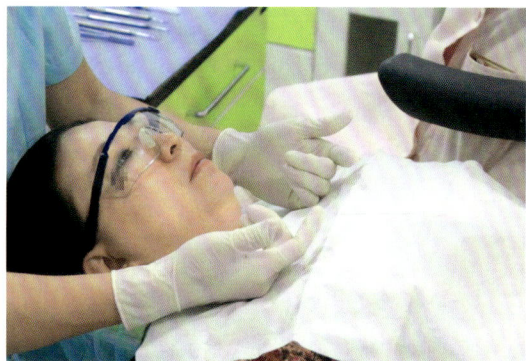

图 1-42   医师双手准备接器械

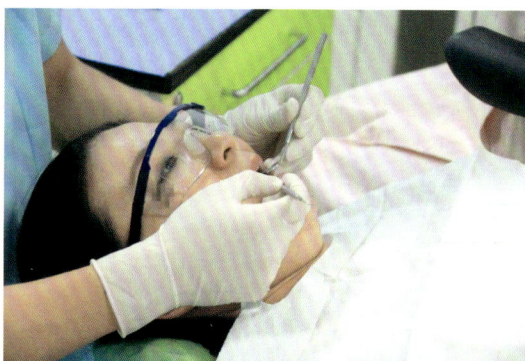

图 1-43   医师双手接过器械

3. 锐器传递法   临床上使用的锐器器械品种较多，在传递和使用过程中，锐器刺伤的概率较大。因此，在传递局部麻醉药注射针、刀片、剪刀、缝针时不能用手直接拿着传递，须放置于弯盘内传递（图 1-44），局部麻醉药注射针使用完毕后绝对不能双手回套针帽（视频 KQ-1-15 锐器传递）。

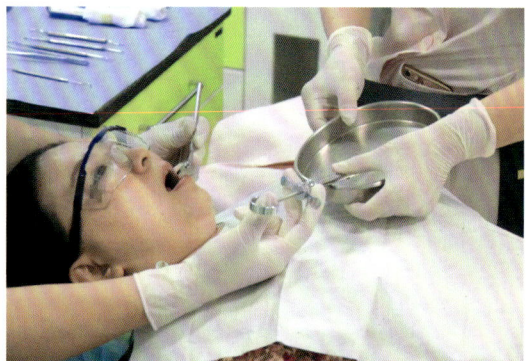

KQ-1-15

视频 KQ-1-15 锐器传递

图 1-44   锐器传递法

（六）器械的交换

临床上最常用的器械交换法为单手平行器械传递法、双手器械交换法和旋转器械交换法。医师护士器械交换的基本要求是：护士知晓医师的需要，并设定通畅的器械交换路径和医师合理有序的器械使用顺序；医师使用完毕应有明确示意，医师护士的手和手腕处于自然的工作状态。

1. 单手交换法　单手交换法是临床上最常用的器械交换法。医师将使用完毕的器械工作端拿离病人的牙齿，将器械柄向外移出 2cm 示意护士交换器械；护士将准备好交换的器械置于传递区内与医师手中的器械平行交换（图 1-45，视频 KQ-1-16 单手交换法）。

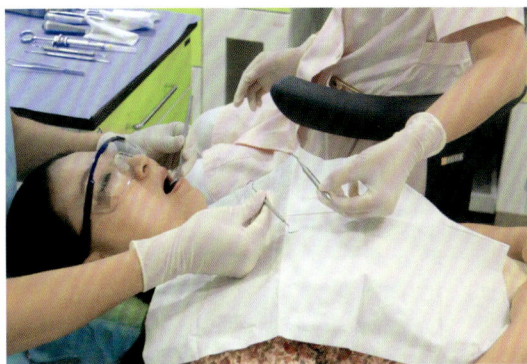

视频 KQ-1-16 单手交换法

图 1-45　护士与医师平行交换器械

（1）首先，医师将手中器械的非工作端向前向下接近护士的小指，护士以左手的无名指和小指勾夹住医师器械非工作端，收回器械（图 1-46）。

（2）同时护士再将拇指、示指及中指握住器械非工作端递送备用器械给医师，医师右手拇指、示指分开承接器械工作端的 2/3 部位，中指置于器械下面作为支持，完成器械交换（图 1-47）。

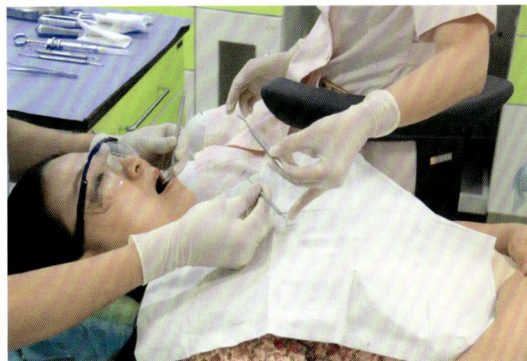

图 1-46　护士小指接器械

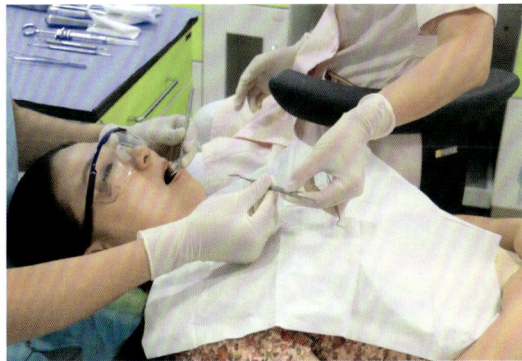

图 1-47　护士用拇指、示指及中指握住器械传递

2. 双手交换法　常用于交换体积较大的器械或交替使用的器械，如印模托盘、橡皮障器械、交替使用的器械等视频（KQ-1-17 双手交换法）。

视频 KQ-1-17 双手交换法

（1）医师将右手使用后的器械轻微用力向护士左手掌中传递,护士握住工作端准确收回（图 1-48）。

（2）同时,护士将右手准备传递备用器械的非工作端向前向下轻微用力置于医师手中使用（图 1-49）。

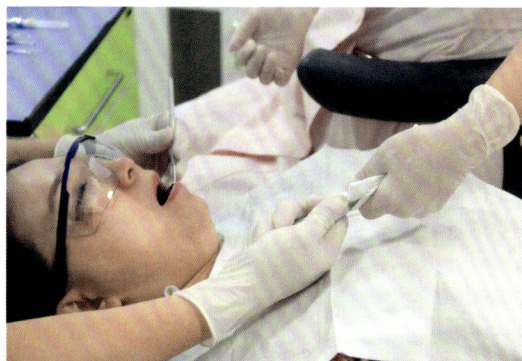

图 1-48　护士收回器械

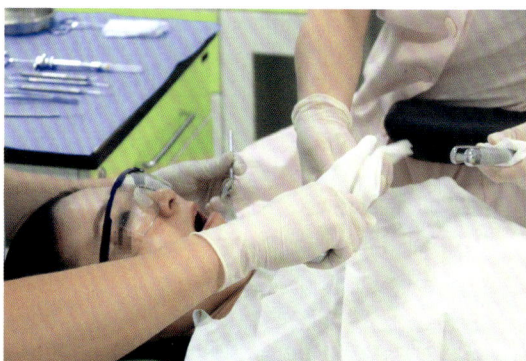

图 1-49　护士传递备用器械

3. 旋转器械交换法

（1）同一双头器械在使用中,如医师须使用该器械的另一端工作尖时,护士左手以无名指和小指夹住接过医师使用过的器械（图 1-50,视频 KQ-1-18 旋转器械交换法）。

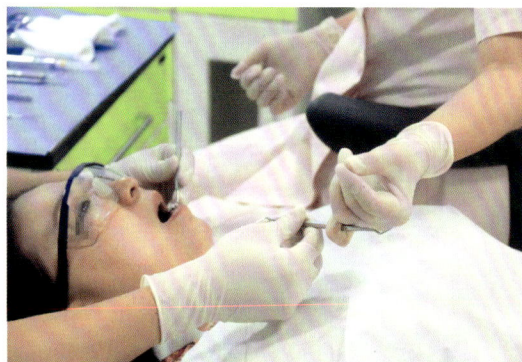

图 1-50　护士用无名指和小指接过器械

视频 KQ-1-18 旋转器械交换法

（2）护士以拇指和示指握住器械使用过的工作端部位旋转器械（图 1-51）。

（3）护士以中指置于器械下面作为支持,将待用的工作尖交换给医师使用,交换方法同单手传递法（图 1-52）。

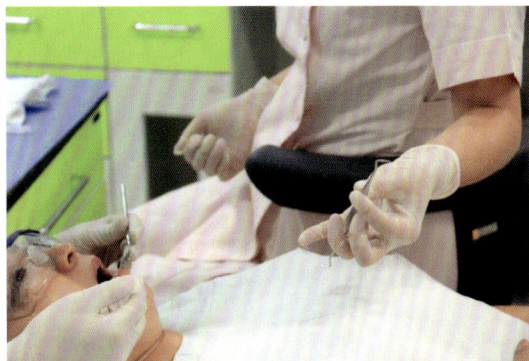

图 1-51 护士旋转器械

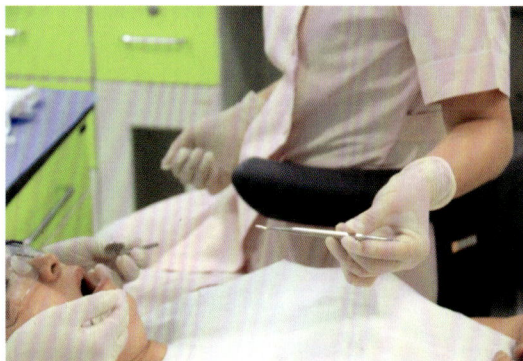

图 1-52 护士交换器械的工作尖

4. 小器械交换法

（1）护士将扩锉针从小号到大号依次插在棉球或无菌泡沫块上（图 1-53,视频 KQ-1-19小器械交换法）。

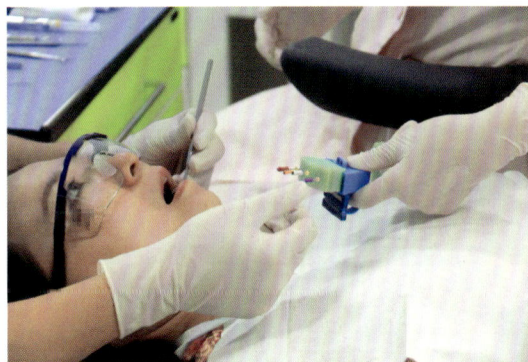

图 1-53 排列扩锉针

视频 KQ-1-19 小器械交换法

（2）护士以左手拇指与示指夹持并置于传递区,尽量靠近病人口腔边缘,以便于医师按需要依次取用,使用完毕后医师仍将扩锉针依次放回,避免刺伤护士的手指（图 1-54）。

（七）吸引器与三用枪的使用

吸引器是现代口腔治疗中必备的工具之一。为保持手术视野的清晰,应及时吸净口腔内的水雾、粉末及唾液。护士在进行操作时,吸引器和三用枪应配合使用,以不影响医师的视线和操作,保持治疗区域清楚、明晰为原则。

1. 吸引器的使用 护士用握笔法（图 1-55）或掌拇指法（图 1-56）握住吸引器进行吸唾,保持治疗区域清楚、明晰。

（1）治疗上颌前牙腭侧:吸唾管放于口底、磨牙后垫处,交替吸唾（图 1-57）。

（2）治疗上颌前牙唇侧:吸唾管放于前庭沟处吸唾并牵拉上唇,病人口内积水略多时置于磨牙后垫处吸唾（图 1-58）。

（3）治疗上颌后牙:吸唾管放于下颌磨牙上颌或下颌磨牙后垫吸引,预备颊侧时注意协助牵拉颊部（图 1-59）。

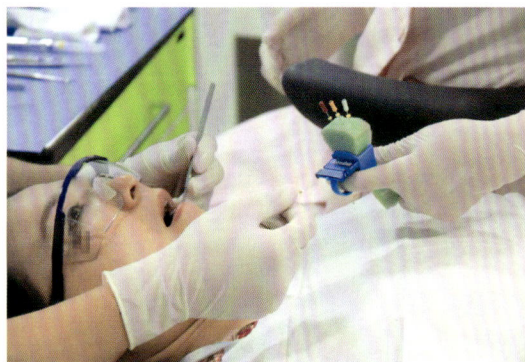

图 1-54   护士用左手拇指与示指夹持扩锉针

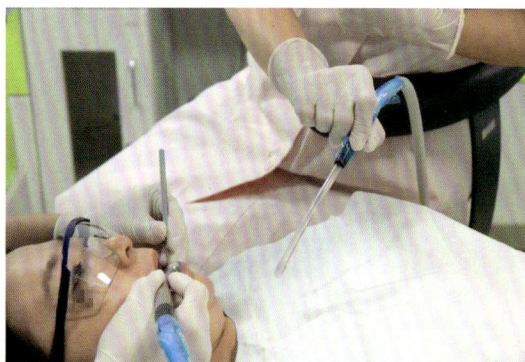

图 1-55   握笔法握持吸引器

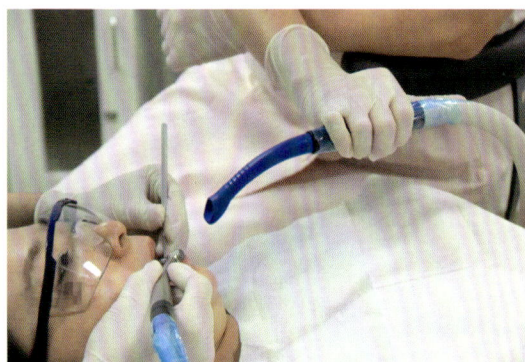

图 1-56   掌拇指法握持吸引器

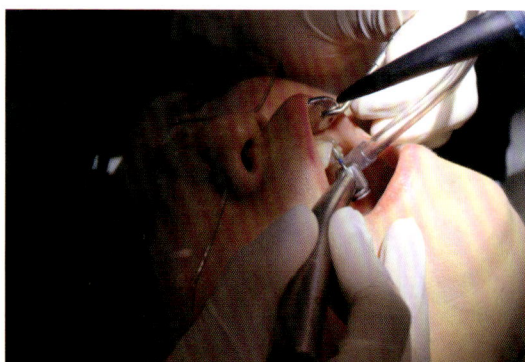

图 1-57   上颌前牙腭侧治疗时吸引器位置

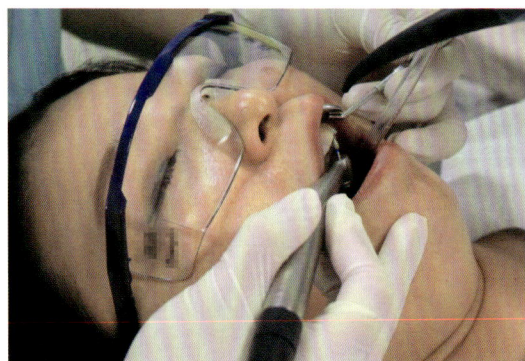

图 1-58   上颌前牙唇侧治疗时吸引器位置

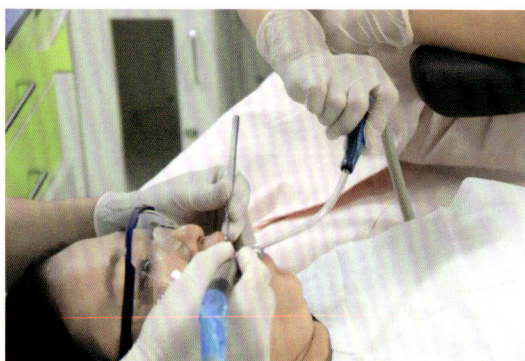

图 1-59   上颌后牙治疗时吸引器位置

（4）治疗下颌前牙：吸唾管可放于前庭沟、口底、磨牙后垫处，交替吸引，注意遮挡舌尖或提拉下唇（图 1-60）。

（5）治疗下颌后牙：吸唾管放在磨牙颊舌侧或磨牙后垫处，交替吸引，治疗后牙颊侧时协助牵拉颊部；治疗后牙舌侧时协助医师遮挡舌体（图 1-61）。

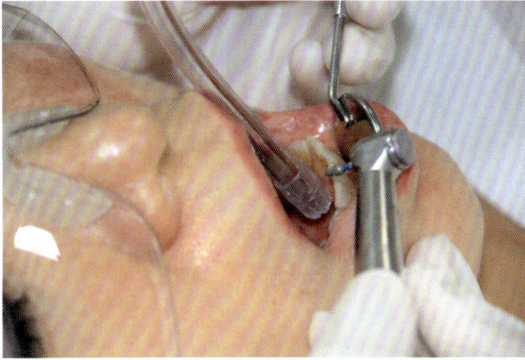

図 1-60　下颌前牙治疗时吸引器位置

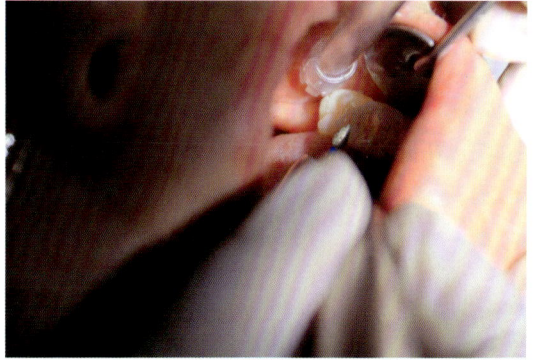

图 1-61　下颌后牙治疗时吸引器位置

（6）治疗结束时，吸唾器不要马上移出，应将口腔内剩余唾液彻底吸净。

2. 三用枪与吸引器的配合使用　为保证术区清晰又不干扰医师的治疗操作，护士须做好三用枪和吸引器的配合使用。

（1）操作时，护士左手持三用枪（图 1-62）冲洗病人口腔，右手持吸引器以触点式或面式接触滑动吸引器吸唾（视频 KQ-1-20 吸引器与三用枪的配合使用）。

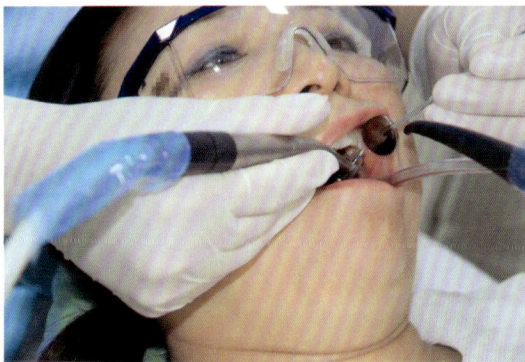

图 1-62　三用枪

视频 KQ-1-20 吸引器与三用枪的配合使用

（2）若发现医师使用的口镜表面出现起雾的状态时，需用三用枪水清洗镜面，并迅速吹干镜面，保持清洁可视。

（3）器械放置的顺序为：吸引器→高速涡轮机→口镜→三用枪；取出的顺序为：三用枪→高速涡轮机→口镜→吸引器。

五、操作注意事项

1. 四手操作基础设施完备，功能良好。

2. 护士参与医师制订的合理工作程序，保证治疗和护理的正确实施。

3. 四手操作时医师、护士、病人体位正确，并处于各自的时钟区内。

4. 协助医师拉开病人口腔软组织，动作应轻柔，尽量减少病人不适感，无软组织损伤。

5. 医师护士间器械的交换和传递在病人颏部以下胸部以上进行，切忌在病人面部进行操作。

6. 治疗前协助病人认真用漱口液鼓漱或含漱,去除口内食物残渣及大部分细菌。

7. 使用吸引器时,应掌握口腔不同区域内吸引器放置的位置和操作要领。吸引器勿靠近咽喉敏感区域操作,不可遮挡医师视线。吸引器应采用触点式或面式接触滑动吸唾,切勿长时间在同一部位吸引,以免损伤病人黏膜。

六、质量要求

1. 操作前备齐所需治疗用物,常用的器械按规定顺序摆放,操作时保持治疗区域的整洁。

2. 医师、护士、病人在要求的"时钟"位置进行操作,病人口腔处于"时钟"的中心位。医师、护士应始终在轻松、自然、不扭曲的体位下进行操作,病人在舒适、安全的体位下完成治疗。

3. 手术区域清晰,视野和口镜面清楚,吸唾应保证口内无分泌物影响术区视野,病人无误吸、呛咳和呕吐反射,无软组织损伤。

4. 护士在传递器械时,应及时准确、位置恰当、传递无碰撞、无交叉感染,医师护士配合默契。

5. 护士、医师器械握持传递正确、方便交换。

（徐庆鸿　赵佛容）

第二章 口腔科四手操作技术在临床各专科的应用

第一节 阻生牙拔除术的四手操作

一、简介

阻生牙拔除术是牙槽外科常见的手术操作。由于阻生牙与周围颌骨组织、邻牙关系密切,位置多变,难度大,因此手术操作时间长,器械使用复杂多变,对手术视野清晰度要求高。术中四手操作可以提高视野清晰度、降低手术操作时间,同时护士还可以随时观察病人术中状态,缓解病人情绪,及时提示医师病人术中的状态。四手操作提高了手术操作的安全性,保证了手术顺利完成。

二、操作目的

以尽可能小的损伤(或最小侵袭性)拔除患牙,减除患牙所造成的不利影响,最大程度减小病人的生理及心理创伤,预防或减少术后并发症,减轻病人痛苦。

三、适用范围

阻生牙拔除术适用于以下情况。
1. 反复发炎的阻生牙。
2. 已经发生龋坏的阻生牙。
3. 导致食物嵌塞的阻生牙。
4. 已引起牙源性囊肿或肿瘤的阻生牙。
5. 正畸治疗需要拔除的阻生牙。

四、操作步骤

(一)操作前准备
1. 环境准备 环境整洁、安全,牙科综合治疗台功能正常。
2. 用物准备
(1)一般用物准备:探针、镊子、口镜、治疗巾、漱口液及口杯。
(2)特殊用物准备
1)拔牙包内手术用物:弯盘2个、避污套、洞巾、治疗巾、吸唾器、纱球、棉签、车针、牙钳、剪刀、持针器、弯型止血钳、刮匙、牙挺、大骨膜剥离器、小骨膜剥离器、11 号尖刀片及刀柄、镊子、探针、口镜(图 2-1)。

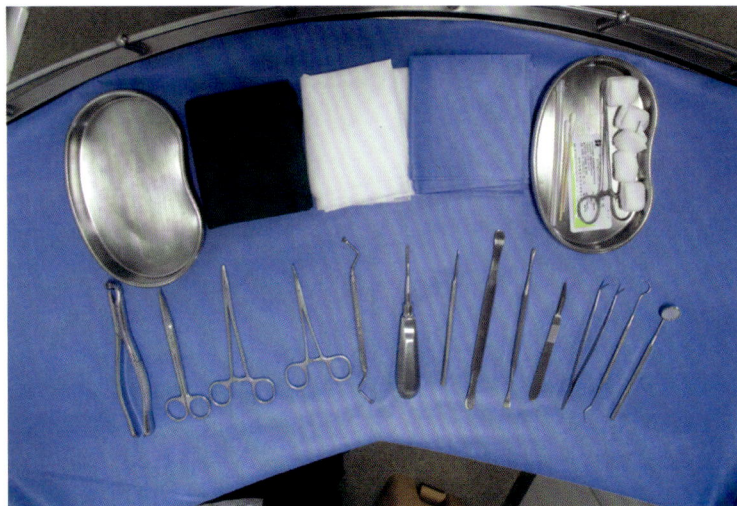

图 2-1 拔牙包内手术用物

2)高速外科手机。

3)缝合针、缝合线。

(3)其他用物准备:麻醉药品、注射器、无菌手套、棉签、1% 聚维酮碘、75% 乙醇、一次性防护服、面罩。

3. 护士准备 着装规范,洗手,戴帽子、口罩。

(二)护理评估

1. 评估综合治疗台是否处于备用状态;治疗区域是否有安全隐患,诊室分区是否合理;空气通风是否良好。

2. 评估病人所拔患牙是否处于急性炎症期;是否有全身系统性疾病,如心脑血管疾病、高血压、糖尿病、血液性疾病及药物过敏;女性是否在月经期、妊娠期;对 60 岁以上老年人测量并记录血压。

3. 协助医师签署拔牙手术同意书,并与医师确认牙位,防止差错发生。

(三)迎接病人上椅位

1. 热情接待病人,告知病人术中应尽量配合医师,在进行高速切割过程中不能转动头部,如果术中有不适举左手示意;同时用浅显易懂的语言安抚病人,尽量消除其紧张、恐惧心理(视频 KQ-2-1 术前沟通)。

2. 协助病人上椅位,为其系上治疗巾(图 2-2)。

3. 指导病人漱口,建议病人采用鼓漱法以减少口腔内的病原微生物,防止术后伤口感染。

(四)调节椅位、光源

根据牙位将牙科椅位调节至利于操作的舒适卧位,并调节手术灯至适宜照明状态,注意调节光源时应从病人胸部向头面部移动,避免灯光刺激病人眼睛(图 2-3)。

视频 KQ-2-1 术前沟通

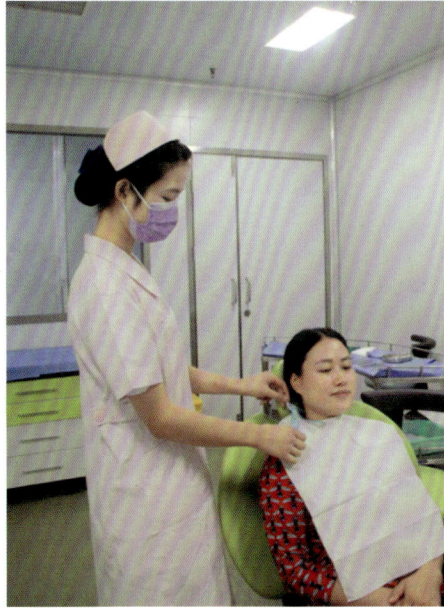

图 2-2　为病人系治疗巾

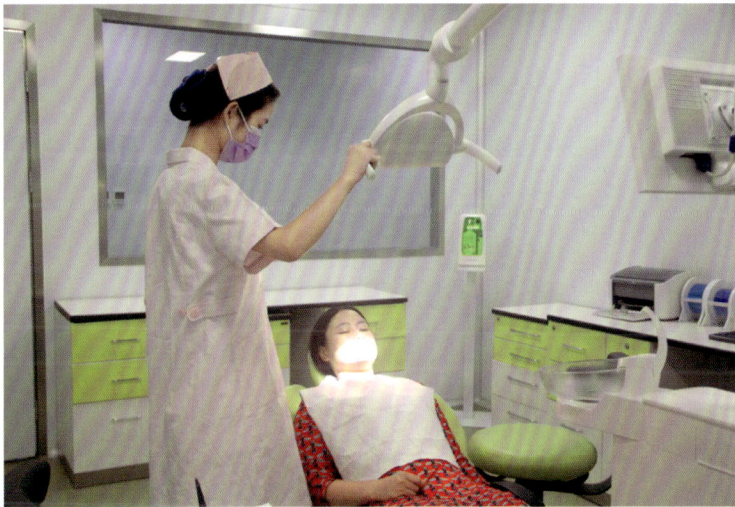

图 2-3　调节光源

（五）准备麻醉药品

1. 检查麻醉药品,消毒后置入注射器,安装好针头（图 2-4 ）。

2. 医师护士再次核对麻醉药品名称、剂量,询问病人有无过敏史。

3. 医师护士核对手术牙位,巡回护士在手术同意书上做牙位核查记录。

（六）协助医师行局部麻醉

1. 传递 1% 聚维酮碘棉签及口镜给医师进行黏膜消毒。

2. 护士用治疗盘传递注射器,左手拇指和示指持针筒部位,右手轻触护住针帽,待医师接稳注射器后,左手固定注射器,右手拔出针帽协助医师进行阻滞麻醉（图 2-5 ）。

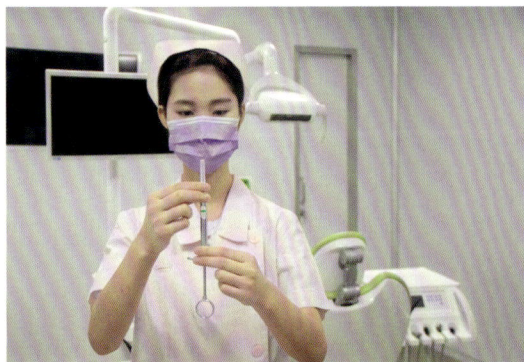

图 2-4 准备麻醉药品

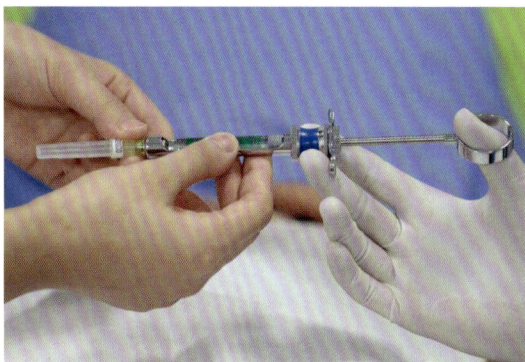

图 2-5 传递注射器

3. 医师行阻滞麻醉过程中,护士要密切观察病人脉搏、唇色、面色及表情。并轻握病人的手安抚,从而缓解病人恐惧、紧张的不良情绪(视频 KQ-2-2 行局部麻醉时观察病情)。

4. 护士用治疗盘接回注射器(图 2-6)及口镜放于治疗台上。

视频 KQ-2-2 行局部麻醉时观察病情

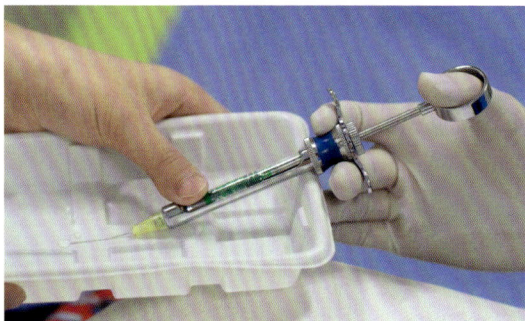

图 2-6 接回注射器

5. 医师观察病人,询问病人有无头晕、心慌等;护士穿防护服,戴面罩。

6. 护士观察病人;医师穿防护服,戴面罩(图 2-7)。

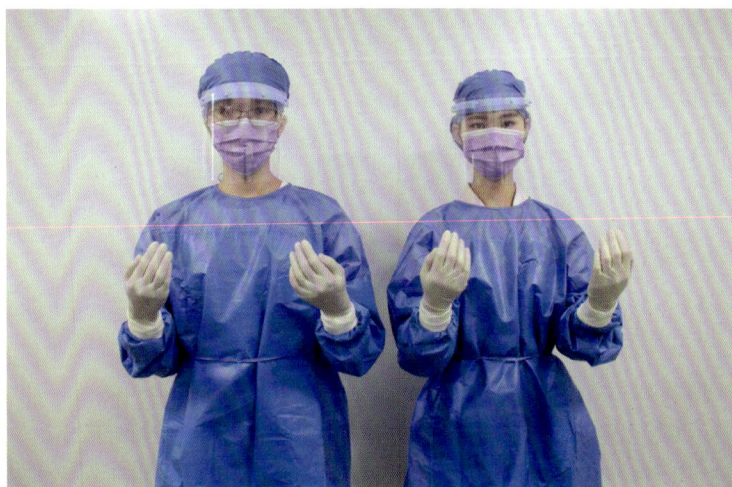

图 2-7 医师护士标准防护

（七）手术配合

1. 用 1% 聚维酮碘棉签从内至外消毒口周及颌面部三角区。

2. 检查手术包有效期及包布有无破损并打开手术包。

3. 医师、护士戴上无菌手套,巡回护士打开光源。

4. 护士传递治疗巾、洞巾给医师,医师分别铺于病人胸前和头面部（视频 KQ-2-3 铺巾）。

5. 巡回护士协助椅位护士套上避污套,护士安装好吸唾器并将远端固定于治疗巾上（视频 KQ-2-4 安装吸唾器）。

视频 KQ-2-3 铺巾

视频 KQ-2-4 安装吸唾器

6. 护士按手术使用顺序整齐摆放器械。

7. 护士采用双手传递法将探针、口镜传递给医师检查麻醉效果,并与医师再次核对手术牙位。

8. 护士收回探针后,将手术刀放在弯盘中传递给医师,医师用手术刀切开软组织（图 2-8）。

9. 待医师做完手术切口,护士持弯盘接回手术刀,同时将小骨膜剥离器传递给医师行牙龈翻瓣术（图 2-9）,护士在医师行翻瓣手术过程中及时吸尽口内血液和分泌物,以确保术野清晰便于医师操作。

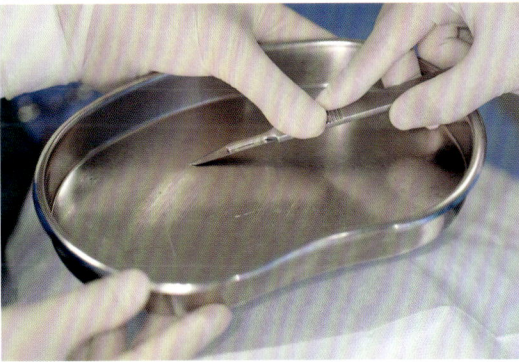

图 2-8 传递手术刀

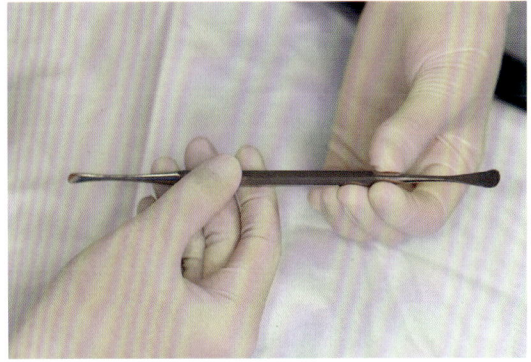

图 2-9 传递小骨膜剥离器

10. 护士左手接回小骨膜剥离器,右手传递镊子和纱球（图 2-10）,医师将纱球置于拔牙术区并嘱病人紧咬以压迫止血。

11. 护士收回镊子及口镜,将外科长柄车针的工作端插入纱球中传递给医师（图 2-11）,医师将外科长柄车针装入高速涡轮机中。

12. 护士左手持放于弯盘中的镊子,右手持大骨膜剥离器传递给医师,医师用镊子夹取口内纱球放于弯盘内。

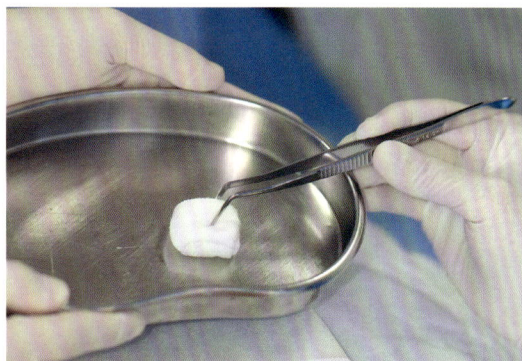

图 2-10　传递镊子、纱球

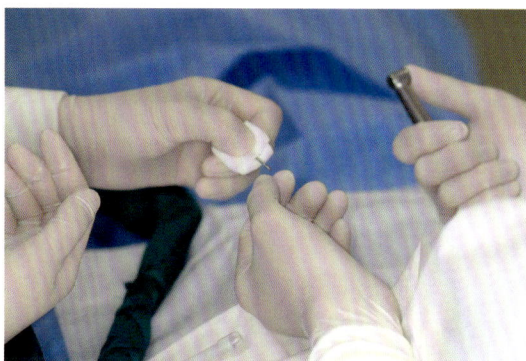

图 2-11　传递外科长柄车针

13. 护士传递小骨膜剥离器给医师,用于暴露术区。

14. 护士接回小骨膜剥离器,医师左手用大骨膜剥离器牵拉颊部软组织,右手用高速涡轮机切割牙体组织,护士持续性用吸唾器及时吸净口内血液、冷却液及牙齿残屑、碎片(视频 KQ-2-5 术中吸唾)。

15. 护士传递牙挺给医师用于分离牙冠以去除阻力(图 2-12),并持吸唾器及时吸净口内血液及分泌物。

视频 KQ-2-5 术中吸唾

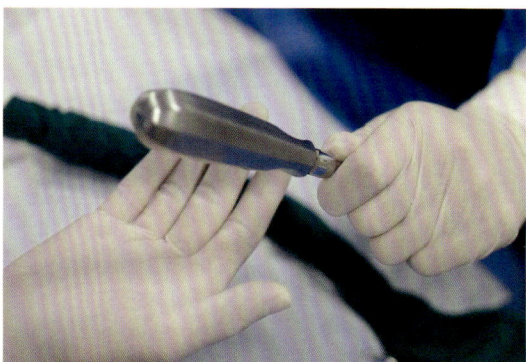

图 2-12　传递牙挺

16. 护士左手接回牙挺同时传递弯型止血钳给医师,用于夹取部分牙冠。

17. 护士用弯盘收回弯型止血钳和取出的部分牙冠。

18. 护士第二次传递牙挺给医师挺出剩余牙体组织。

19. 护士左手接回牙挺再传递弯型止血钳给医师,以取出剩余牙体组织。

20. 护士持弯盘接回拔除的牙齿和弯型止血钳(图 2-13)。

21. 护士传递刮匙给医师,行牙槽窝搔刮(图 2-14)。

22. 护士传递镊子和纱球用于创口压迫止血,医师行拔牙窝复位。

23. 护士将缝针、缝线及持针器放在弯盘中传递给医师(图 2-15),同时收回镊子及纱球,医师行拔牙创缝合,缝合过程中护士配合吸唾,保证视野清晰。

24. 护士用大骨膜剥离器协助牵拉颊部软组织,协助医师打结(视频 KQ-2-6 协助医师缝合)。

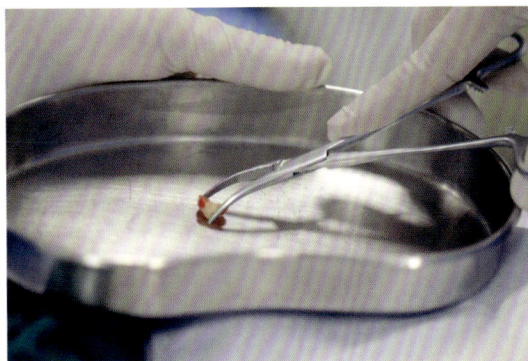

图 2-13　收回弯型止血钳、牙体组织

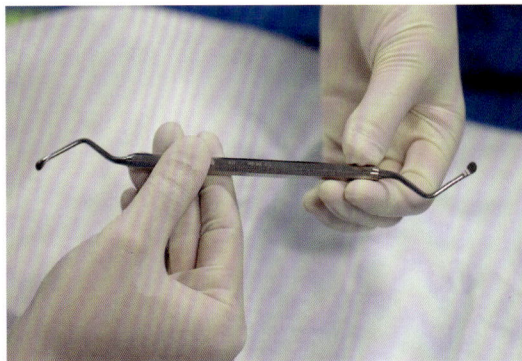

图 2-14　传递刮匙

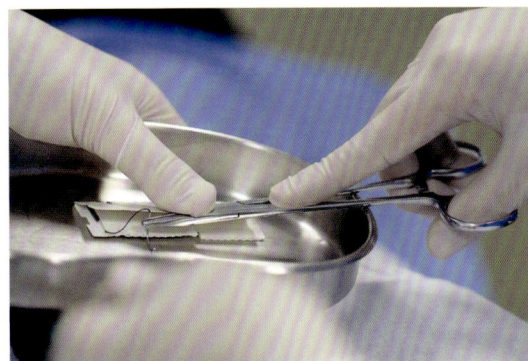

图 2-15　传递缝针、缝线及持针器

视频 KQ-2-6 协助医师缝合

25. 护士将放于弯盘中的剪刀传递给医师,并协助医师剪断缝线(图 2-16)。

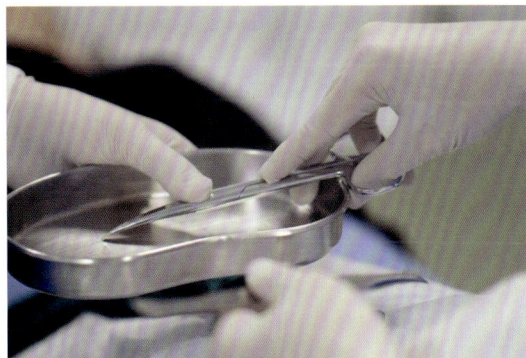

图 2-16　传递剪刀

26. 护士持弯盘收回剪刀和大骨膜剥离器。

27. 护士左手持放于弯盘中的镊子和纱球,右手持口镜用双手传递给医师,医师将纱球放于病人拔牙创区并嘱病人紧咬以压迫止血 20 分钟,护士接回口镜及镊子。

28. 拔牙结束,护士清洁病人口周,分类整理用物。

29. 护士缓慢将操作位椅位调节成坐位,休息 3~5 分钟,同时观察病人是否因体位改变而发生不适（头晕、冷汗、血压降低）。5分钟后如无不适下椅位到休息区继续观察。

五、操作注意事项

1. 术前充分评估　良好的沟通可以获得病人的信任,缓解病人的紧张、恐惧心理,提高病人的依从性,减少手术意外的发生。

2. 正确传递和交换器械

（1）传递过程中应注意以下几点。

1）禁止在病人头面部传递器械,防止锐器损伤病人,以确保病人安全。

2）传递器械要准确无误,防止器械污染。

（2）器械交换过程中应注意以下几点。

1）护士应提前了解病情及治疗程序,准时、正确交换医师所需器械。

2）器械交换过程中,护士应注意握持器械的部位及方法,以保证器械交换顺利,无污染,无碰撞。

3）锐器应采用间接传递,避免职业暴露。

3. 正确、规范有效吸唾

（1）常规采用普通口腔吸唾器及时吸净口内唾液、血液,尤其是手术操作区域内的血液。

（2）手术区域采用触点式吸唾方法,吸净渗出的血液后,立即移开,避免阻挡医师操作。

（3）口底及舌根处采用划线式吸唾方法,可及时清除大范围积聚的唾液和血液。操作过程中尽量避免吸唾器接触软腭及咽部黏膜,以防止咽反射的发生。

（4）口内黏膜悬空吸唾,尽量避免在口腔黏膜上某一点停留时间过长,以避免黏膜的损伤。

4. 操作中要观察病人的意识、面色、呼吸、有无抽搐等;重视病人的主诉,如头痛、头晕、胸闷、恶心等,备好抢救物品和药品,并做好急救的准备。

六、质量要求

1. 医师护士配合默契,器械传递熟练,手术操作平均时长明显缩短。

2. 术中及时有效吸唾,操作中无误吸的发生。

3. 严格执行无菌操作规程,有效控制交叉感染。

4. 四手操作中病人安全、体位舒适。

5. 在四手操作中医师护士在各自区域工作,并处于平衡、放松、舒适位。

（廖学娟　周　惠）

第二节　牙种植体植入术的四手操作

一、简介

牙种植体植入术是以口腔解剖生理为基础,通过采用人工制作的种植体植入颌骨及颅面骨以帮助修复病人的牙、颌及颌面器官缺损,从而达到恢复其外形和生理功能以及治疗口腔颌面系统有关疾病的目的。因其治疗过程不损伤相邻天然牙、稳固性极高、可有效防止牙齿缺失后牙槽骨继续萎缩、最大程度恢复咀嚼功能、舒适感较强,故而被称为"人类的第三副牙齿"。

二、操作目的

使用种植专科器械和工具,在缺牙区制备种植窝洞,将种植体植入牙槽骨内,为后期完成种植义齿修复做好准备。

三、适用范围

牙列缺失或牙列缺损须进行牙种植体植入术的病人。

四、操作步骤

(一)操作前准备

1. 环境准备　环境干净整洁,光线充足,通风良好。按照种植治疗室要求(图 2-17),规范完成诊间消毒。备用常规急救设备(图 2-18)。调节口腔综合治疗台,准备迎接病人。

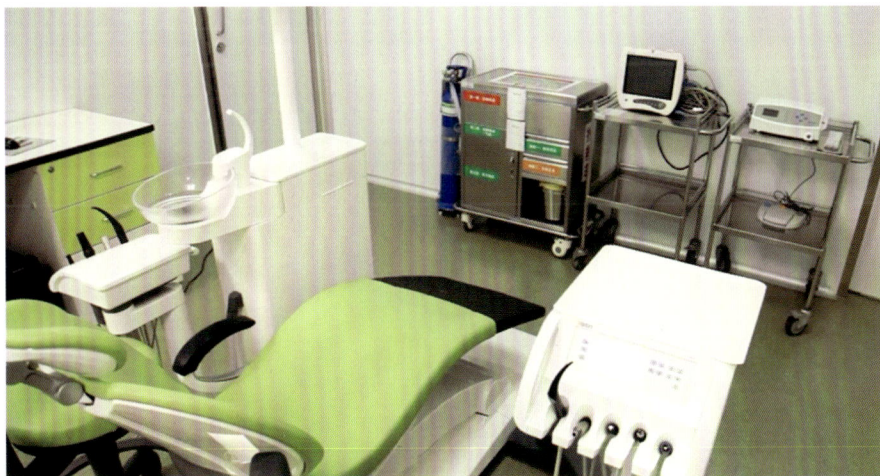

图 2-17　种植治疗室

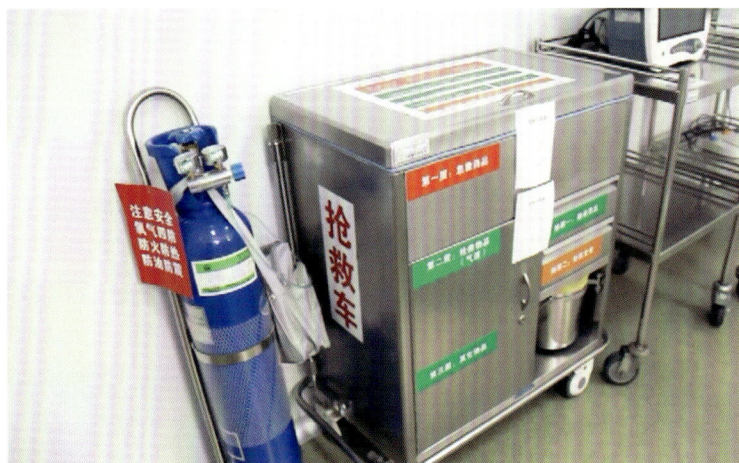

图 2-18   常规急救设备

2. 用物准备

（1）无菌包准备：准备无菌布包（图 2-19）、外科器械包（图 2-20）、种植工具包（图 2-21）。

（2）种植机准备：准备种植机及配件（图 2-22）。

（3）一次性用物准备（图 2-23）。

（4）特殊用物准备（图 2-24）。

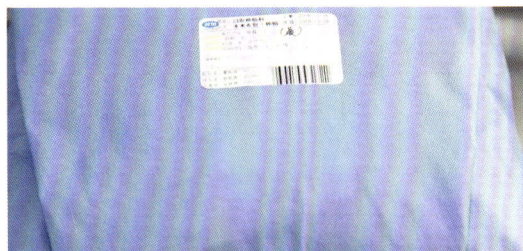

图 2-19   无菌布包

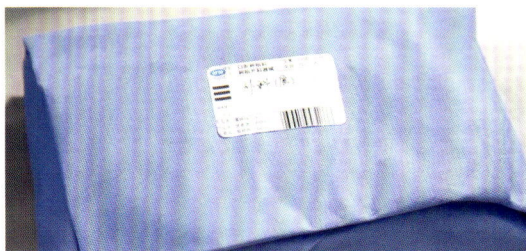

图 2-20   外科器械包

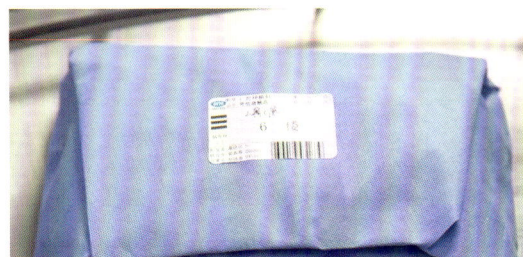

图 2-21   种植工具包

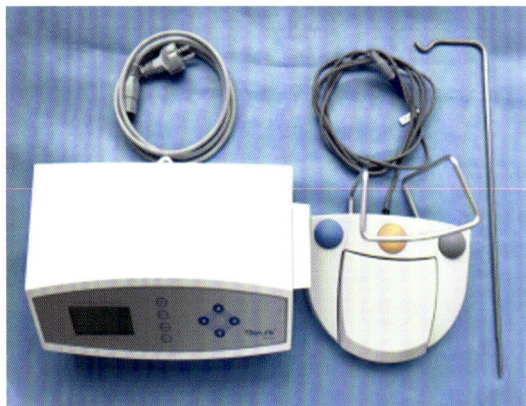

图 2-22   种植机及配件

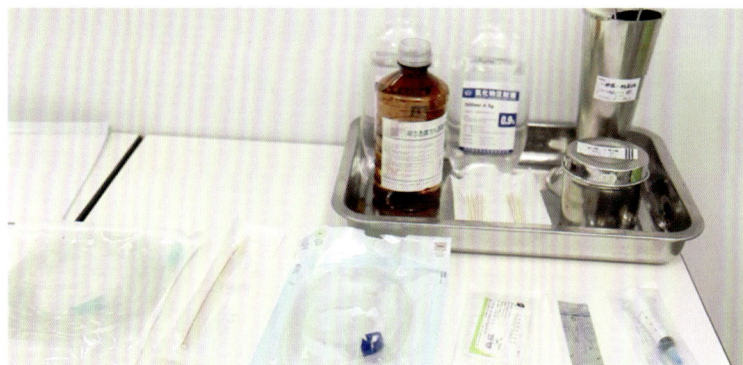

图 2-23　一次性用物

（5）手术相关文书准备。

3. 护士准备

（1）洗手护士着装规范,依次完成标准外科洗手、外科手消毒、标准防护。

（2）巡回护士着装规范,依次完成标准六步洗手法洗手、标准防护。

（二）护理评估

1. 环境评估　评估综合治疗台、种植

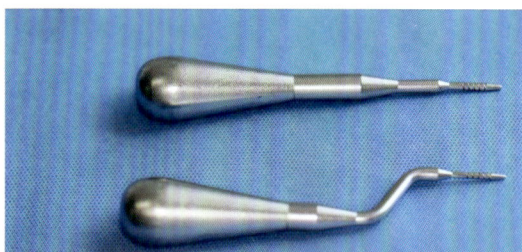

图 2-24　特殊用物

机是否运行正常,操作台面是否干净整洁,室内光线、温湿度是否适合开展种植手术。

2. 病人评估

（1）病人是否有糖尿病、高血压、甲亢或心脏病等系统性疾病;是否处于空腹状态;是否有药物或食物过敏史;是否有焦虑或恐惧情绪;女性病人是否在月经期（图 2-25）。

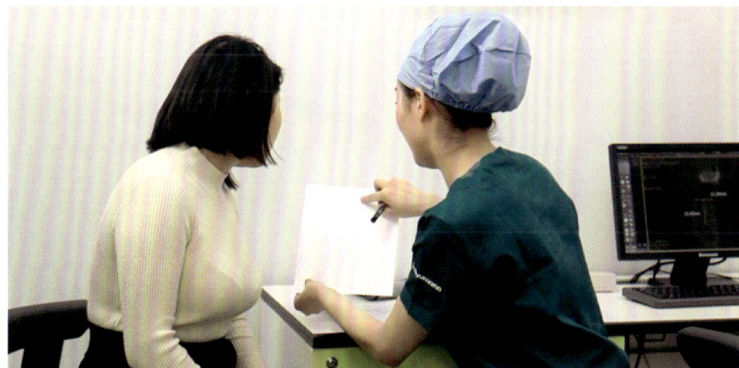

图 2-25　病人评估

（2）常规测量血压（图 2-26）,备好急救用物。对于 60 岁以上或有全身性疾病的病人可行心电监护。

（3）手术牙位核对评估:洗手护士和巡回护士双人核对病人手术牙位,防止医疗差错的发生。

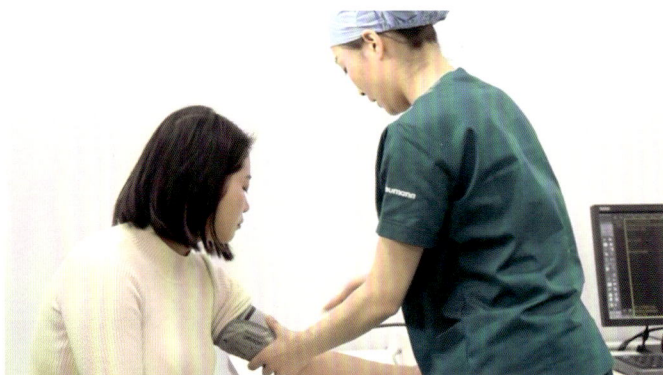

图 2-26 为病人测量血压

（三）术前准备

1. 迎接病人坐上治疗椅位（图 2-27），协助其佩戴一次性手术帽。

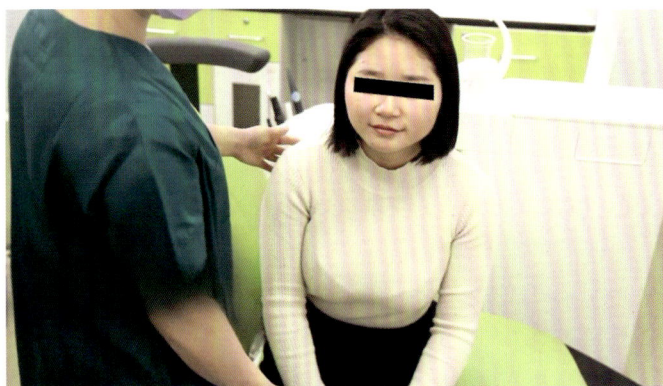

图 2-27 迎接病人上口腔治疗椅

2. 指导病人使用消毒液分 3 次含漱（图 2-28），每次 1 分钟，以减少口腔内的病原微生物，降低牙种植手术的感染风险。对舌苔厚重、吸烟量较大的病人，可指导其采取鼓漱的方法漱口，以有效去除舌面附着物。

3. 根据手术部位，调节椅位和治疗椅头靠至治疗体位（图 2-29）。

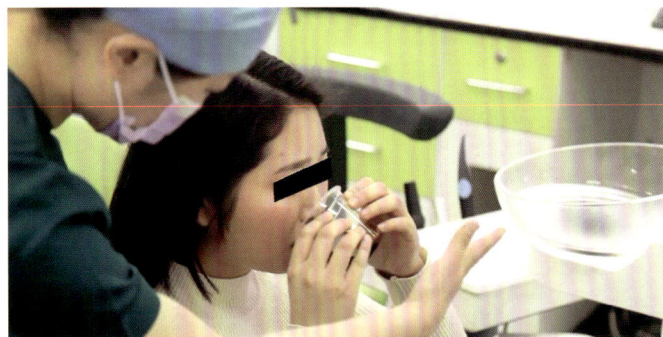

图 2-28 病人漱口

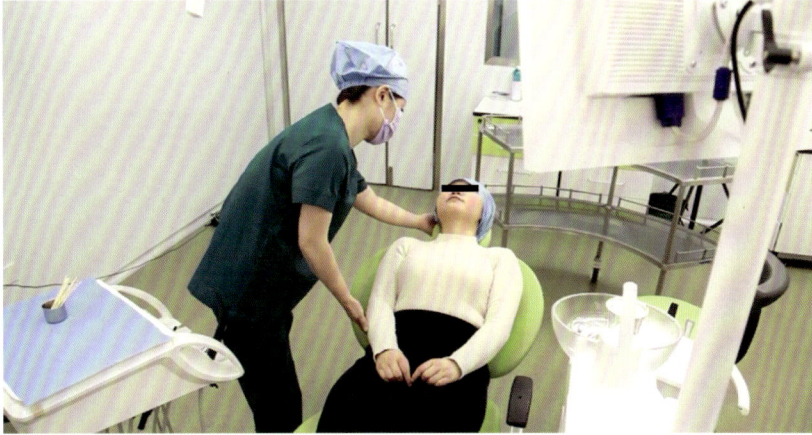

图 2-29　调节椅位

4. 巡回护士检查布包标签名称、有效期和消毒指示带,打开无菌布包外层(图 2-30)。

5. 洗手护士打开手术无菌布包内层(图 2-31)。

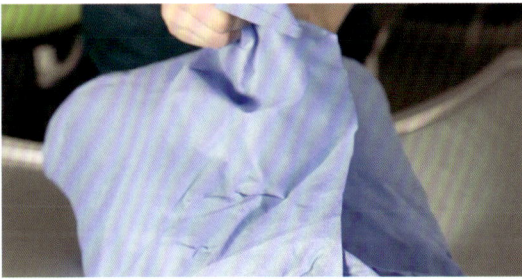

图 2-30　打开无菌布包外层

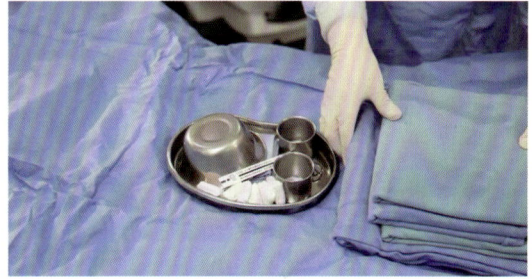

图 2-31　打开无菌布包内层

6. 铺巾

(1)洗手护士铺种植弯机放置台面(视频 KQ-2-7 铺种植弯机放置台面)。

(2)铺头巾(图 2-32,视频 KQ-2-8 铺头巾)。

视频 KQ-2-7 铺种植弯机放置台面

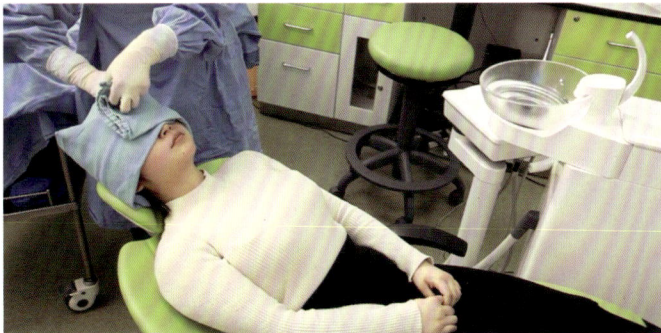

图 2-32　铺头巾

视频 KQ-2-8 铺头巾

（3）铺胸前治疗巾（图 2-33）。

（4）铺手术孔巾（图 2-34，视频 KQ-2-9 铺手术孔巾）。

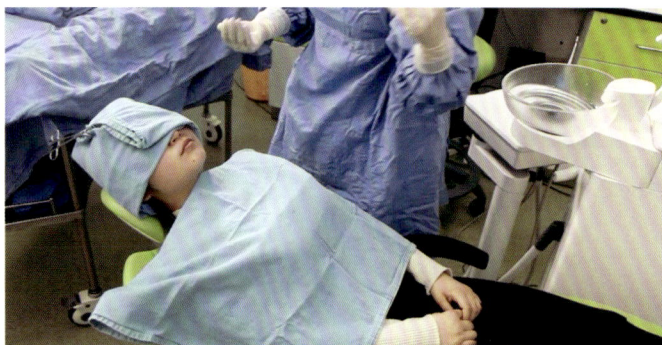

图 2-33　铺胸前治疗巾

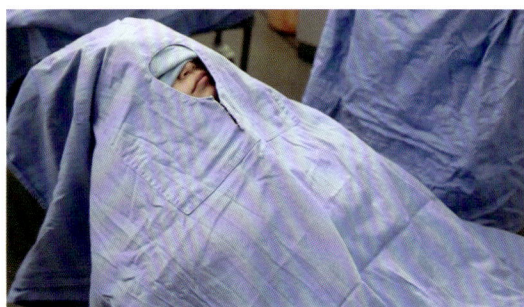

图 2-34　铺手术孔巾

视频 KQ-2-9 铺手术孔巾

7. 连接吸引装置

（1）巡回护士传递一次性吸引器（图 2-35）。

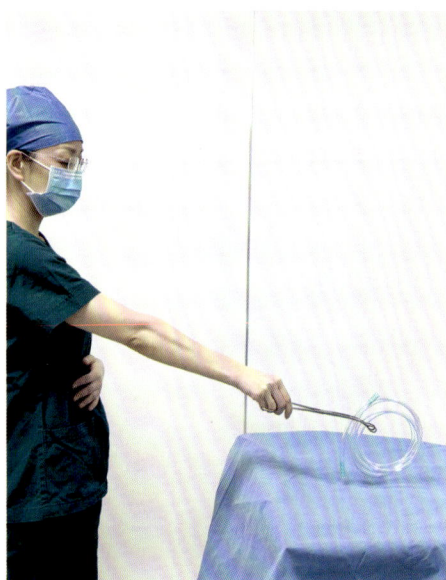

图 2-35　传递一次性吸引器

（2）洗手护士连接吸唾管、一次性吸引器（图2-36），并将连接好的吸引装置固定在孔巾上（图2-37）。

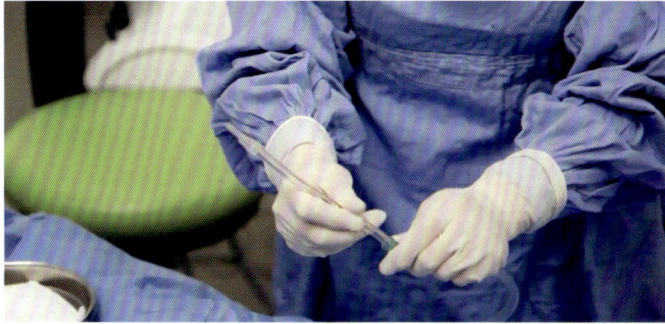

图 2-36　连接吸引管

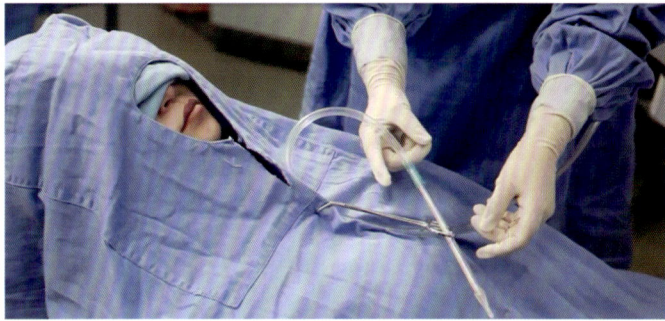

图 2-37　固定吸引器

8. 连接种植机

（1）检查并传递种植机工具盒（图2-38）和一次性牙龈冲洗器（图2-39）。

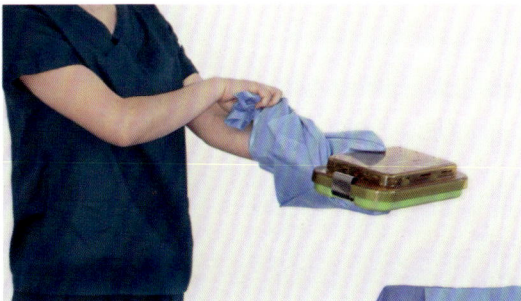

图 2-38　传递种植机工具盒

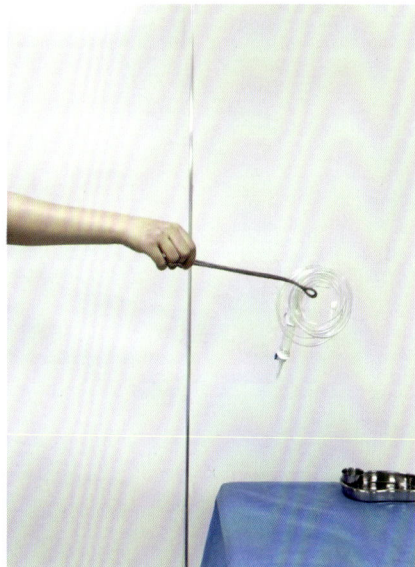

图 2-39　传递一次性牙龈冲洗器

（2）洗手护士和巡回护士双人清点（图 2-40）并记录种植机工具盒内的器械数目。

（3）将牙龈冲洗器安装于种植弯机反角处（图 2-41）。

（4）安装无菌保护套并传递种植弯机（图 2-42）。

（5）巡回护士打开种植机电源，调节主机面板进入种植治疗程序（图 2-43）。

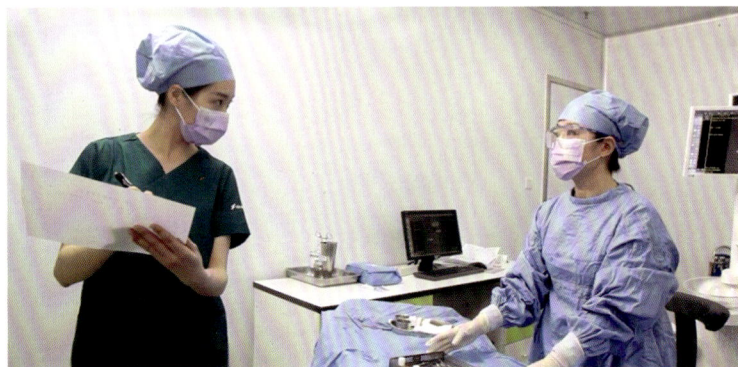

图 2-40 双人清点种植机工具盒内的器械数目

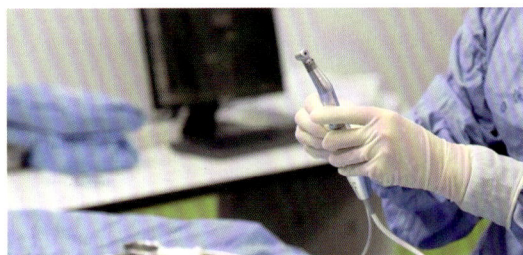

图 2-41 安装种植弯机

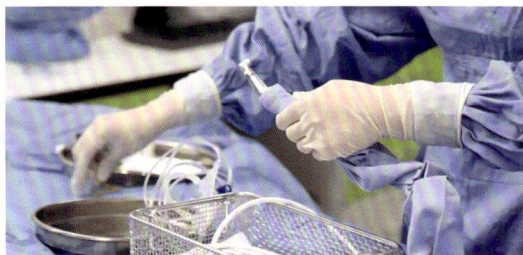

图 2-42 安装无菌保护套

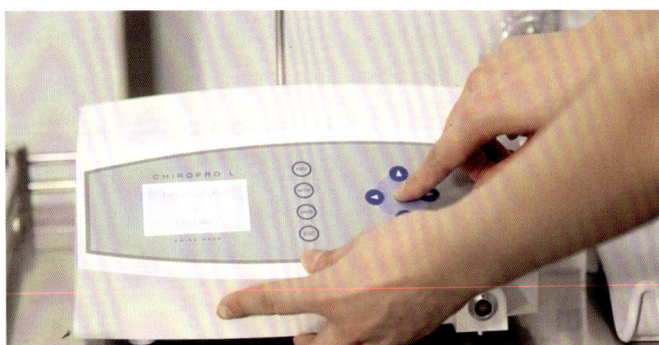

图 2-43 调节种植机治疗程序

（6）传递一次性牙龈冲洗器（图 2-44），与无菌生理盐水袋连接（图 2-45）并安置于种植机卡槽内（图 2-46，视频 KQ-2-10 连接冲洗装置）。

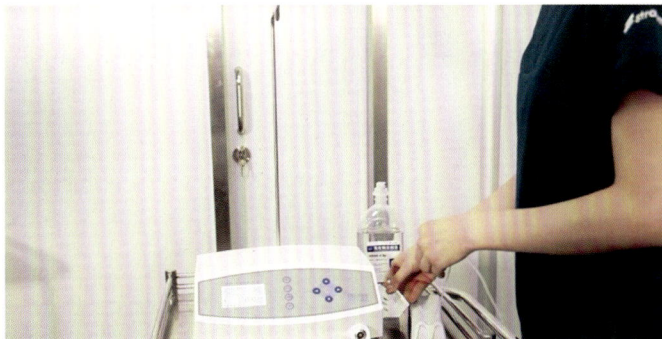

图 2-44　连接冲洗器

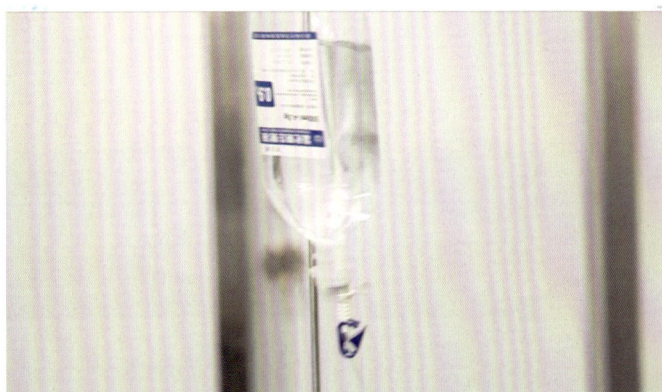

图 2-45　连接生理盐水袋

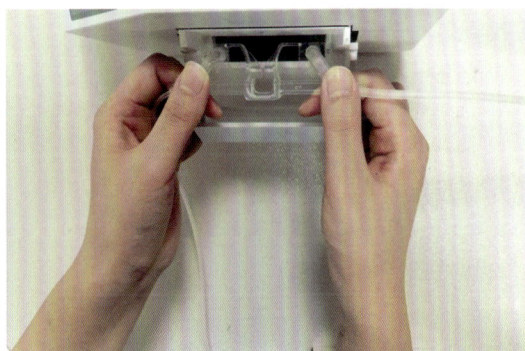

图 2-46　牙龈冲洗器安置于种植机卡槽内

视频 KQ-2-10 连接冲洗装置

（7）马达电缆接口连接种植机。

（8）巡回护士检查种植机各项功能是否正常（图 2-47）。

9. 打开外科器械盒和种植工具盒

（1）巡回护士检查并传递外科器械盒（图 2-48）。

（2）双人清点并记录外科器械盒内器械数目（图 2-49）。

（3）洗手护士按照手术需要摆放外科器械（图 2-50）。

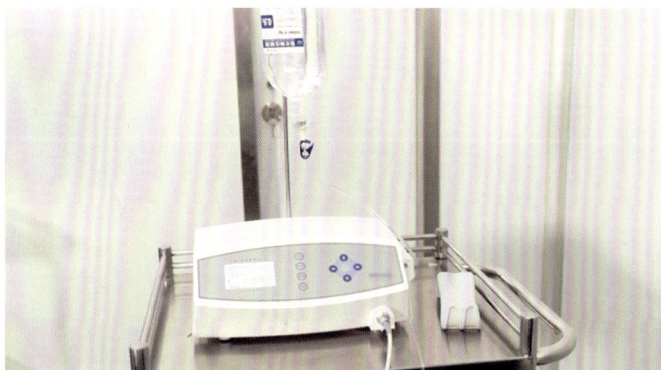

图 2-47 检查种植机功能

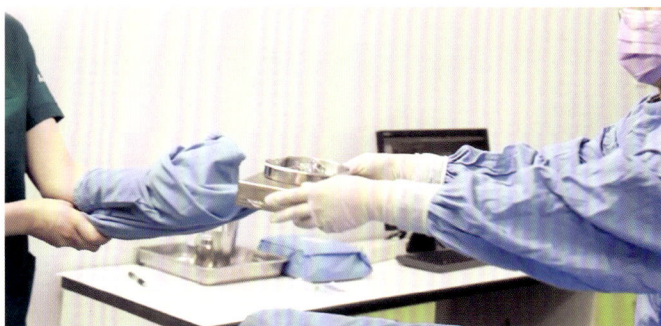

图 2-48 传递外科器械盒

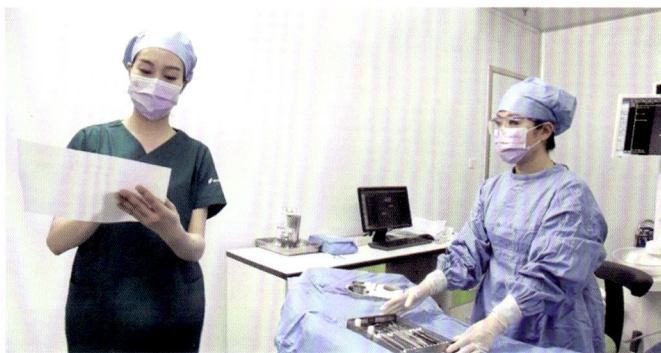

图 2-49 双人清点器械盒内器械数目

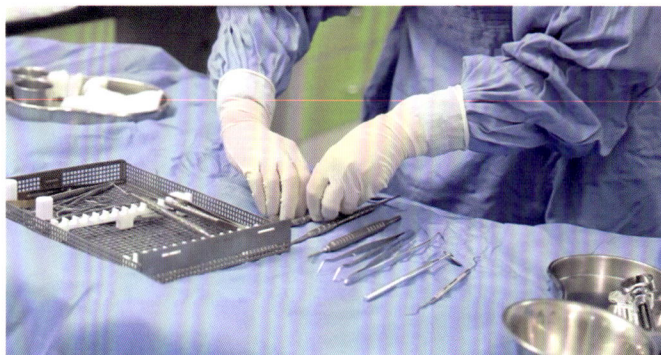

图 2-50 摆放外科器械

（4）巡回护士检查种植手术工具盒包装标签名称及有效期,传递种植手术工具盒
（图 2-51）。

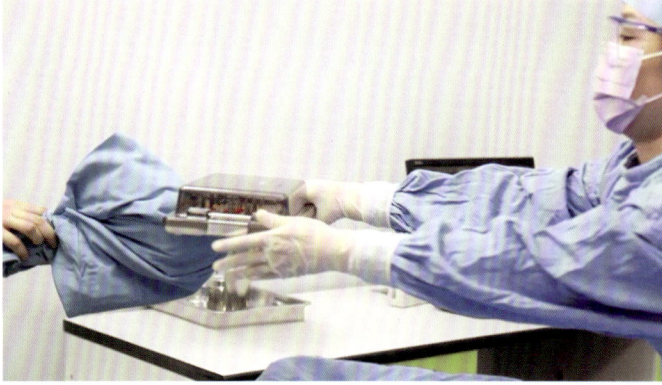

图 2-51　传递种植手术工具盒

（5）洗手护士和巡回护士双人清点并记录种植手术工具盒内钻针数目（图 2-52）。

（6）洗手护士将多组件器械组装备用（图 2-53,图 2-54,视频 KQ-2-11 组装多组件
器械）。

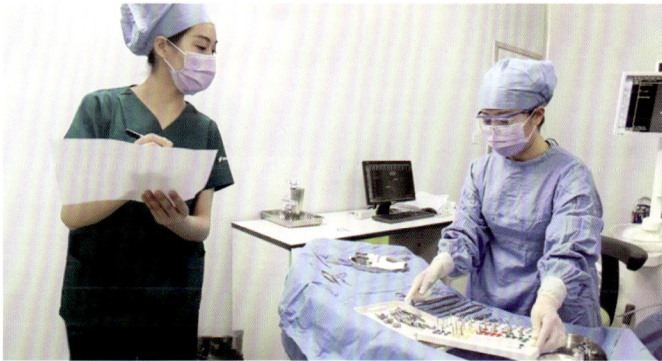

图 2-52　双人清点工具盒内钻针数目

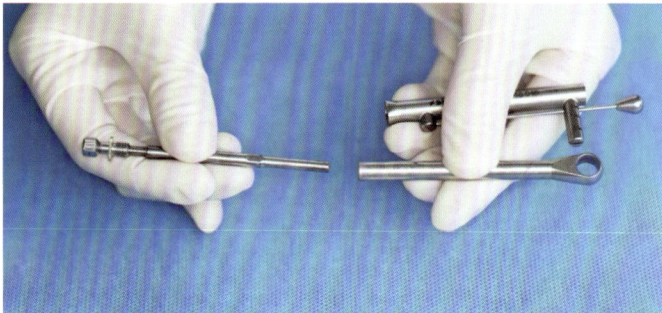

图 2-53　多组件器械

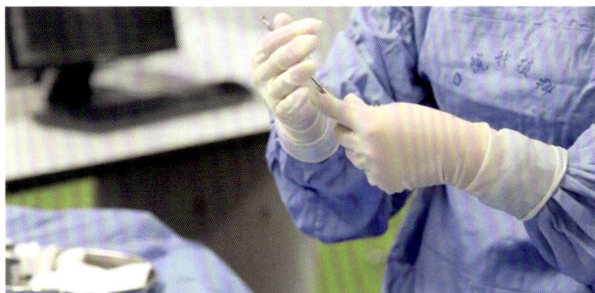

图 2-54 组装多组件器械备用

视频 KQ-2-11 组装多组件器械

10. 检查生理盐水,将生理盐水倒入无菌杯内备用(图 2-55),浸湿弯盘内的无菌纱布(图 2-56)。

11. 检查并传递 5mL 冲洗空针,抽吸无菌生理盐水备用(图 2-57)。

12. 检查并传递缝针缝线、手术刀片,将缝线浸泡于无菌生理盐水中(图 2-58)。

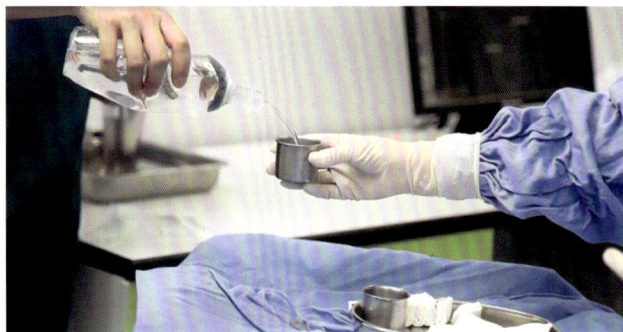

图 2-55 倾倒生理盐水入无菌杯内

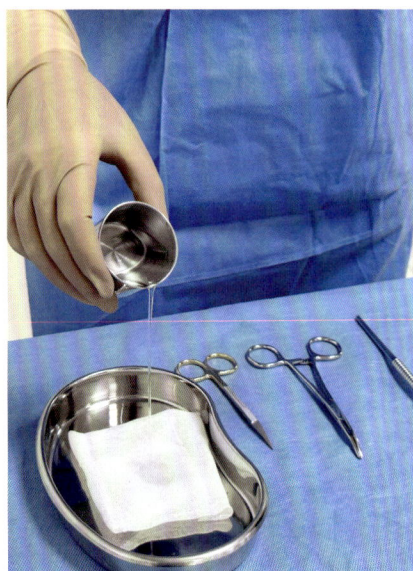

图 2-56 浸湿无菌纱布

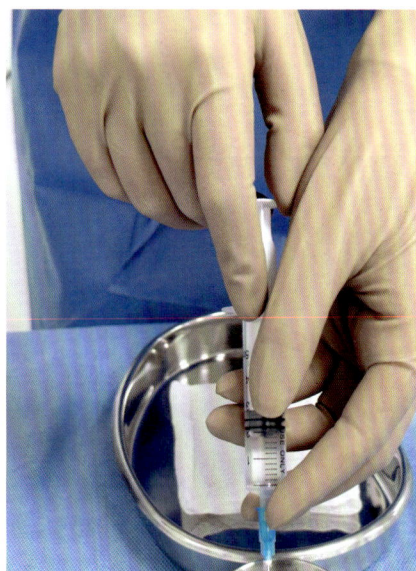

图 2-57 抽吸生理盐水

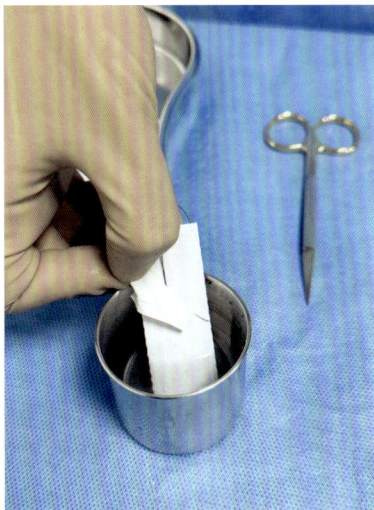

图 2-58　浸泡缝线

13. 准备局部麻醉药

（1）传递局部麻醉药（图 2-59）和注射空针。

（2）检查局部麻醉药和注射空针，并抽吸局部麻醉药以备用（图 2-60）。

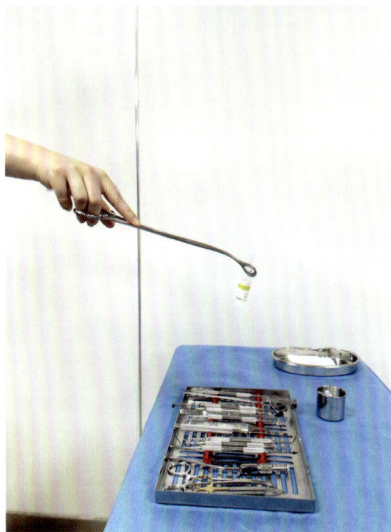

图 2-59　传递局部麻醉药

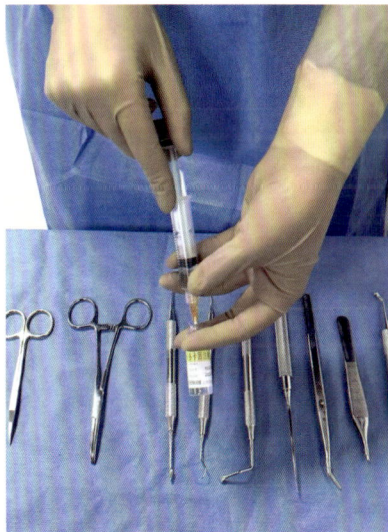

图 2-60　抽吸局部麻醉药

14. 巡回护士打开手术灯，根据手术部位调节灯源（图 2-61）。

（四）术中配合

1. 术区检查

（1）洗手护士传递口镜、探针，医师护士共同完成术区牙位核查（图 2-62）。

（2）用弯盘收回探针（图 2-63）。

2. 协助医师进行局部麻醉

（1）用弯盘传递注射针具（图 2-64）。

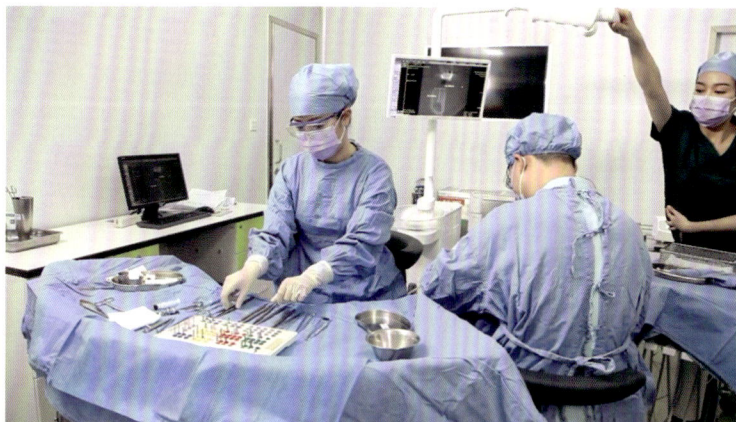

图 2-61　调节光源

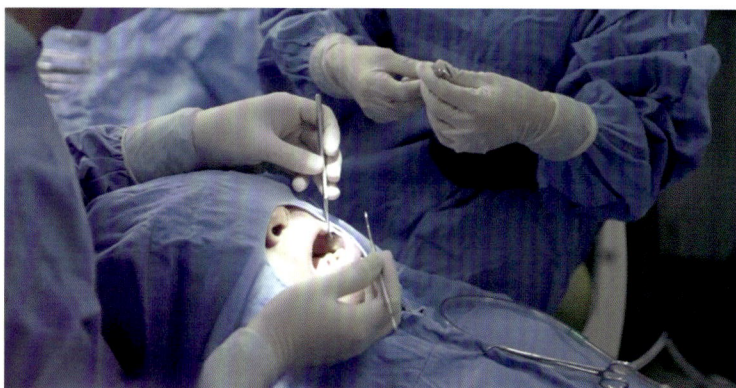

图 2-62　牙位核查

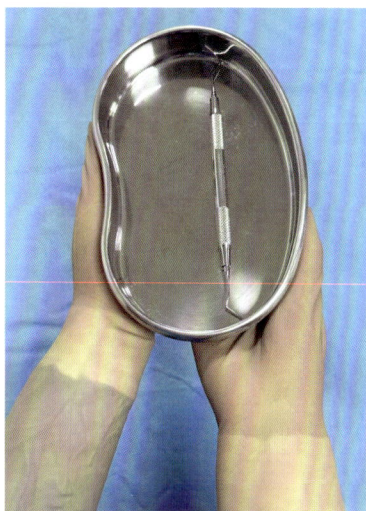

图 2-63　用弯盘收回探针　　　图 2-64　用弯盘传递注射针具

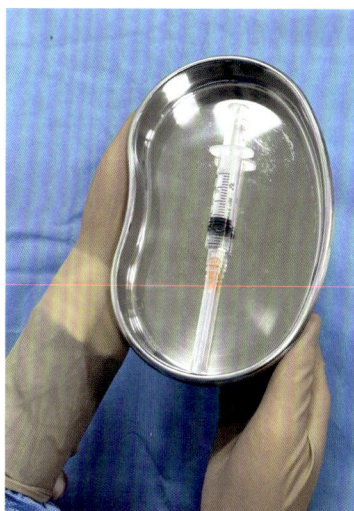

（2）牵拉口角，及时吸唾，协助医师完成局部麻醉（图 2-65）。

（3）收回注射针具，并用纱布保护工作端（图 2-66）。

（4）传递纱球、镊子，用于术区压迫止血（图 2-67），等待局部麻醉药起效。

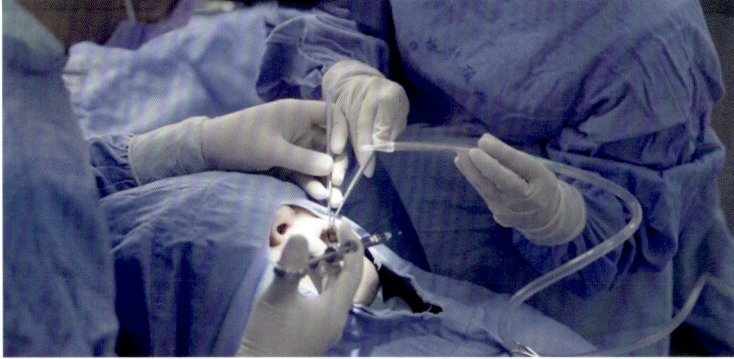

图 2-65　协助医师进行麻醉

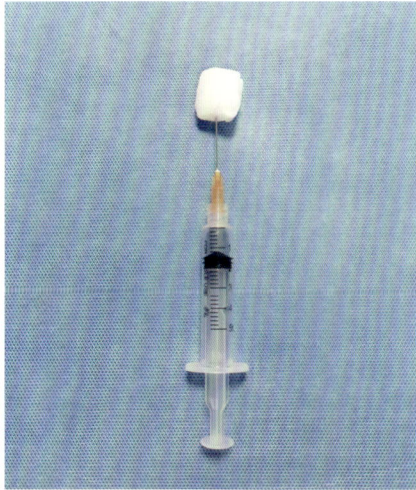

图 2-66　用纱布保护注射针具工作端

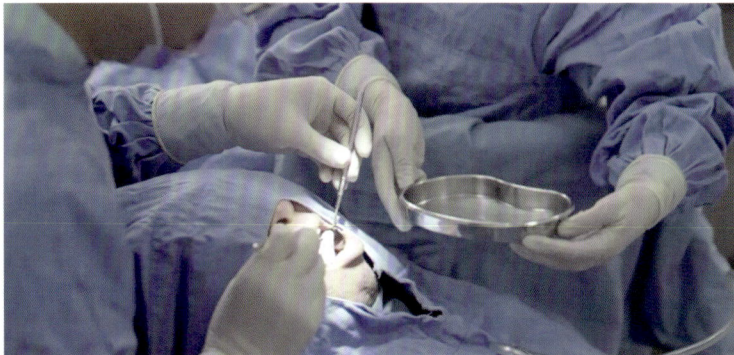

图 2-67　压迫止血

（5）将刀片装上手术刀柄备用（图 2-68）。

（6）收回镊子、纱球（图 2-69）。

（7）传递探针给医师检查麻醉效果（图 2-70）。

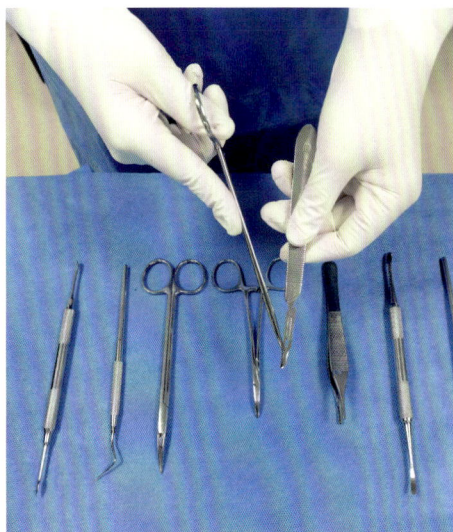

图 2-68　安装刀片

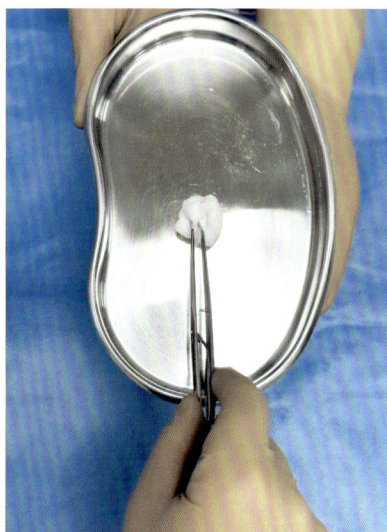

图 2-69　收回镊子、纱球

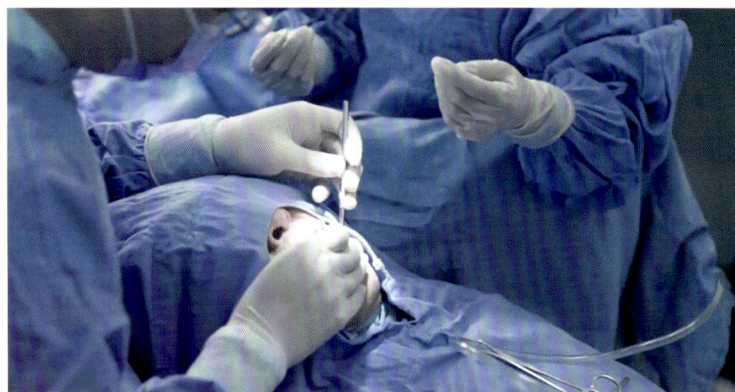

图 2-70　用探针检查麻醉效果

3. 协助医师做牙龈切口

（1）用弯盘传递手术刀做牙龈切口（图 2-71）。

（2）将手术刀放于弯盘内收回。

4. 协助医师翻瓣

（1）传递骨膜剥离器（图 2-72），并协助翻开黏骨膜瓣。

（2）收回骨膜剥离器（图 2-73）并传递骨刮器，协助暴露牙槽骨嵴。

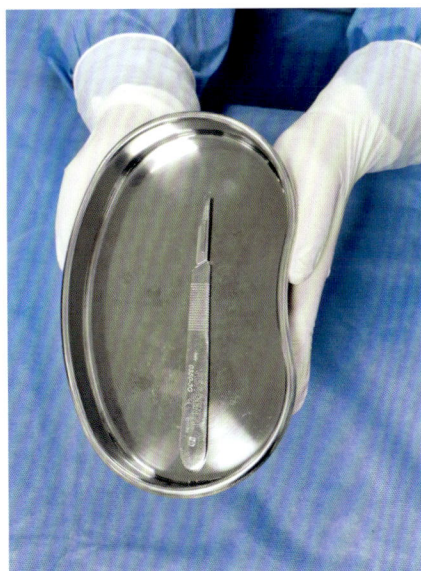

图 2-71　传递手术刀

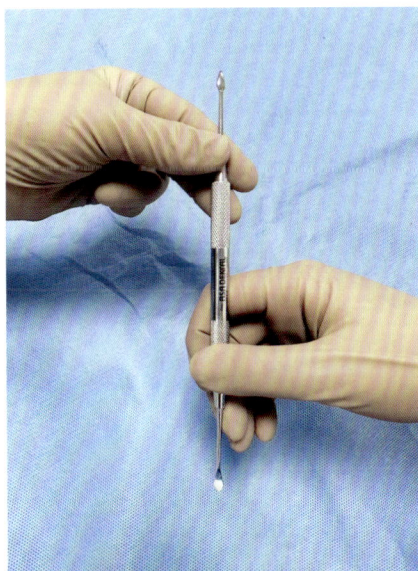

图 2-72　传递骨膜剥离器

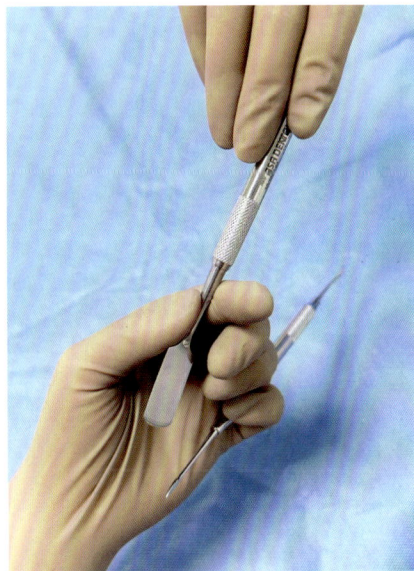

图 2-73　收回骨膜剥离器

（3）收回骨刮器和口镜（图 2-74）。

5. 协助医师修整牙槽嵴

（1）将大号球钻安装于种植弯机卡槽内（图 2-75）。

（2）传递安装好的种植弯机（图 2-76），用于修整牙槽嵴。

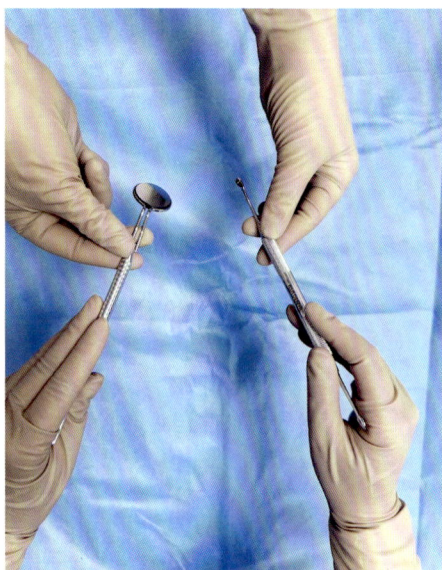

图 2-74　收回骨刮器和口镜

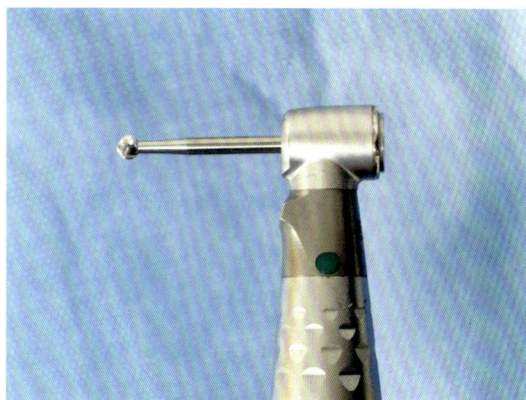

图 2-75　安装大球钻

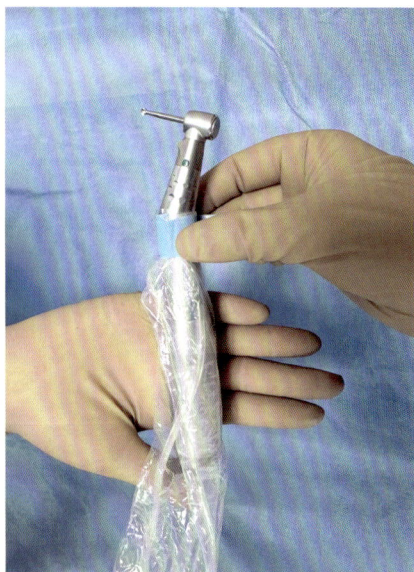

图 2-76　传递种植弯机

（3）巡回护士调整种植机参数至相应数值（图 2-77）。

（4）传递骨膜剥离器（图 2-78）。

（5）协助牵拉皮瓣，充分暴露术区视野（图 2-79）。

（6）擦拭并取下大号球钻（图 2-80），并湿式保存（视频 KQ-2-12 取下大号球钻）。

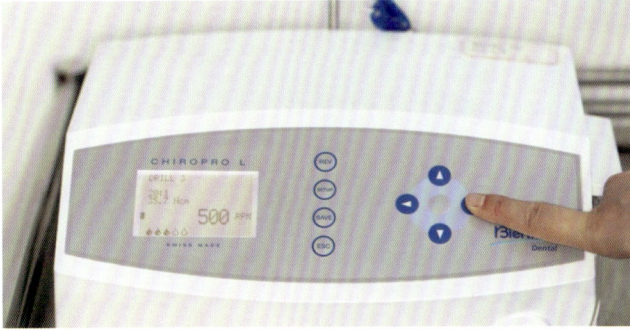

图 2-77　调节种植机参数

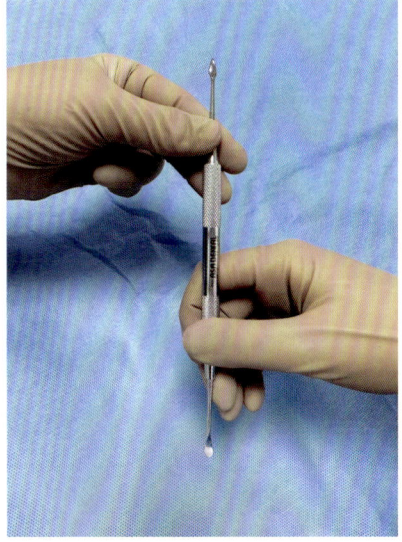

图 2-78　传递骨膜剥离器

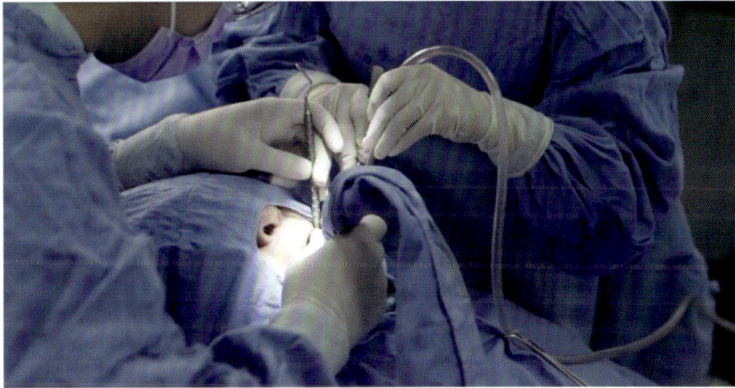

图 2-79　协助暴露术区

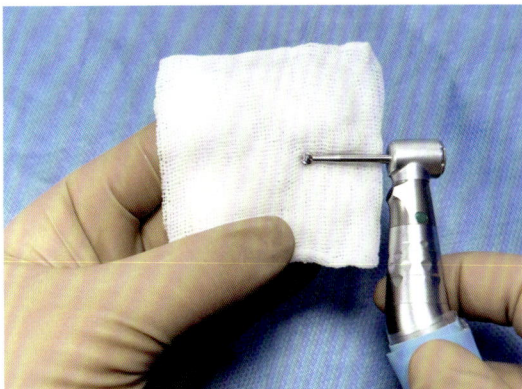

图 2-80　取下大号球钻

视频 KQ-2-12 取下大号球钻

6. 协助医师定位

（1）更换小号球钻（图 2-81）并传递给医师用于定位。

（2）更换中号球钻（图 2-82）并传递给医师用于扩大定位点。

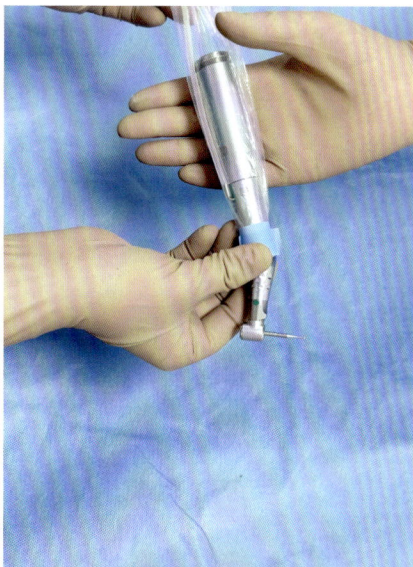

图 2-81 更换小号球钻

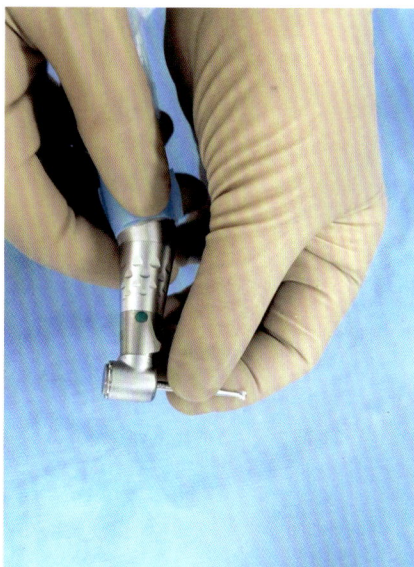

图 2-82 更换中号球钻

7. 协助医师备孔

（1）更换先锋钻（图 2-83）装于种植弯机后传递给医师备孔。

（2）传递测量杆（图 2-84），用于测量种植窝洞的方向和深度。

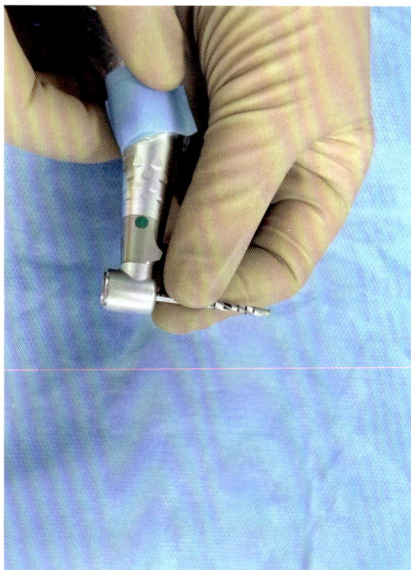

图 2-83 更换先锋钻

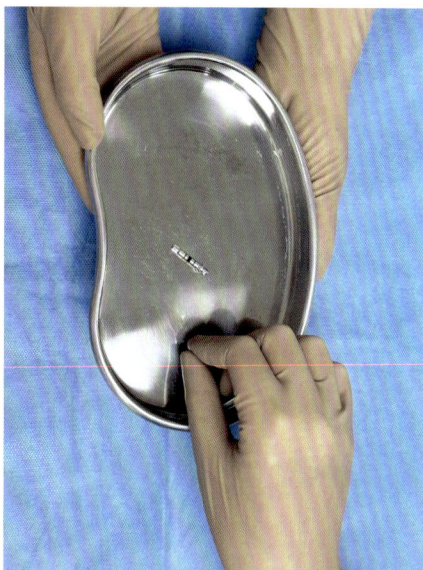

图 2-84 传递测量杆

（3）取出大一号扩孔钻装于种植弯机上（图 2-85）。

（4）巡回护士调节种植机参数至相应数值（图 2-86）。

（5）每级扩孔钻更换前均应使用测量杆验证方向和深度（图 2-87）。

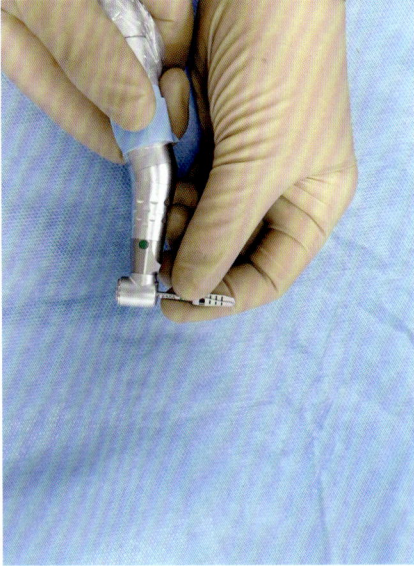

图 2-85　安装扩孔钻

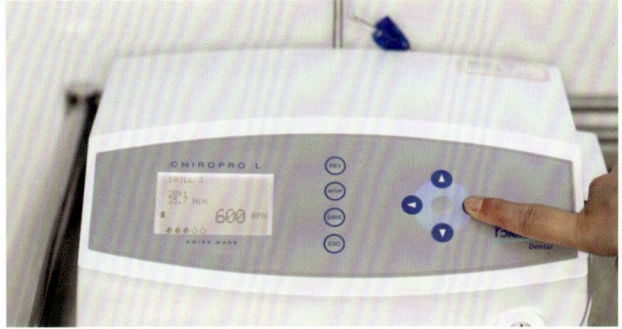

图 2-86　调节种植机参数

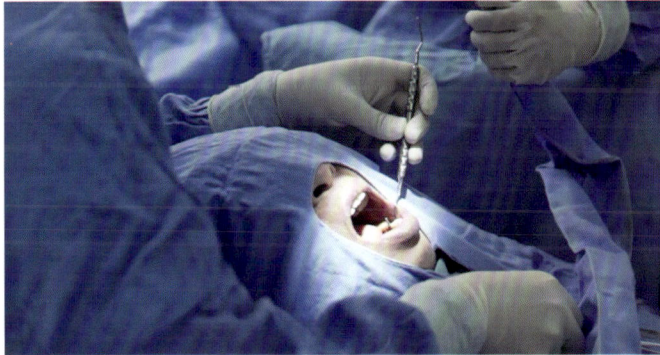

图 2-87　验证种植窝洞的方向和深度

8. 协助医师颈部成型

（1）取出颈部成型钻装于种植弯机上（图 2-88）。

（2）巡回护士调节种植机参数至相应数值（图 2-89）。

9. 协助医师攻丝

（1）将机用适配器（图 2-90）和机用攻丝钻安装于种植弯机上（图 2-91）。

（2）巡回护士调节种植机参数至相应数值（图 2-92）。

（3）取下攻丝钻（图 2-93），并湿式保存。

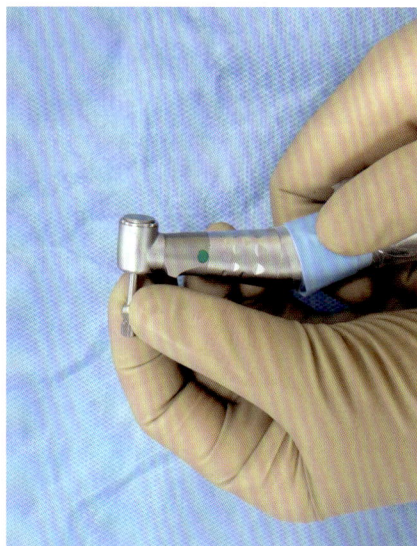

图 2-88　安装颈部成型钻

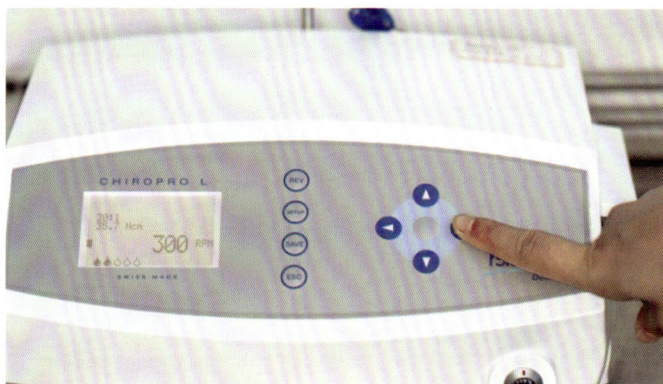

图 2-89　调节种植机参数

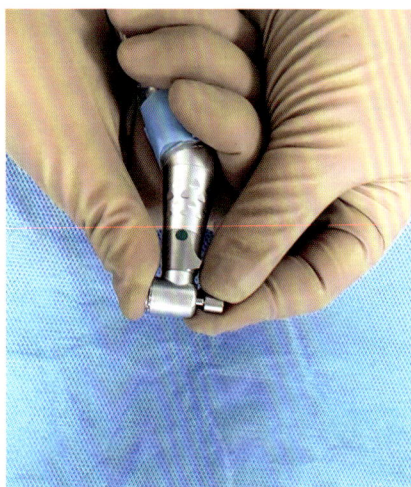

图 2-90　安装适配器

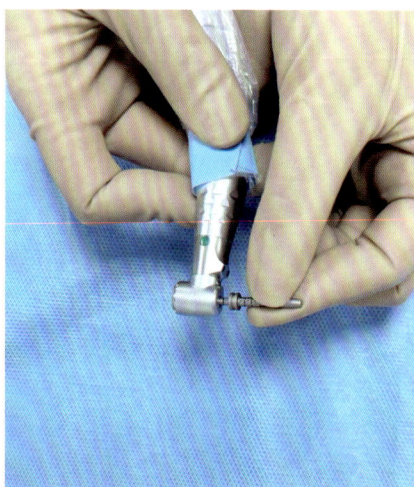

图 2-91　安装攻丝钻

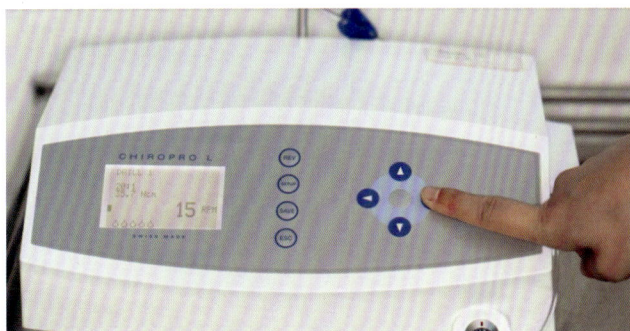

图 2-92　调节种植机参数

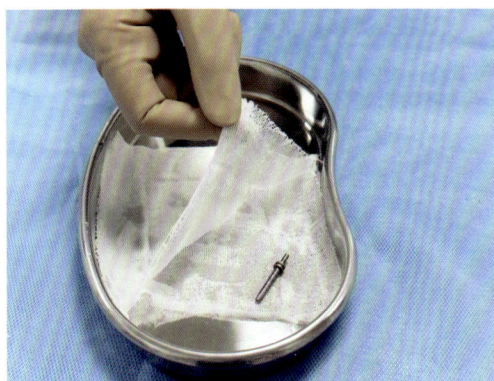

图 2-93　取下攻丝钻

10. 协助医师植入种植体

（1）传递冲洗空针（图 2-94），冲洗种植窝洞。

（2）巡回护士和医师双人核对种植体（图 2-95）无误后，将种植体无菌包置于器械台无菌碗内。

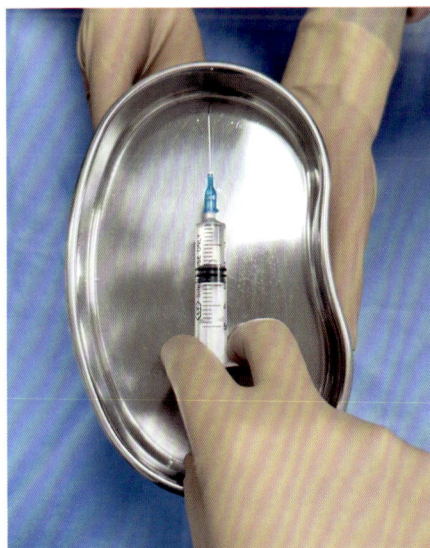

图 2-94　传递冲洗空针

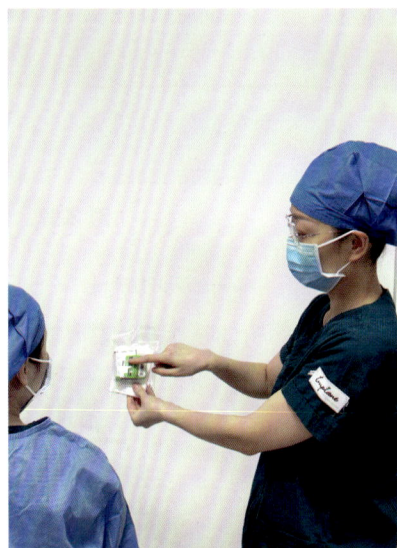

图 2-95　核对种植体

（3）巡回护士调节种植机参数至相应数值（视频 KQ-2-13 调节参数）。

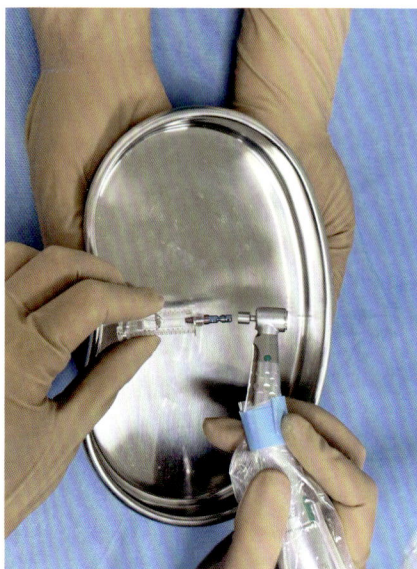

（4）传递种植体（图 2-96）。

（5）持剥离子牵拉瓣膜，协助医师旋入种植体（图 2-97）。

KQ-2-13

视频 KQ-2-13 调节参数　　　图 2-96　传递种植体

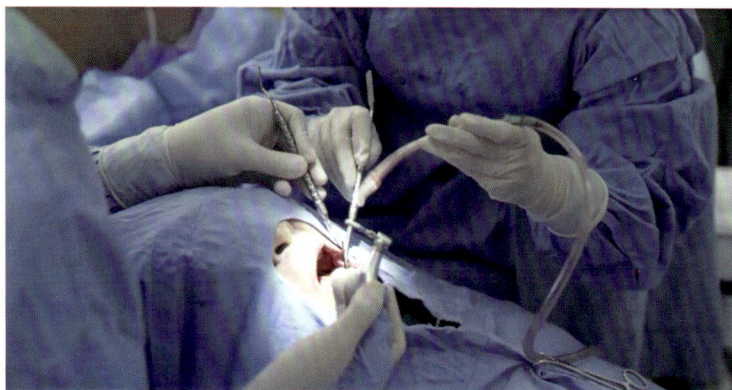

图 2-97　协助种植体就位

11. 协助医师取出种植体携带体。

（1）传递手用种植体适配器、固定扳手与棘轮扳手（图 2-98）。

（2）协助医师取出种植体携带体（图 2-99）。

（3）医师取出种植体携带体后，收回相关用物。

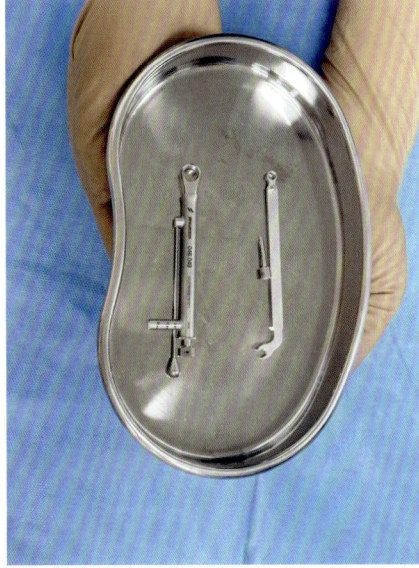

图 2-98　传递种植体适配器、固定扳手与棘轮扳手

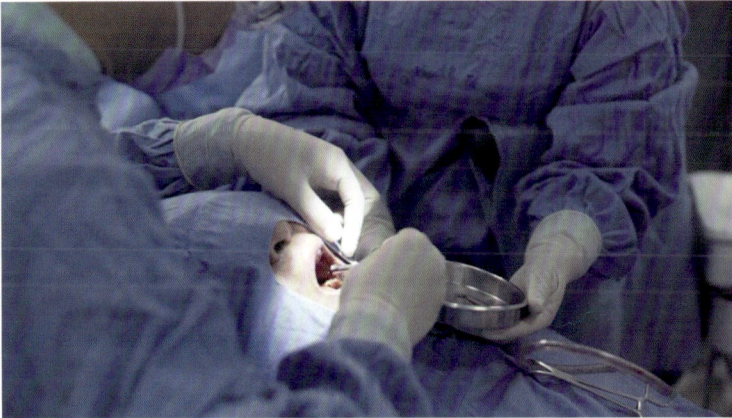

图 2-99　协助医师取出携带体

12. 协助医师安放覆盖螺丝或愈合基台。

（1）巡回护士与医师双人核对覆盖螺丝或愈合基台信息（图 2-100），置于无菌碗内。

（2）传递覆盖螺丝或愈合基台、手用改刀（图 2-101）。

（3）协助医师将覆盖螺丝或愈合基台就位（图 2-102）。

（4）收回剥离子、手用改刀（图 2-103），并将手用改刀保存于湿润纱布内。

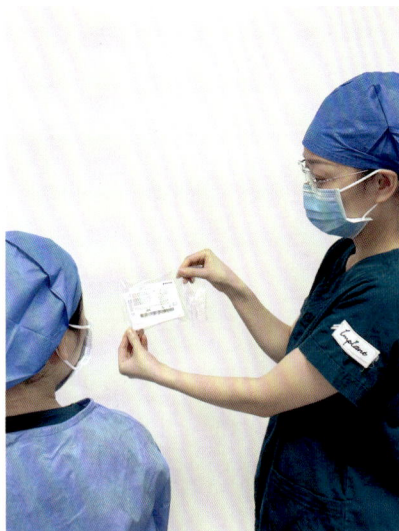

图 2-100 核对愈合基台

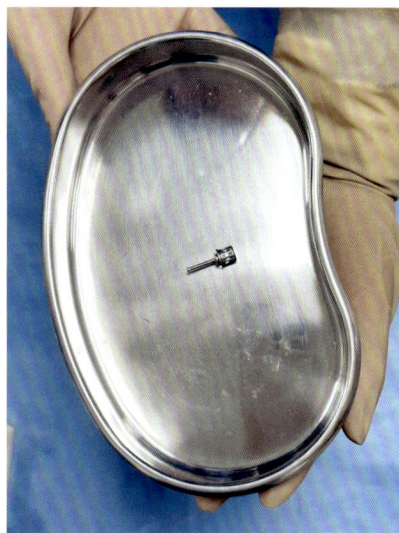

图 2-101 传递愈合基台

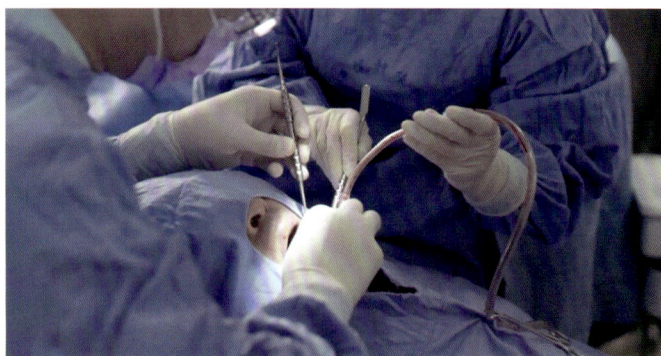

图 2-102 协助愈合基台就位

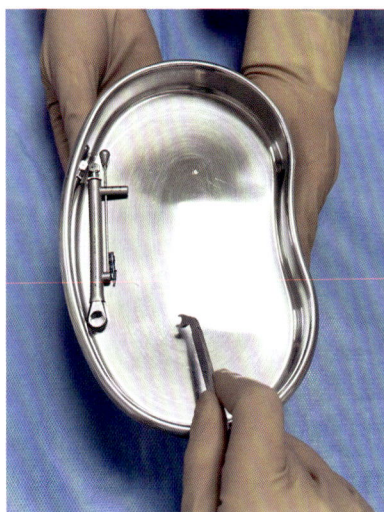

图 2-103 收回用物

13. 协助医师缝合

（1）关闭创口前,巡回护士与洗手护士双人核查清点种植手术工具盒器械数目（图 2-104）。

（2）洗手护士传递缝针缝线、缝合镊、持针器（图 2-105）。

（3）吸唾、牵拉口角,协助医师完成缝合（图 2-106）,并用线剪剪除线头。

（4）收回缝合镊、持针器（图 2-107）。

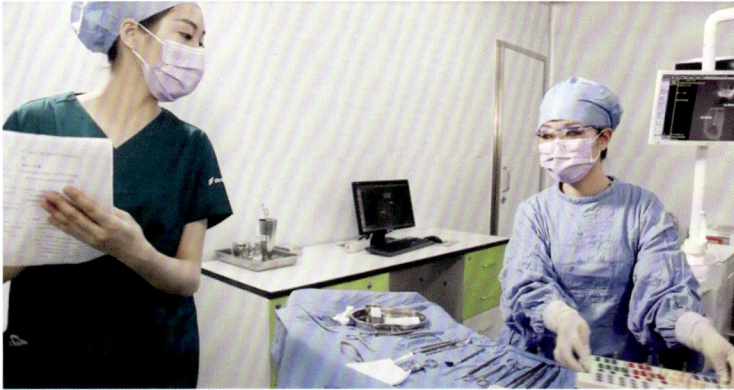

图 2-104　双人核查清点用物数目

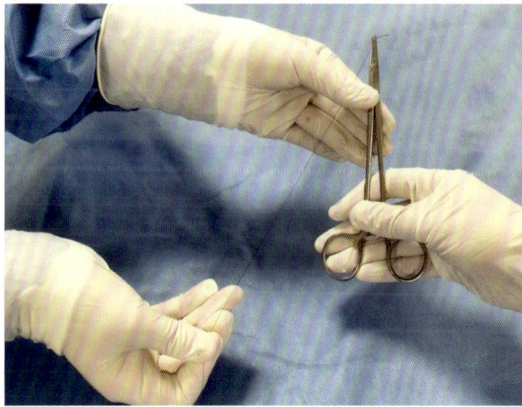

图 2-105　传递缝针缝线

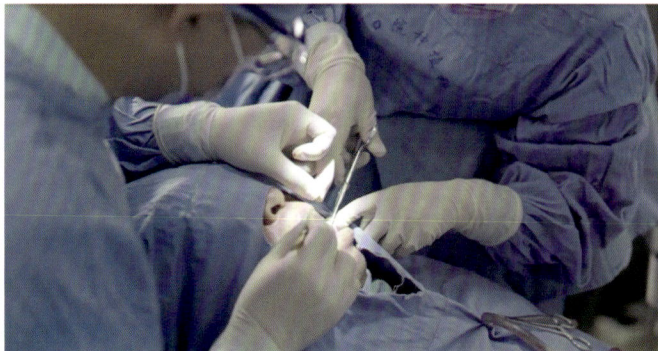

图 2-106　协助缝合

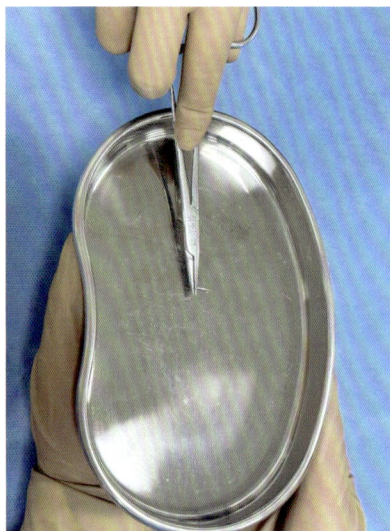

图 2-107 收回缝合用物

（5）传递口镜、冲洗针，冲洗病人术区及口腔（图 2-108）。
（6）传递纱球（图 2-109），用于压迫止血。

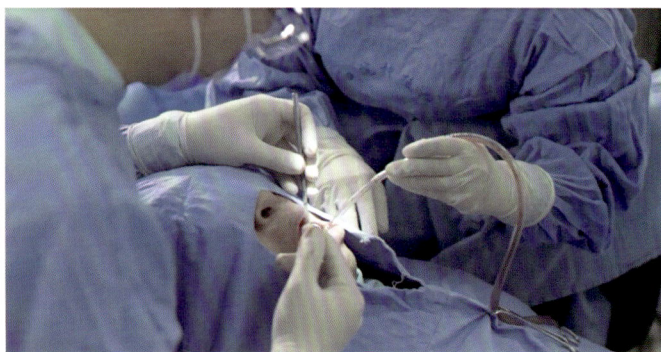

图 2-108 协助冲洗病人术区

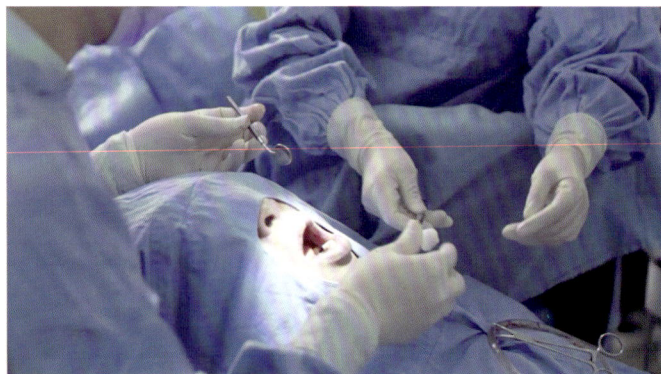

图 2-109 传递纱球压迫止血

（7）用盐水湿润的纱球轻拭病人口周血迹（图 2-110）。

14. 巡回护士关闭手术灯。

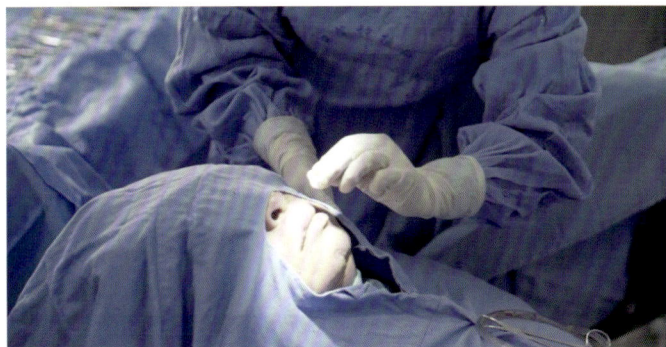

图 2-110　轻拭病人口周血迹

15. 告知病人手术完成，依次取下吸唾管、孔巾、治疗巾（图 2-111）。

16. 调节椅位至坐位（图 2-112）。

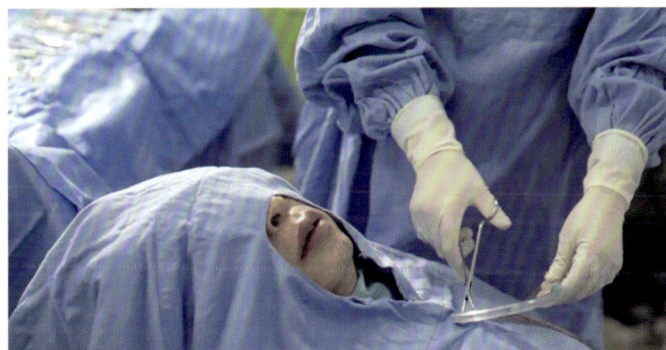

图 2-111　取下吸引装置

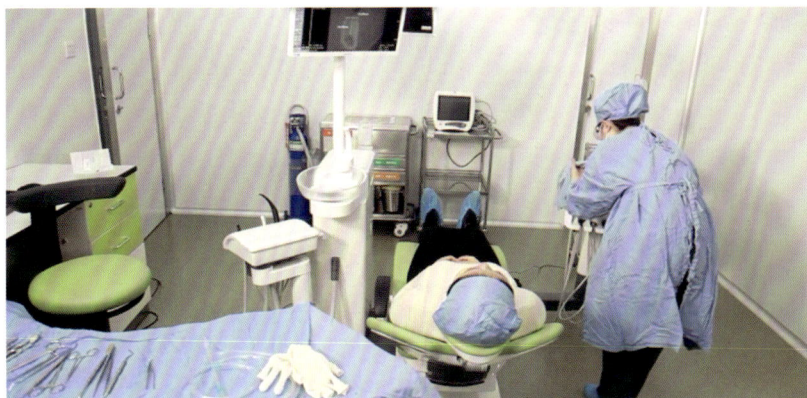

图 2-112　调节椅位

（五）术后指导

1. 指导病人面部冰敷（图 2-113）　将冰袋置于手术部位的面部皮肤处,间断冰敷,避免冻伤面部皮肤。

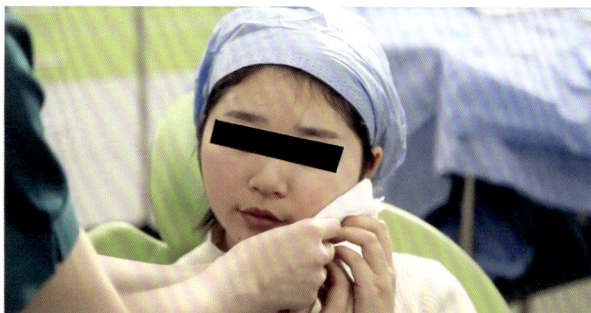

图 2-113　指导病人面部冰敷

2. 告知病人术后注意事项并做健康指导,做好复诊预约。
3. 协助病人下椅位,送病人出手术室与家属见面。

（六）整理用物

按医院感染要求分类收整用物（图 2-114）,完成诊间消毒。

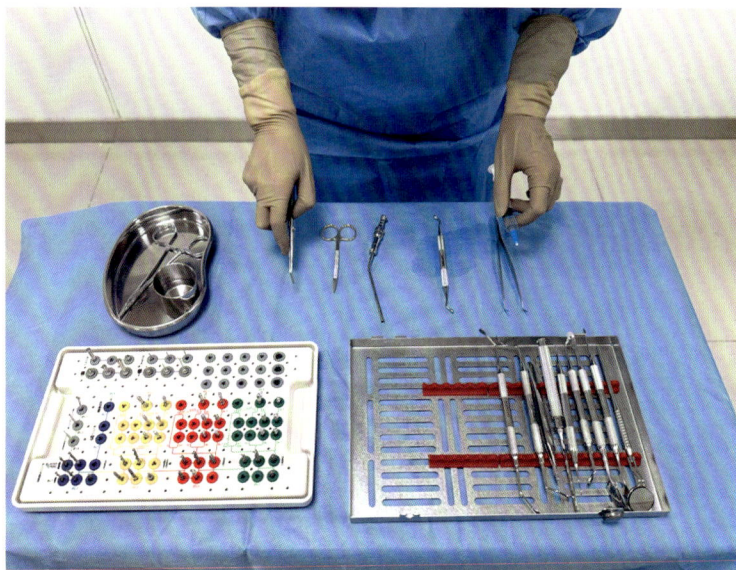

图 2-114　整理用物

五、操作注意事项

1. 种植手术期间,护士在积极配合医师手术的同时,还应密切观察病人的反应,询问病人的感受,如有特殊情况及不适感,告知病人应及时举左手示意。

2. 巡回护士须掌握种植外科治疗步骤与种植机相应的参数数值,正确及时地调节操作参数。

3. 术中应预防病人误吞误吸,并熟悉小器械误吞误吸的处理流程。

4. 种植体及其配件只能在有效期内一次性使用。如遇种植体包装已破损或此前已打开,视该种植体已被污染,不可使用,切忌自行消毒灭菌。

5. 严禁无菌手套、金属器械或器具、病人唾液等接触到种植体,避免影响其表面涂层,从而影响术区的骨结合。

6. 应使用专用的镊子夹取种植牙钻、取骨器等手术器械,避免灭菌的钻针受到污染。

7. 使用过的钻针应置于湿润纱布内保存。

8. 钻针在每次使用后应在使用图上标记。若变钝或达到最大使用频率,应及时更换,以避免因机械创伤带来的骨损伤。

六、质量要求

1. 整个种植治疗过程,严格遵循无菌操作原则。

2. 种植治疗台面分区按照四手操作的分区原则进行划分。

3. 种植专科器械和钻针的传递应使用专业传递手法,确保快速、安全、利落。

4. 术中及时吸唾并牵拉口角,保持术野清晰。

5. 术中应随时关注病人的反应,及时规避潜在的治疗风险。

6. 护士操作熟练,医师护士配合默契。

(杜书芳)

第三节　牙周洁治术和刮治术的四手操作

一、简介

牙周洁治术和刮治术是牙周病的基础治疗方法。牙周洁治术是用洁治器械去除龈上牙石、菌斑和色渍,并磨光牙面,以延迟菌斑和牙石的再沉积。龈下刮治术是用比较精细的龈下刮治器刮除位于牙周袋内根面上的牙石和菌斑。

二、操作目的

医师采用龈上洁治、龈下刮治技术去除局部菌斑、牙石,消除局部炎症,消除危险因素,使炎症减轻到最低程度,为后续治疗做好基础。治疗中护士应用四手操作技术配合医师进行牙周洁治和刮治治疗,能有效地提高医师医疗质量与工作效率。

三、适用范围

牙周洁治术和刮治术适用于牙龈炎、牙周炎病人。

四、操作步骤

（一）操作前准备

1. 环境准备　环境整洁、安全。

2. 用物准备（图 2-115）

（1）一般用物准备：探针、镊子、口镜、治疗巾、口杯。

（2）特殊用物准备：洁牙手柄、洁牙尖（A、B、P、PS）、上针器、低速手机、橡皮轮、0.2%复方氯己定漱口液、盛装 3% 过氧化氢的注射器、盛装 0.2% 复方氯己定的注射器、碘甘油、盐酸丁卡因胶浆、专效脱敏膏。

（3）其他用物准备：防护眼镜、面罩、手套、吸唾管、棉签、纸巾、传递盒、面镜。

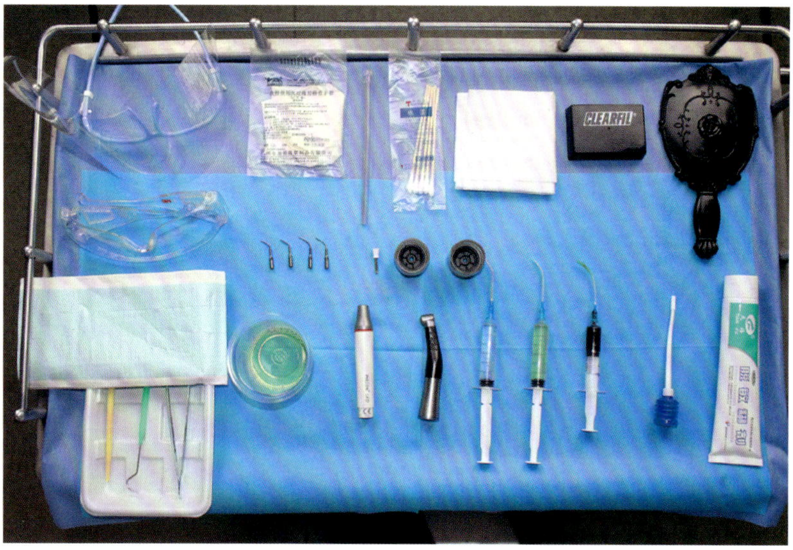

图 2-115　牙周洁治术和刮治术用物

3. 护士准备　着装规范，洗手，戴帽子、口罩。

（二）护理评估

1. 环境评估　洁牙机是否处于备用状态，治疗区域是否有障碍物，是否有造成病人跌倒等安全隐患。

2. 病人评估　评估病人全身健康状况，有无心血管疾病。血小板、凝血功能有无异常，血压是否正常，是否服用抗凝药物，检查病人口内情况。

（三）协助病人上椅位，指导病人术前漱口

1. 协助病人坐上椅位，为其系上治疗巾。

2. 指导病人行术前漱口，以减少口腔内的病原微生物。对舌苔厚重、吸烟量较大的病人，可指导其采取鼓漱的方法漱口，以有效去除舌面附着物；对于牙周基础治疗的病人，可指导其用漱口水进行含漱 1 分钟。

（四）调节椅位、光源、给病人佩戴防护眼罩

将椅位调节至利于操作的舒适卧位；给病人佩戴好防护眼罩（图2-116）；根据治疗牙位的不同将手术灯调节至最适宜操作的视野照明状态。

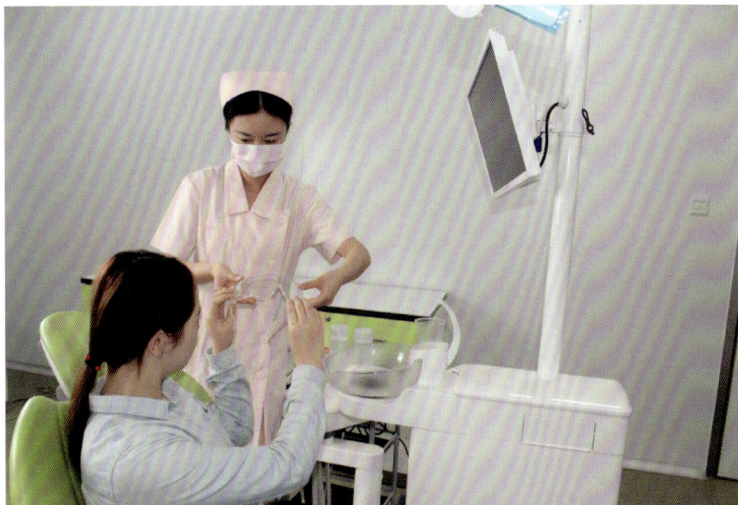

图 2-116 佩戴防护眼罩

（五）医师护士分别坐于四手操作的时钟位

1. 护士将评估的相关信息与医师进行沟通，协助医师确定最优的治疗方案。

2. 护士将探针和口镜同时传递给医师进行口腔检查（图2-117）。

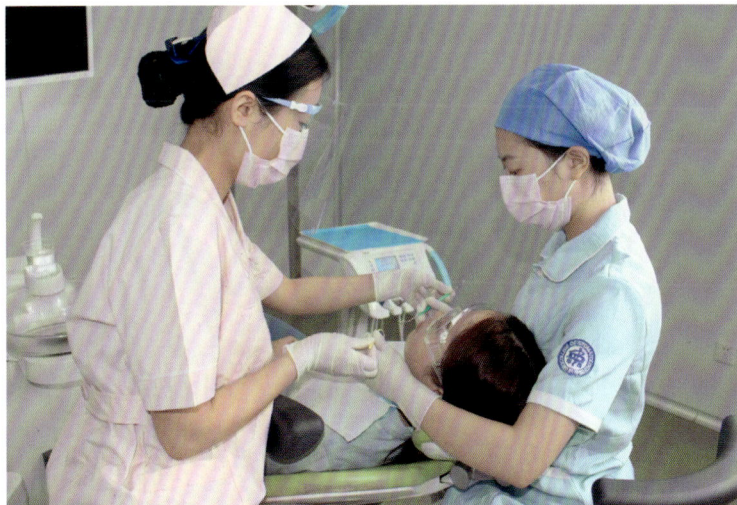

图 2-117 传递探针和口镜

（六）协助医师行牙周洁治、刮治

1. 调试仪器 护士打开洁牙机开关并试踩脚踏，调试水量及功率大小（图2-118）。

2. 龈上洁治　护士将洁牙柄递予医师,收回探针,进行龈上洁治(视频 KQ-2-14 收回探针、传递手柄)。

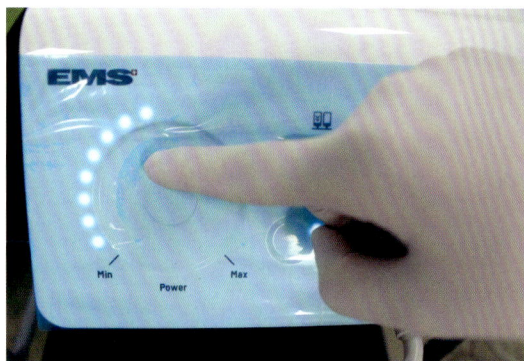

视频 KQ-2-14 收回探针、传递手柄

图 2-118　调节水量及功率

3. 术中配合吸唾　及时、准确、快速吸走口内水、唾液,保持术区清晰。在吸唾同时,另一手用纸巾及时擦拭病人面部的水雾。

4. 调节光源　术中根据医师操作区域的不同,及时调节光源(图 2-119)。在医师进行上颌操作时,调节光源倾斜 45°;在医师进行下颌操作时,调节光源垂直于口内,根据不同位置进行光源的调节,使医师能清楚地看到术区位置(视频 KQ-2-15 吸唾、调节光源)。

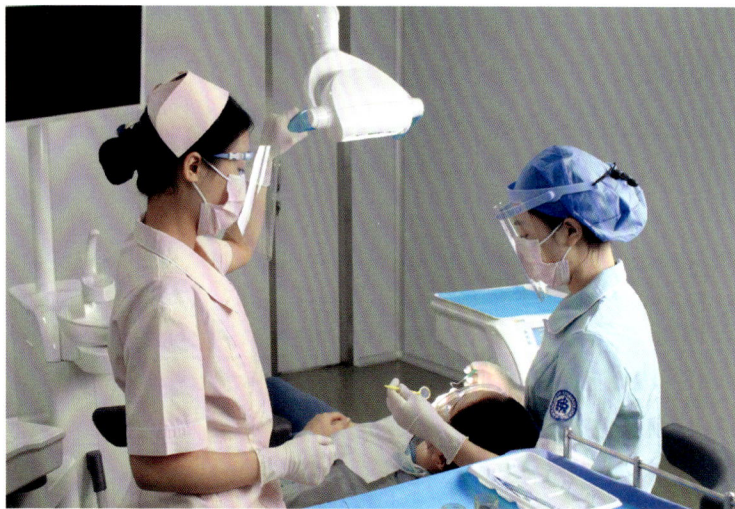

视频 KQ-2-15
吸唾、调节光源

图 2-119　调节光源

5. 涂抹表面麻醉　龈上洁治完成后,护士传递棉签给医师,并收回使用过的洁牙器械。将装有盐酸丁卡因胶浆的传递盒,递予医师,医师蘸取丁卡因胶浆为病人涂抹表面麻醉剂,护士收回传递盒,收回棉签(图 2-120)。嘱病人休息 1~2 分钟(视频 KQ-2-16 涂抹表面麻醉剂)。

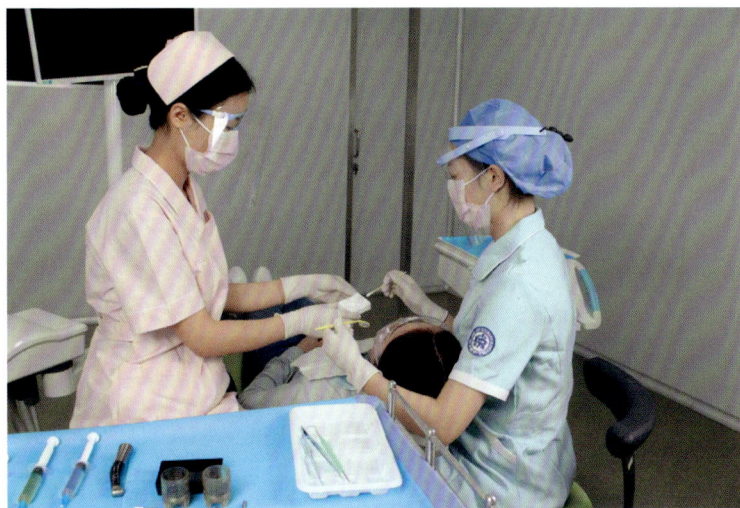

KQ-2-16

视频 KQ-2-16
涂抹表面麻醉剂

图 2-120　传递表面麻醉剂

6. 更换龈下工作尖　护士左手持洁牙手柄,右手用上针器将龈上工作尖旋转拧下,再将上好龈下工作尖的上针器用旋转的方法拧紧(图 2-121,视频 KQ-2-17 更换工作尖)。

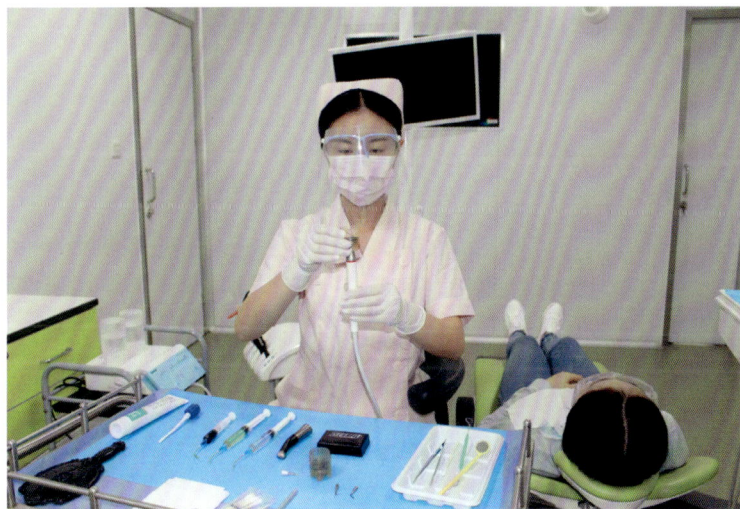

KQ-2-17

视频 KQ-2-17
更换工作尖

图 2-121　更换龈下工作尖

7. 根据病人龈下结石的大小及量,遵医嘱调节洁牙机功率(图 2-122)。

8. 龈下刮治　护士将上好龈下工作尖的手柄传递给医师(图 2-123),医师进行龈下刮治。护理配合同前:吸唾、擦拭口角及调节光源(视频 KQ-2-18 传递洁牙手柄)。

9. 治疗后检查　护士传递探针给医师,并收回洁牙手柄,医师用探针检查是否还有残留的牙结石(图 2-124)。

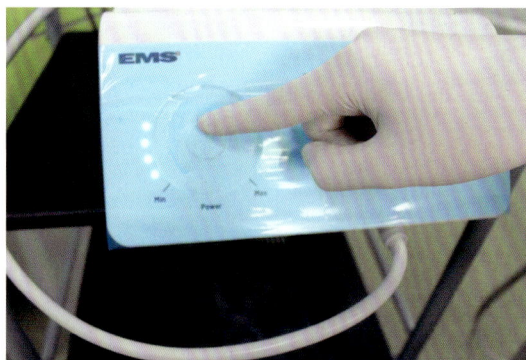

图 2-122 调节功率

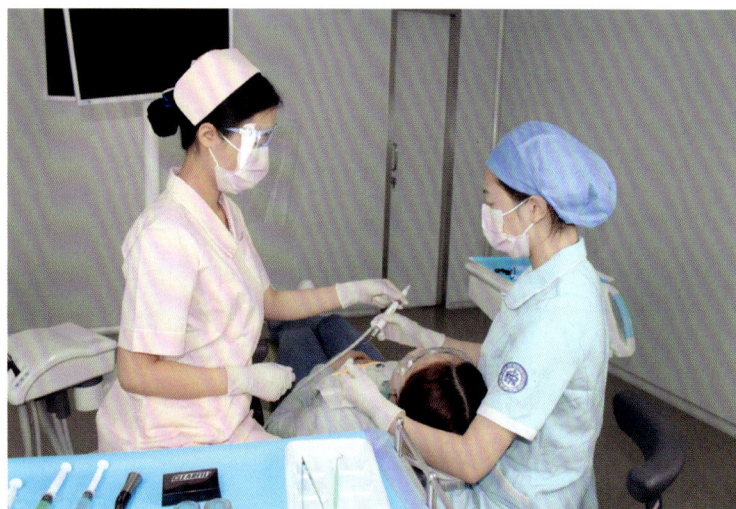

图 2-123 传递洁牙手柄

KQ-2-18

视频 KQ-2-18
传递洁牙手柄

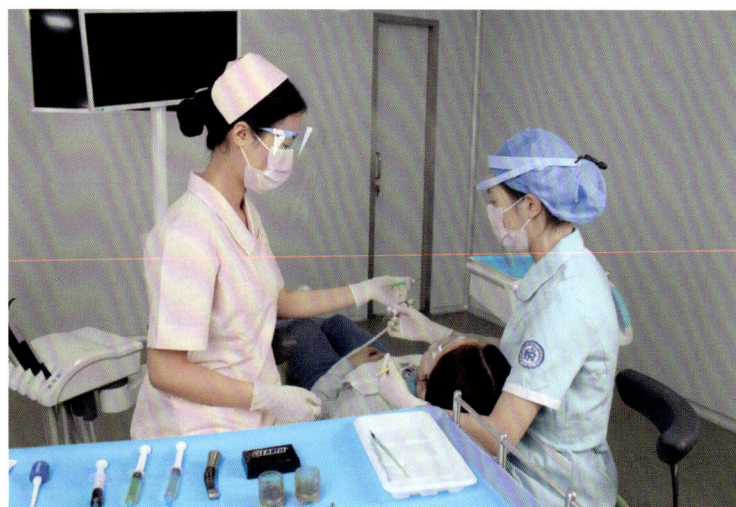

图 2-124 传递探针检查

10. **涂脱敏膏**　护士传递棉签给医师,并收回探针。将装有专效脱敏膏的传递盒递予医师,医师蘸取专效脱敏膏涂抹于病人牙面,收回传递盒,收回棉签(图 2-125)。医师用安装好的低速手机、橡皮轮打磨抛光处理牙面,护士配合吸唾(视频 KQ-2-19 涂抹脱敏膏)。

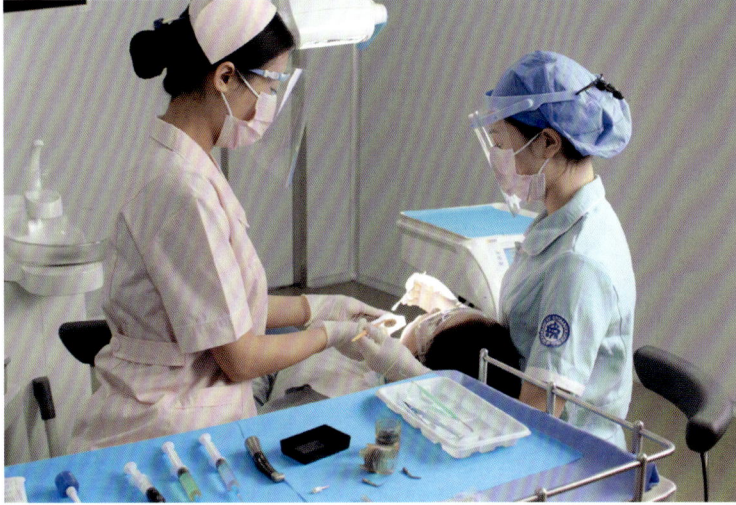

KQ-2-19

视频 KQ-2-19
涂抹脱敏膏

图 2-125　传递脱敏膏

11. **牙周袋内冲洗**　打磨结束后,护士传递 3% 过氧化氢冲洗空针给医师,右手取下针尖保护套(图 2-126),吸唾;冲洗完后接回冲洗针管,再将 0.2% 复方氯己定冲洗空针传递给医师,右手取下针尖保护套、吸唾、冲洗、收回空针。

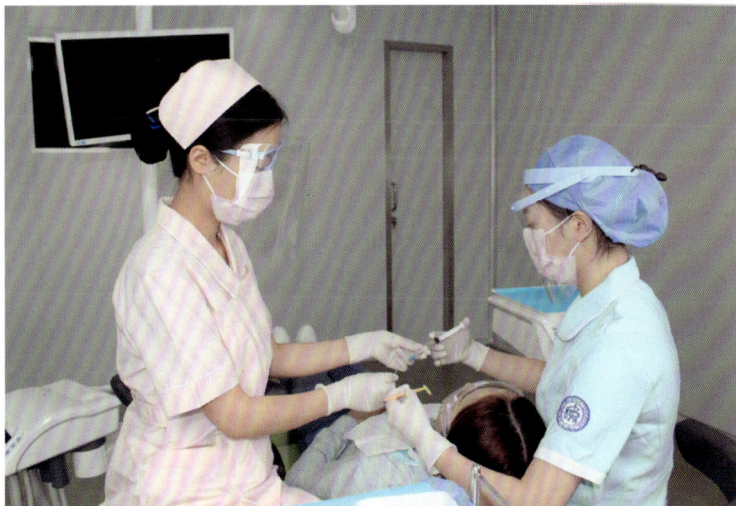

图 2-126　传递冲洗空针、取保护套

12. **递面镜**　护士递面镜给病人,确认病人满意,收回面镜。

13. **牙周袋内上药**　传递碘甘油空针给医师(图 2-127),医师上碘甘油于牙周组织,护士协助吸唾。上药结束,护士接回碘甘油空针和口镜(视频 KQ-2-20 牙周袋内上碘甘油)。

视频 KQ-2-20
牙周袋内上
碘甘油

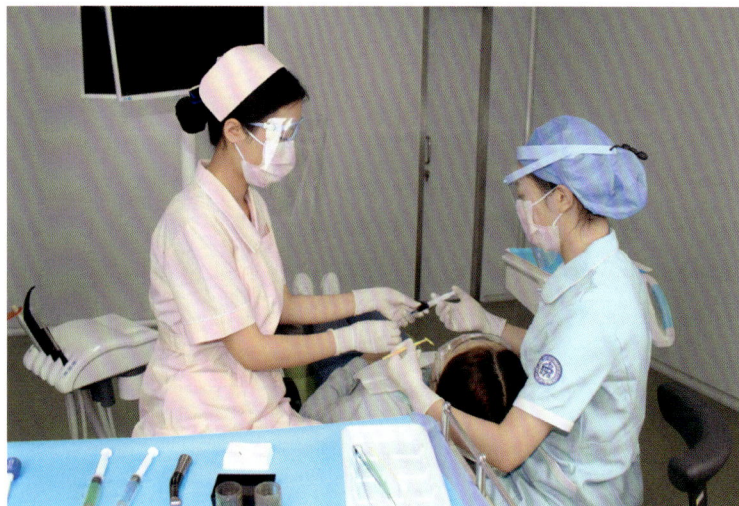

图 2-127   传递碘甘油

（七）整理用物

护士调整治疗椅位,协助病人下椅位、整理用物。

五、操作注意事项

1. 正确选取工作尖   注意区分龈上工作尖和龈下工作尖(A、B、P、Ps 尖)各类洁牙尖,按需使用。

A 型工作尖:常用于龈上洁治。

B 型工作尖:常用于去色素。

P 型工作尖:常用于龈下刮治。

Ps 型工作尖:常用于龈下刮治。

2. 正确安装工作尖   安装时注意手柄、上针器垂直于地面,以免不恰当的角度造成工作尖及手柄连接口的损伤。

3. 调试洁牙功率、水量大小   功率由小至大,避免损伤病人牙体组织;调节水呈雾状,均匀喷于洁牙工作尖上;水量过小机器发烫易损伤机器,水量过大易喷洒于病人面部,为病人带来不适感。

4. 传递器械   操作中注意医师护士配合默契,禁止在头面部传递器械,以免造成器械滑落损伤病人。

5. 按需放置吸引管位置   吸唾管应放于牙体硬组织处或最后一颗磨牙低凹处。放于口内软组织处吸唾时注意移动吸唾头点式吸唾,避免长时放置一处造成黏膜损伤。避开病人咽喉部敏感区,以免造成病人不适及咽反射反应。

六、质量要求

1. 用物准备齐全。

2. 传递物品准确、及时。

3. 调节洁牙手柄功率、水雾大小合适。

4. 吸唾及时、有效,不影响医师操作,病人无咽部不适与呛咳。

5. 光源及时到位,不照射病人眼睛。

（陈　文）

第四节　口腔正畸托槽粘接护理的四手操作

一、简介

口腔正畸托槽粘接护理的四手操作是安置固定矫治器的重要操作之一,固定矫治器通过托槽粘接于牙面上,利用结扎丝或橡皮圈或自锁装置把主弓丝和托槽连接在一起,从而移动牙齿。病人不能自行摘戴,具有固位良好,支抗充足,能使多数牙移动,有效地控制牙齿移动方向等特点,在口腔正畸治疗中得到广泛应用。

二、操作目的

采用直接粘接法,将正畸托槽粘接在病人牙齿唇侧面上,使正畸矫治力通过托槽传递到牙齿,从而带动牙齿移动,达到矫治目的。

三、适用范围

口腔正畸托槽粘接适用于错𬌗畸形固定矫治的病人。

四、操作步骤

（一）操作前准备

1. 环境准备　环境整洁、安全,口腔综合治疗台功能正常。

2. 用物准备（以非调和化学固化粘接剂粘接自锁托槽为例）

（1）一般用物准备:探针、镊子、口镜、治疗巾、口杯。

（2）特殊用物准备:酸蚀剂、托槽粘接剂（液剂和糊剂）、液剂盘、弓丝、持针钳、末端切断钳、末端回弯钳、弯盘、液体石蜡棉签、托槽定位尺、开口器、托槽专用镊、自锁托槽、弯手机、打磨刷、不含氟打磨膏。

（3）其他用物准备:小树脂调拌刀、小棉棒、75% 乙醇小棉球、纱球、棉卷条、吸唾管、防护眼罩（图 2-128）。

3. 护士准备　医师护士着装规范,洗手,标准防护。

（二）护理评估

1. 环境评估　综合治疗台是否处于备用状态,治疗区域是否有障碍物,是否有造成病人跌倒等安全隐患。

2. 病人评估　检查病人的口腔清洁状况,牙齿上有无软垢,若有软垢,应刷牙后再进行治疗,以免影响粘接效果;了解当日的治疗计划。

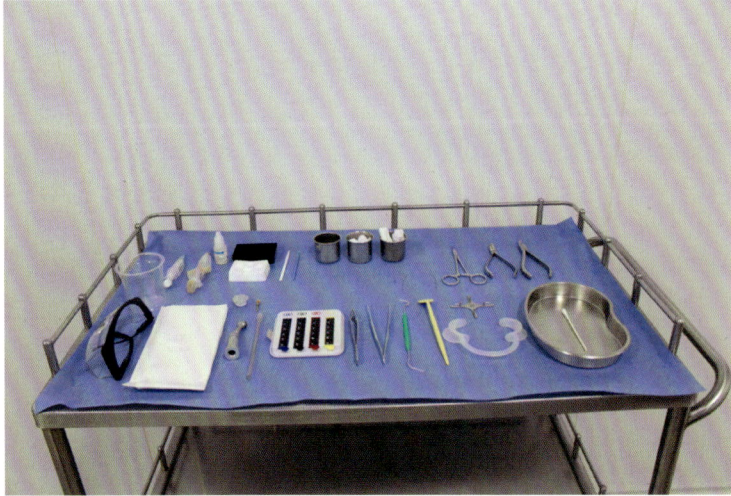

图 2-128 粘接托槽的用物

（三）接待病人

1. 协助病人上椅位，为其系上治疗巾。
2. 协助病人漱口，清除口内食物残渣。
3. 给病人戴上防护眼罩，防止意外伤害。
4. 调节椅位至平卧位（图 2-129）。
5. 调节光源，关闭光源（视频 KQ-2-21 接待病人）。

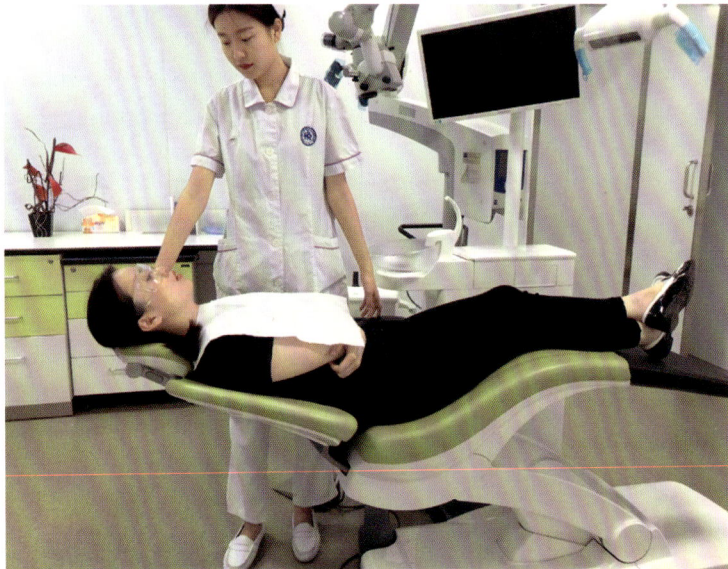

KQ-2-21

视频 KQ-2-21
接待病人

图 2-129 调节椅位

（四）医师护士就坐

医师护士分别佩戴口罩、防护面罩、一次性手套，坐于相应的四手操作时钟位置（图 2-130）。

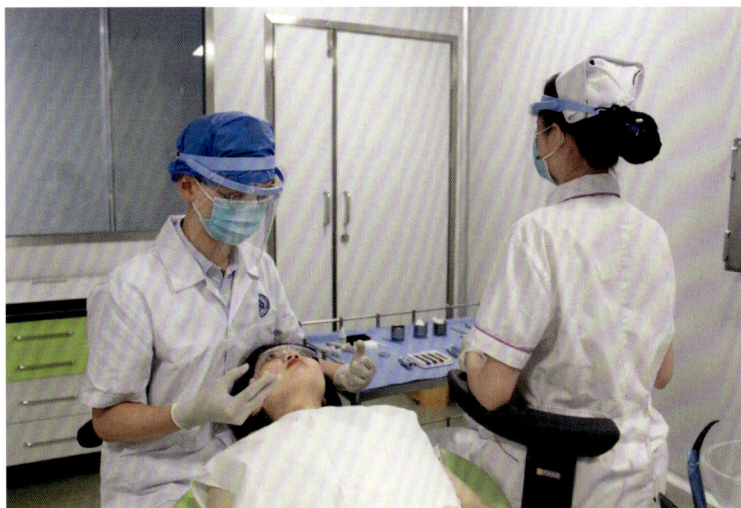

图 2-130 四手操作位置

（五）清洁牙面

1. 护士打开光源。

2. 护士传递口镜给医师（图 2-131），打开打磨膏。医师用打磨刷蘸取打磨膏，清洁打磨牙面。打磨完毕后，护士放回打磨膏。

3. 护士左手持三用枪，右手持吸唾器，放入病人口腔内，医师用口镜轻轻牵拉病人口角，护士冲洗牙面，及时吸出冲洗液。然后将三用枪和吸引器归位（视频 KQ-2-22 冲洗打磨膏）。

4. 护士收回口镜。

5. 医师、护士取下防护面罩。

KQ-2-22

视频 KQ-2-22
冲洗打磨膏

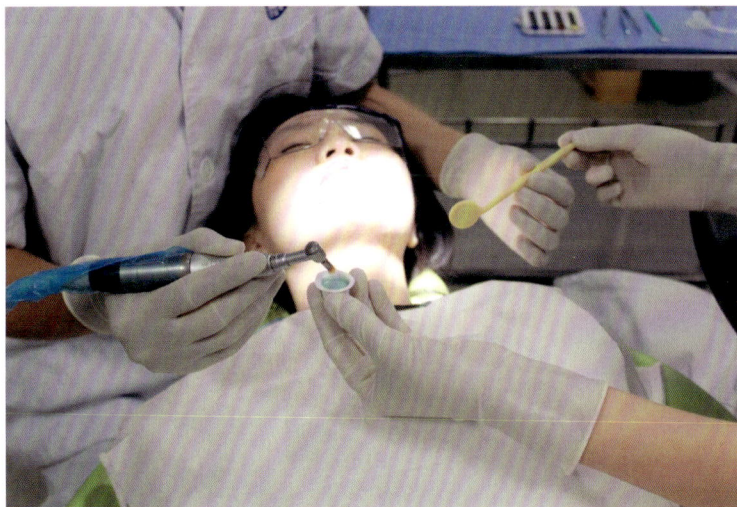

图 2-131 传递口镜和打磨膏

（六）酸蚀牙面

1. 放置开口器

（1）护士传递液体石蜡棉签给医师，医师涂抹液体石蜡在病人唇部，防止口唇裂开。

（2）护士收回棉签。

（3）护士传递开口器（图 2-132），医师右手握住开口器柄两侧，轻轻用力稍微收拢开口器，先放入一侧口角，再放入另一侧口角，双手手指调整口唇位置（图 2-133）。询问病人口腔黏膜有无压痛，避免开口器对口腔黏膜的压迫（视频 KQ-2-23 放置开口器）。

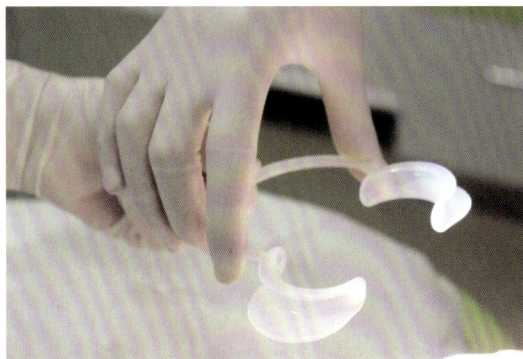

图 2-132   传递开口器

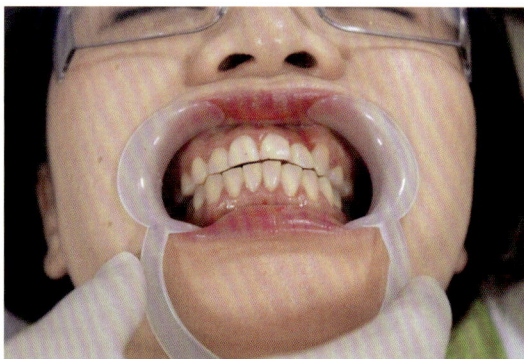

图 2-133   放置开口器

视频 KQ-2-23 放置开口器

2. 牙体隔湿

（1）护士传递镊子给医师，同时取纱球置于传递区。

（2）医师用镊子夹取纱球，分别放置在左、右两侧腮腺导管开口处和舌下腺导管开口处（图 2-134）。护士收回镊子，把纱球杯和镊子放回治疗车（视频 KQ-2-24 放置隔湿纱球）。

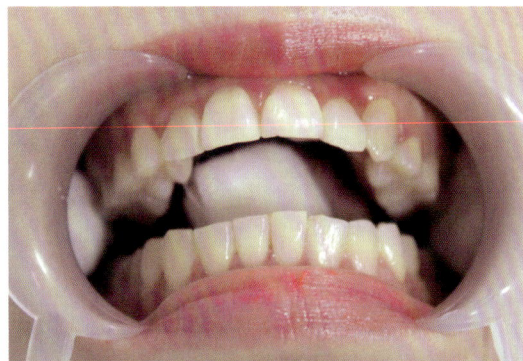

图 2-134   放置隔湿纱球

视频 KQ-2-24 放置隔湿纱球

（3）护士传递棉卷条，医师将棉卷放入病人上下颌前牙前庭沟底处（图2-135）。

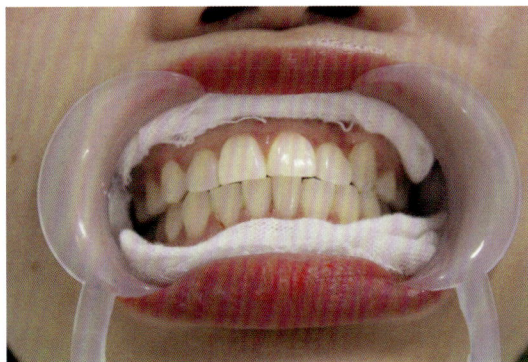

图2-135　放置棉卷条

3. 擦拭牙面

（1）护士传递镊子给医师，然后左手取75%乙醇小棉球、右手持弯盘置于传递区（图2-136）。医师用镊子夹取乙醇小棉球逐一擦拭须粘接托槽的牙面（视频KQ-2-25擦拭牙面）。

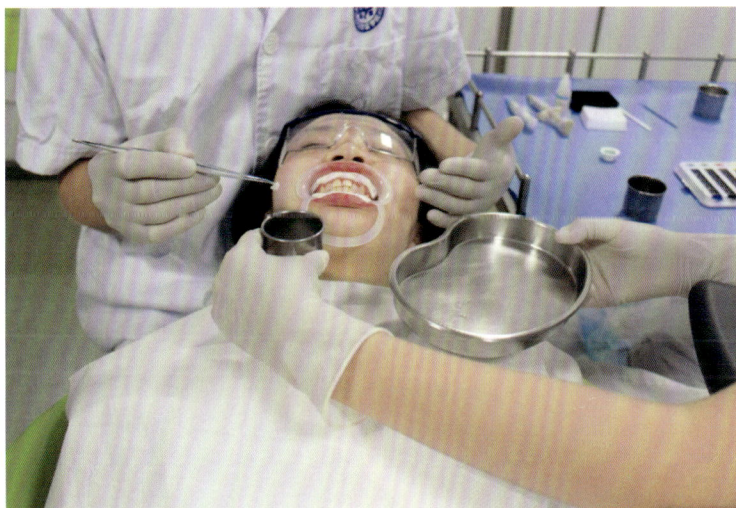

视频 KQ-2-25
擦拭牙面

图2-136　传递乙醇小棉球和弯盘

（2）擦拭完毕后，护士将乙醇棉球杯和弯盘放回治疗车，再收回镊子。

（3）护士取三用枪，医师轻轻牵拉开口器，护士吹干牙面。

4. 牙面上涂酸蚀剂

（1）护士取酸蚀剂传递给医师（图2-137），医师将酸蚀剂涂于病人牙面上（图2-138），护士收回酸蚀剂。

（2）酸蚀牙面30~60秒，护士左手持三用枪，右手持吸唾器，医师轻轻牵拉开口器，护士冲洗牙面上酸蚀剂，及时吸唾。冲洗完后，将三用枪移至口外，继续吸唾至吸尽口内冲洗液和唾液，然后将三用枪和吸唾管归位（视频KQ-2-26冲洗酸蚀剂）。

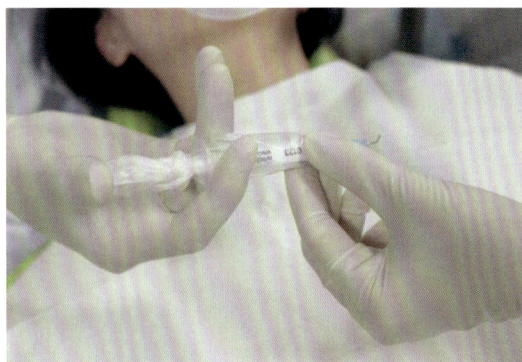

图 2-137　传递酸蚀剂

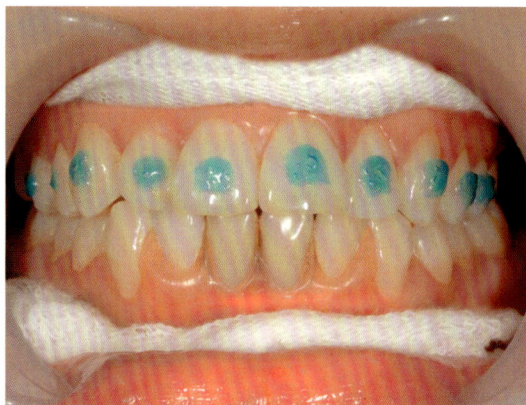

图 2-138　酸蚀牙面

视频 KQ-2-26 冲洗酸蚀剂

5. 更换隔湿纱球并吹干牙面

（1）护士取镊子传递给医师，置弯盘于传递区，医师用镊子取出棉卷条和口内纱球，放入弯盘中，护士将弯盘收回（图 2-139）。

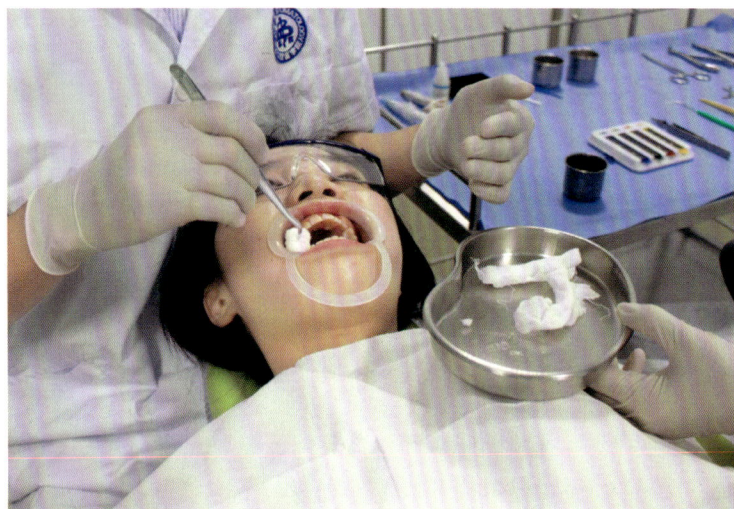

图 2-139　取出棉卷条和纱球

（2）护士传递装有纱球的治疗杯，医师再次放置隔湿纱球在两侧腮腺导管开口处和舌下腺导管开口处。

（3）收回镊子。取三用枪，吹干牙面（酸蚀后吹干的牙面呈白垩色）（图 2-140，视频 KQ-2-27 吹干牙面）。

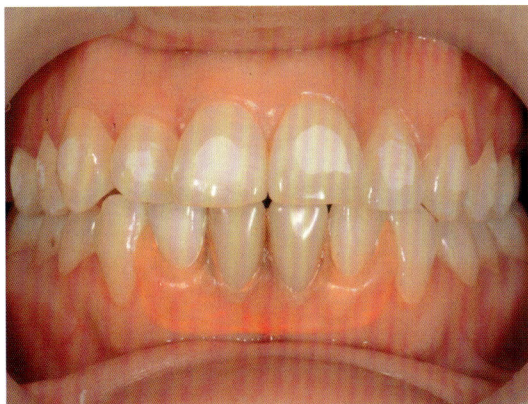

图 2-140　酸蚀后的牙面

视频 KQ-2-27 吹干牙面

（七）粘接托槽

1. 牙面涂粘接液剂

（1）取小棉棒传递给医师,将装有粘接液剂的液剂盘置于方便医师操作的区域（图 2-141 ）。

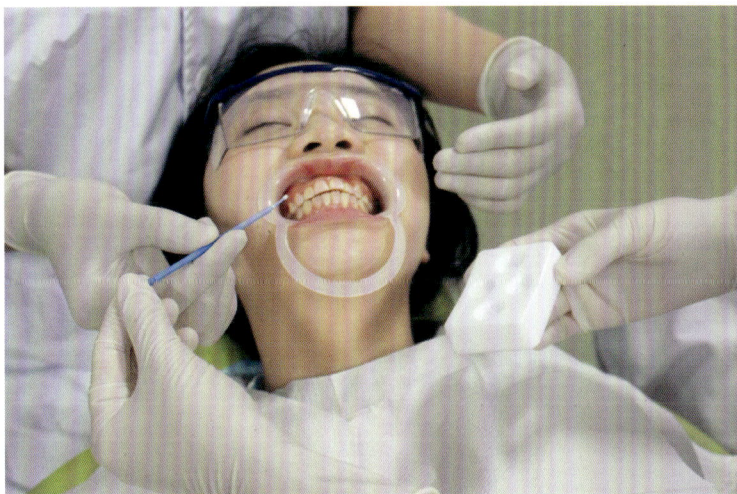

图 2-141　传递粘接液剂和小棉棒

（2）医师用小棉棒蘸取粘接液剂,依次涂抹在牙面上。

（3）涂抹完毕后,护士收回小棉棒,将粘接液剂的液剂盘放回治疗车。

2. 托槽底板上涂粘接液剂和粘接糊剂

（1）护士左手用托槽专用镊夹取托槽,右手用小棉棒在托槽底板上均匀地涂抹一薄层粘接液剂（图 2-142 ）,把涂好粘接液剂的托槽连同镊子传递给医师（图 2-143,视频 KQ-2-28 托槽底板上涂粘接液剂 ）。

（2）用小调拌刀取适量粘接糊剂,置于托槽底板上（图 2-144 ）。

（3）用纱球擦净小调拌刀上的粘接剂备用。

3. 安置托槽

（1）医师将托槽贴在病人牙面粘接位置上,并稍加压 5~10 秒（图 2-145 ）。

（2）护士收回医师手中托槽专用镊,传递托槽定位尺给医师,待医师用定位尺测量调整托槽位置后（图 2-146）,收回托槽定位尺（视频 KQ-2-29 检查托槽位置）。

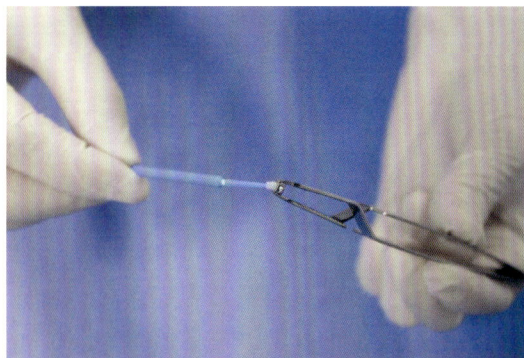

图 2-142 托槽底板上涂粘接液剂

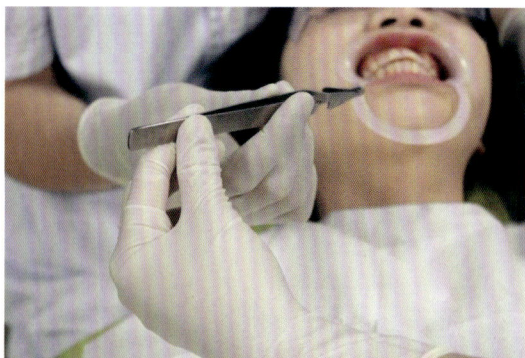

图 2-143 传递托槽专用镊

视频 KQ-2-28 托槽底板上涂粘接液剂

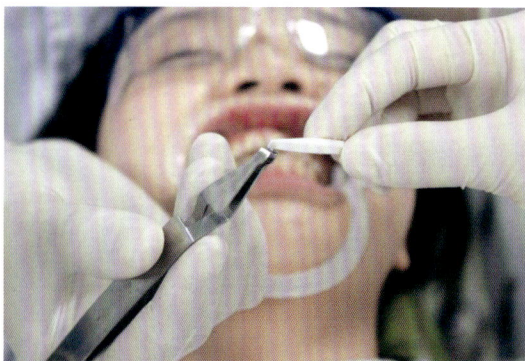

图 2-144 托槽底板上涂粘接糊剂

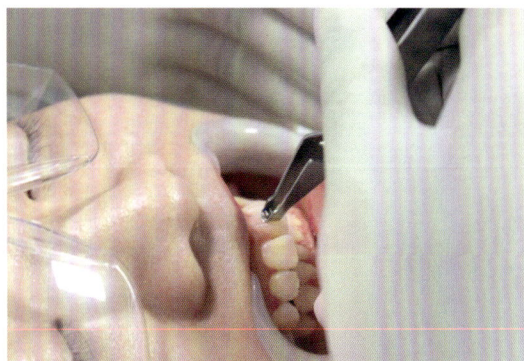

图 2-145 放置托槽于牙面上

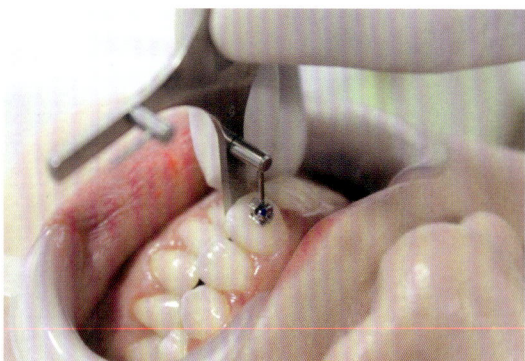

图 2-146 用托槽定位尺测量托槽位置

视频 KQ-2-29 检查托槽位置

（3）护士左手取探针,右手用镊子夹取纱球,传递探针和纱球给医师(图 2-147)。医师用探针去除托槽周围溢出的粘接剂,在纱球上擦拭干净探针。

（4）同法粘接其他牙位托槽,粘接完毕,护士取弯盘至传递区,收回探针和纱球(图 2-148)。

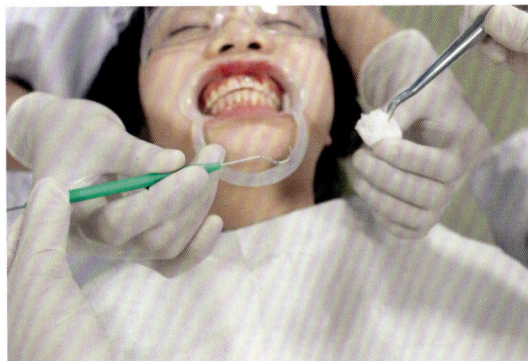

图 2-147　传递探针和纱球

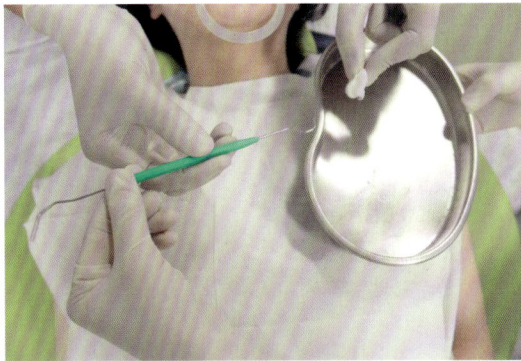

图 2-148　收回探针和纱球

4. 粘接剂固化并取出隔湿纱球

（1）护士告知病人托槽粘接完毕,等待粘接剂固化一般需要 3~5 分钟。

（2）护士左手将镊子传递给医师,右手取弯盘置于方便医师传递区域,医师用镊子取出隔湿纱球,放于弯盘中(图 2-149)。

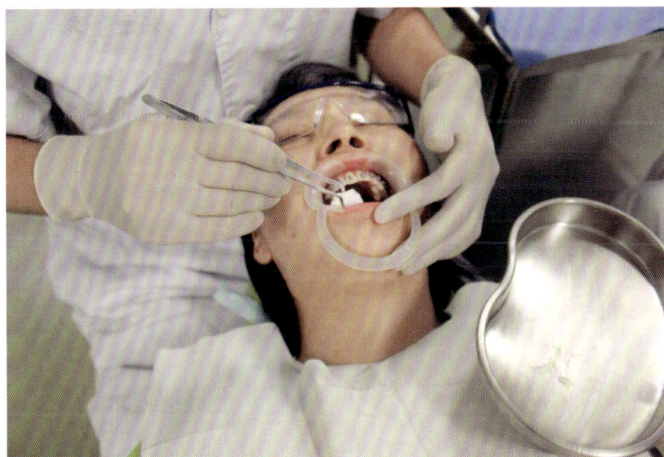

图 2-149　取出隔湿纱球

（3）护士收回镊子,医师取下开口器放入弯盘中。护士将镊子和弯盘放回治疗车。

（4）护士取吸唾器吸尽病人口腔内唾液,将吸唾器归位。

（八）安置弓丝

（1）护士左手取弓丝、右手取口镜传递给医师(图 2-150),医师将弓丝放置于托槽槽沟内(视频 KQ-2-30 放置弓丝于托槽槽沟内)。

（2）取持针钳传递给医师(图 2-151),医师用持针钳将弓丝末端插入颊面管内,检查弓丝末端长短和位置,护士收回持针钳(视频 KQ-2-31 弓丝末端插入颊面管内)。

（3）护士左手取末端切断钳传递给医师（图 2-152），右手持弯盘置于方便医师操作的区域。医师切断两侧多余弓丝，切下的弓丝放入弯盘内。护士收回末端切断钳和弯盘（视频 KQ-2-32 切断两侧多余弓丝）。

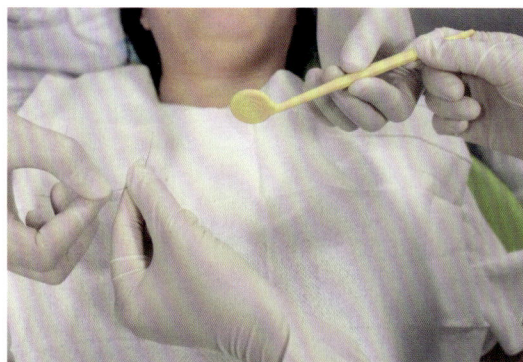

图 2-150　传递弓丝和口镜

视频 KQ-2-30 放置弓丝于托槽槽沟内

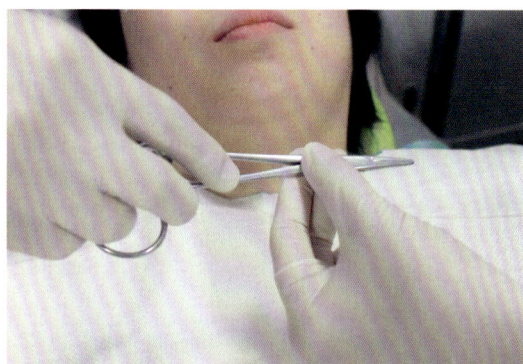

图 2-151　传递持针钳

视频 KQ-2-31 弓丝末端插入颊面管内

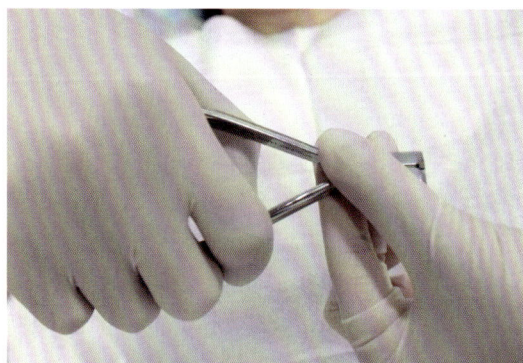

图 2-152　传递末端切断钳

视频 KQ-2-32 切断两侧多余弓丝

（4）护士取末端回弯钳传递给医师，医师回弯两侧弓丝末端后，护士收回末端回弯钳。
（5）传递持针钳给医师，医师关闭托槽锁片，收回持针钳和口镜。

（6）嘱病人活动口唇和舌体,医师也可轻揉病人颊部(图 2-153),让病人感觉有无弓丝扎刺口腔黏膜(视频 KQ-2-33 检查有无弓丝扎刺口腔黏膜)。

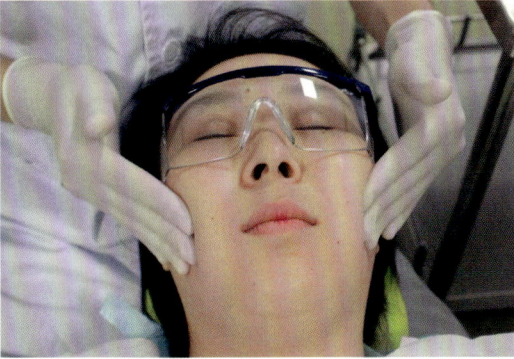

图 2-153　轻揉病人颊部

视频 KQ-2-33 检查有无弓丝扎刺口腔黏膜

（九）协助病人下椅位

1. 操作完毕,告知病人诊疗操作结束,调整椅位至半卧位,休息 1~2 分钟。

2. 取下防护眼罩,协助病人漱口,减轻口腔内粘接剂异味。

3. 取下治疗巾,护士取下手套,协助病人下椅位。

（十）整理用物

护士分类整理用物,消毒备用。

五、操作注意事项

1. 在隔湿过程中,选择大小约 2cm × 2cm × 1.5cm 的纱球,且放置在正确位置。

2. 吸唾及时有效,吸唾时避免吸唾管污染酸蚀吹干后的牙面。

3. 粘接液剂在托槽底板上涂抹应呈均匀的薄层。

4. 粘接糊剂应根据托槽底板大小而取不同用量。

5. 放置开口器前应润滑病人唇部。

6. 在酸蚀牙面操作时应放置棉卷条保护牙龈。

7. 在操作完成后应检查弓丝长度和位置,避免刺伤口腔黏膜。

六、质量要求

1. 牙面清洁无污染,严密隔湿。

2. 吸唾方法正确,不影响医师操作,不引起病人恶心呕吐等不适感。

3. 粘接剂取量适中,保证粘接效果,不影响医师操作。

4. 病人口腔黏膜组织无损伤。

5. 医师护士配合熟练。

（刘漫丽）

第五节　龋病牙体修复治疗的四手操作

一、简介

龋病牙体修复治疗的四手操作,是护士协助医师去除牙体龋坏组织,将窝洞制成一定洞形,并选用适宜的修复材料修复缺损部分以恢复牙体的形态和功能的一项操作技术。

二、操作目的

通过医师护士默契娴熟的四手操作去除牙体龋坏组织、预备洞形、酸蚀、粘接、充填、调磨、抛光,完成龋病治疗。

三、适用范围

该技术适用于各类龋洞的修复。

四、操作步骤

(一)操作前准备

1. 环境准备　诊室宽敞、整洁、自然光充足,保障修复体的颜色选择。

2. 用物准备

(1)一般用物:探针、镊子、口镜、治疗巾、口杯、吸唾管。

(2)常规用物:高低速手机、各型车针、橡皮障套装、去龋器械、充填器械、比色板、成型片、光敏氢氧化钙、果冻酸、小棉棒、粘接剂、流体树脂、树脂材料、抛光碟条、咬合纸、材料取用盒、光固化灯、纸巾、镜子。

(3)其他用物:手套、护目镜、面罩、纱球、棉签、75% 乙醇、1% 聚维酮碘(图 2-154)。

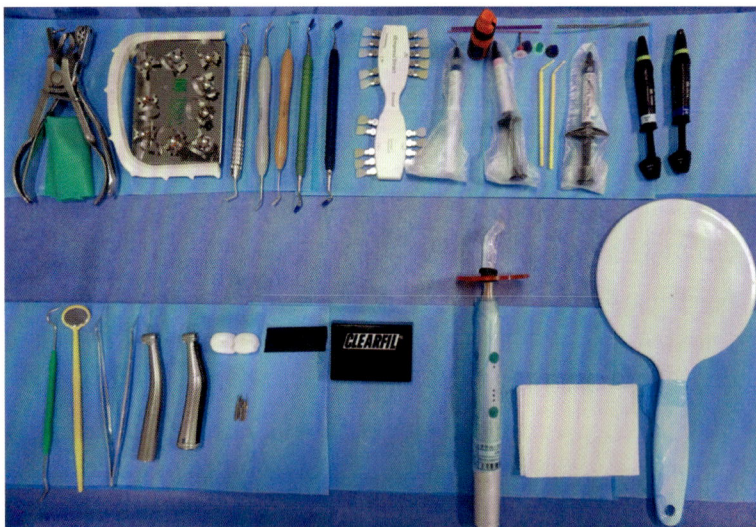

图 2-154　用物准备

3. 护士准备　医师护士着装规范,洗手,标准防护。

（二）护理评估

1. 环境评估　治疗区域的自然光是否便于病人对修复体颜色的选择。综合治疗台是否处于备用状态。

2. 病人评估

（1）评估病人的精神、身体状况及对本病治疗的期望值、合作情况。

（2）评估病人有无过敏史、心血管疾病史及进食情况。

（3）评估病人血压。

（三）病人准备

1. 协助病人上椅位,为其系上治疗巾。

2. 指导病人术前漱口,以减少口腔内的微生物,降低窝洞预备时产生的气溶胶对诊室空气的污染（视频 KQ-2-34 龋病牙体修复治疗前病人准备）。

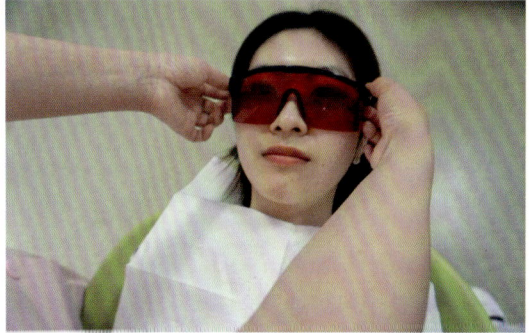

3. 将病人椅位调节至利于操作的舒适卧位,给病人佩戴好护目镜（图 2-155）。

视频 KQ-2-34 龋病牙体修复治疗前病人准备

图 2-155　病人佩戴护目镜

（四）医师、护士核查牙位

1. 医师、护士按治疗牙位所需的位置就座,护士将评估的相关信息与医师进行沟通,协助医师确定最优的治疗方案（图 2-156）。

2. 根据治疗牙位的不同,调节手术灯至最适宜操作视野照明的状态,传递探针、口镜给医师进行治疗牙位的核查,收回探针、口镜（视频 KQ-2-35 牙位核查）。

（五）色度选择

1. 护士移开治疗灯,取下护目镜,传递镜子给病人,准备比色板,协助医师在自然光线下根据邻牙的颜色选择颜色相近的复合树脂（图 2-157）。

2. 病人确认后收回镜子、比色板（视频 KQ-2-36 修复材料颜色选择）。

（六）安装橡皮障

1. 选择适合的橡皮障夹传递给医师试夹（图 2-158）。

2. 传递 1% 聚维酮碘棉签给医师进行术区消毒。

3. 传递局部麻醉药注射器给医师进行术区麻醉。

4. 护士准备橡皮障,并根据牙位打孔,安装面弓和橡皮障夹后传递给医师,同时传递橡皮障钳协助医师安装橡皮障（图 2-159,视频 KQ-2-37 安装橡皮障）。

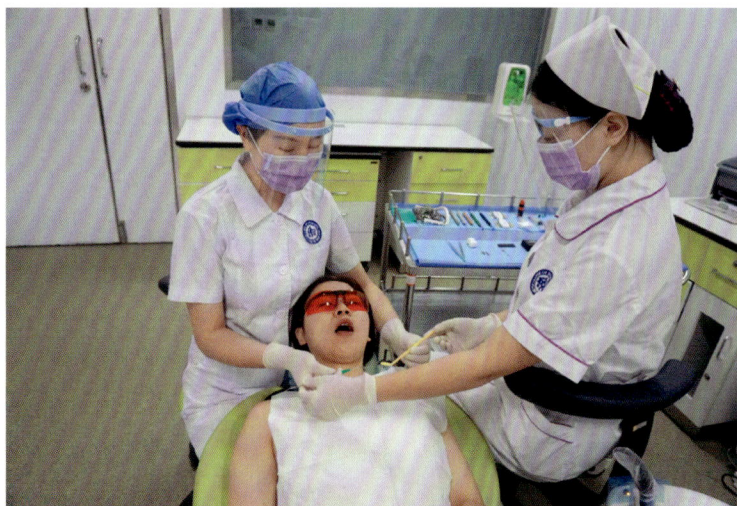

图 2-156 医师护士核查牙位

KQ-2-35

视频 KQ-2-35 牙位核查

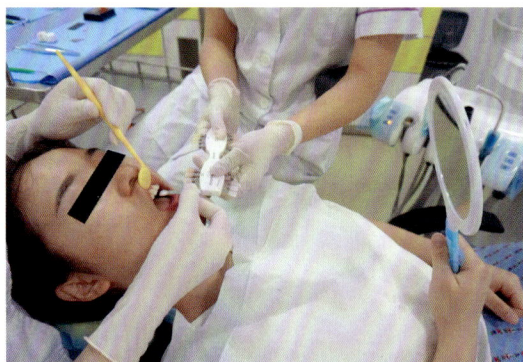

图 2-157 修复材料颜色的选择

KQ-2-36

视频 KQ-2-36 修复材料颜色选择

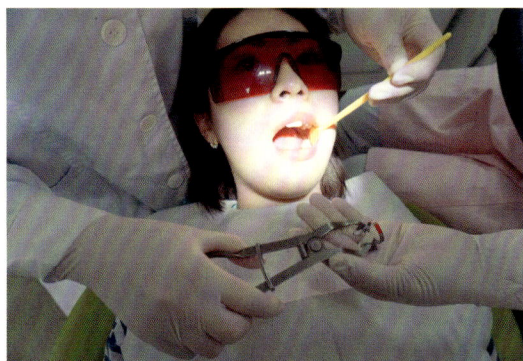

图 2-158 橡皮障夹试夹

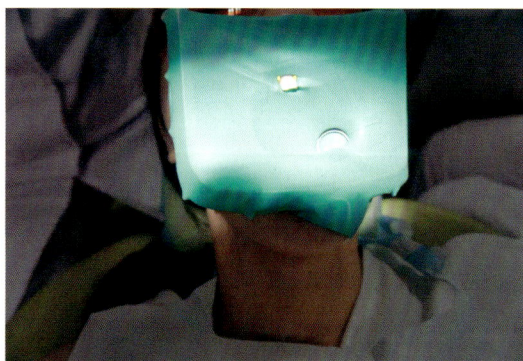

图 2-159 安装橡皮障

KQ-2-37

视频 KQ-2-37 安装橡皮障

（七）预备洞形

1. 传递口镜给医师，医师持高速手机进行窝洞预备，护士用吸唾器吸出水及残屑（图 2-160）。

2. 护士根据治疗需要为医师更换车针，并及时吸唾。

3. 对于深龋的患牙，为避免意外穿髓，护士应根据医师的要求传递手用去龋器械，医师去除窝洞的龋坏组织（视频 KQ-2-38 器械去龋）。

4. 护士持纱球协助医师擦拭去龋器械上的龋坏组织（视频 KQ-2-39 擦拭器械）。

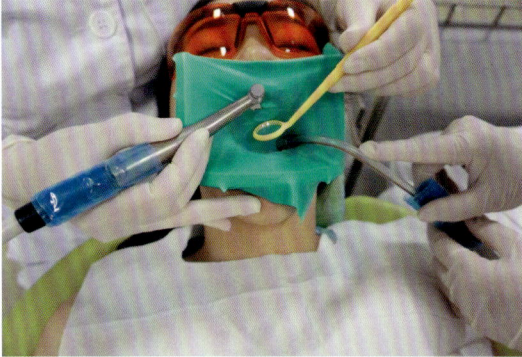

图 2-160　医师窝洞预备、护士吸唾

视频 KQ-2-38
器械去龋

视频 KQ-2-39
擦拭器械

5. 护士传递探针给医师，探查洞底龋坏组织是否去净（图 2-161），同时收回去龋器械。医师探查后，护士收回探针、口镜（视频 KQ-2-40 探查龋坏组织）。

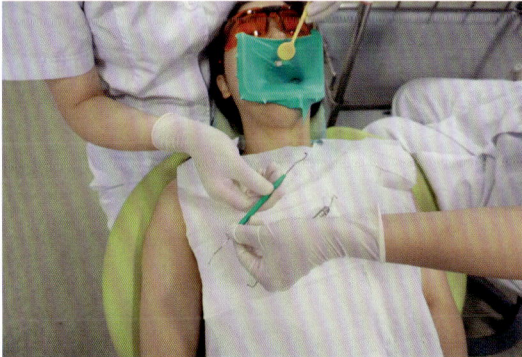

图 2-161　传递探针收回去龋器械

视频 KQ-2-40 探查龋坏组织

（八）放置成型片

护士将适合的成型片传递给医师置于两牙之间（图 2-162），医师安装成型片（视频 KQ-2-41 放置成型片）。

（九）酸蚀（如需要酸蚀窝洞）

1. 护士将酸蚀剂、口镜传递给医师（图 2-163），医师进行窝洞酸蚀，酸蚀后护士收回酸蚀剂（视频 KQ-2-42 酸蚀牙面）。

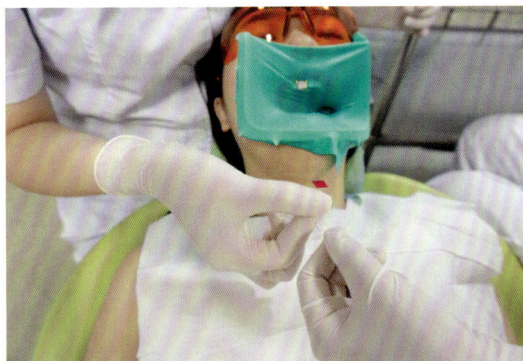

图 2-162　传递成型片

视频 KQ-2-41 放置成型片

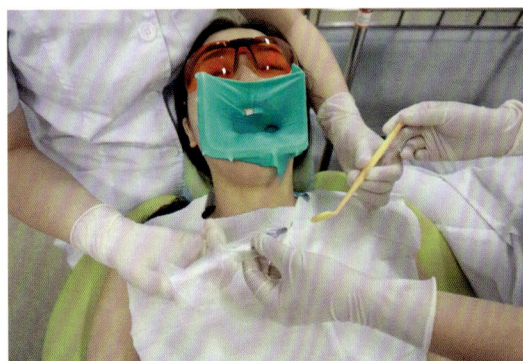

图 2-163　传递酸蚀剂

视频 KQ-2-42 酸蚀牙面

2. 待窝洞酸蚀 15 秒后,护士用三用枪洗净窝洞并吹干,同时用吸唾器吸走残余的酸蚀剂和冲洗水(图 2-164)。

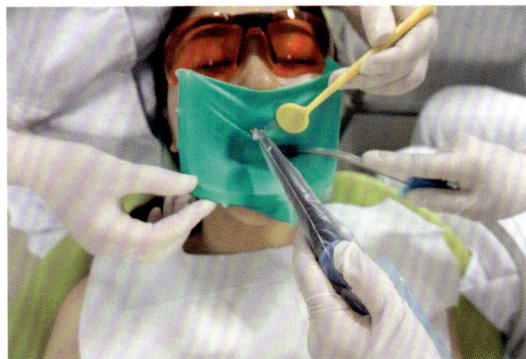

图 2-164　三用枪洗净窝洞

(十)粘接

1. 将蘸有粘接剂的小棉棒传递给医师,医师进行牙体粘接处理,涂布过程中,避免血液、唾液或者龈沟液的污染(图 2-165,视频 KQ-2-43 涂布粘接剂)。

2. 护士持三用枪轻吹窝洞。

3. 护士将光固化灯传递给医师,同时回收小棉棒,医师照射术区约 10 秒后护士收回光固化灯(视频 KQ-2-44 光照粘接剂)。

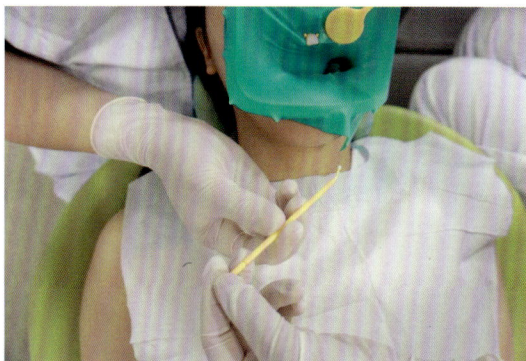

视频 KQ-2-43
涂布粘接剂

视频 KQ-2-44
光照粘接剂

图 2-165　传递粘接剂

(十一)窝洞充填

1. 护士传递充填器械和树脂材料给医师,医师进行窝洞充填(图 2-166)。

2. 护士持光固化灯传递给医师同时收回充填器械(视频 KQ-2-45 树脂充填)。

3. 医师照射术区 20 秒,照射完毕护士收回光固化灯和口镜(视频 KQ-2-46 树脂固化)。

4. 护士协助医师取下成型片、橡皮障。

视频 KQ-2-45 树脂充填　　视频 KQ-2-46 树脂固化

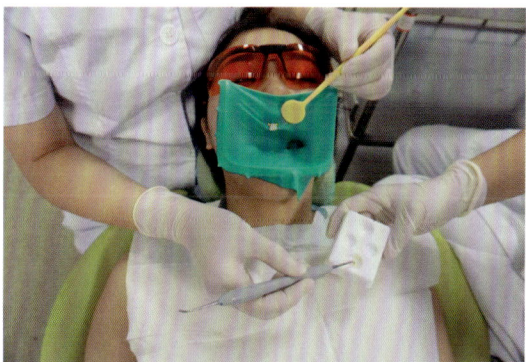

图 2-166　传递树脂材料

(十二)修整外形

1. 护士传递已安装好打磨车针的高速涡轮机和口镜给医师,进行牙体外形修整,并用吸唾器吸唾,保持术区视野清晰(视频 KQ-2-47 修整外形)。

2. 护士告知病人咬合纸的咬合方法后,将夹有咬合纸的镊子传递给医师(图 2-167),医师调整咬合后护士收回镊子和咬合纸(视频 KQ-2-48 传递咬合纸)。

3. 护士将安装好打磨车针的手机传递给医师进行调𬌗,右手持吸唾器吸唾,直至病人恢复咬合关系,无异物感(视频 KQ-2-49 传递打磨手机)。

视频 KQ-2-47 修整外形

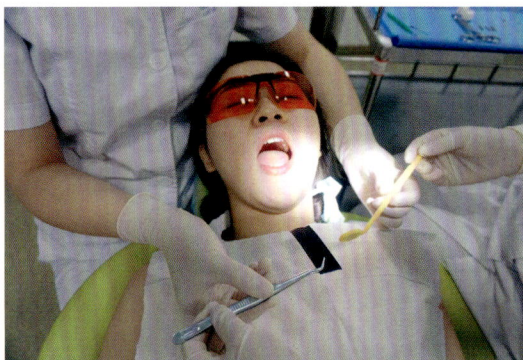

图 2-167   传递咬合纸

视频 KQ-2-48 传递咬合纸

视频 KQ-2-49 传递打磨手机

（十三）抛光

护士将安装好抛光车针的低速手机传递给医师进行牙面抛光（图 2-168），抛光完毕，护士持三用枪冲洗牙面，同时吸唾，吹干（视频 KQ-2-50 抛光）。

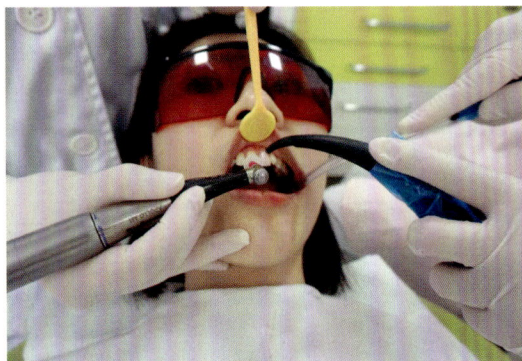

图 2-168   充填体抛光

视频 KQ-2-50 抛光

（十四）术后护理

1. 护士为病人取下护目镜，递面镜给病人，待病人确认满意后收回面镜。

2. 护士关闭并移开光源，调节椅位至坐位，指导病人漱口并传递纸巾给病人擦净口角，取下治疗巾。嘱病人休息 1~2 分钟，然后协助病人下椅位（视频 KQ-2-51 术后护理）。

视频 KQ-2-51 术后护理

（十五）处置用物

1. 医疗废物放入医疗废物桶内。

2. 治疗后的一次性锐器放入锐器盒。

3. 可重复使用的器械用多酶浸泡送消毒供应室消毒处理。

五、操作注意事项

1. 术前和病人进行有效沟通,对病人进行全面的术前评估,备齐用物。

2. 医师给病人进行局部麻醉时,护士应适当安慰和鼓励病人,并注意观察病人的面色、表情变化。

3. 护士传递、交换所需器械时,注意握持器械的部位及方法,交换时应平行进行,禁止在病人面部传递器械。在器械交换的过程中无污染、无碰撞,避免医师护士的损伤。

4. 护士吸唾时勿遮挡医师视线和口内器械,保持治疗区域视野清晰,避开病人咽喉敏感区。

六、质量要求

1. 病情评估准确全面。

2. 用物准备齐全。

3. 护理流程正确。

4. 医师、护士、病人的位置正确。

5. 器械的握持、传递、交换使用方法正确,医师护士配合默契。

6. 吸唾方法正确。

7. 用物处置规范。

8. 橡皮障夹型号选择准确,安装完好。

9. 操作中保护病人的眼部。

10. 树脂材料颜色选择符合病人的要求,和患牙的颜色相近。

11. 成型片选择准确,能充分隔离患牙,达到治疗的目的。

12. 操作中注意材料的避污,防止交叉感染。

（赵晓曦）

第六节　固定义齿修复基牙牙体预备的四手操作

一、简介

固定义齿修复是口腔修复治疗的一种方式,是利用缺牙间隙相邻两侧或一侧的天然牙或牙根作为基牙,通过其上的固位体将义齿粘固于天然牙上,从而达到修复病人牙列缺损的目的。又因其体积小、颜色逼真、病人不用自行取戴、咀嚼功能恢复较好等优点,故而在临床上使用日益增多。

二、操作目的

医师护士通过四手操作的配合,使用牙科器械,对基牙的颊舌面、邻面、𬌗面及颈缘等部位进行调磨、抛光,为制作修复体做准备。

三、适用范围

该技术适用于牙列缺损病人行固定义齿修复者。

四、操作步骤

（一）操作前准备

1. 环境准备　环境整洁、安全,口腔综合治疗台功能正常。

2. 用物准备

（1）一般用物准备:探针、镊子、口镜、治疗巾、口杯。

（2）特殊用物准备:麻醉注射器、高速手机、吸唾管、打磨车针、牙本质保护剂、治疗棒、光固化灯。

（3）其他用物准备:棉签、纱球、手套、护目镜、纱布、1%聚维酮碘、弯盘、面罩(图 2-169,视频 KQ-2-52 用物准备)。

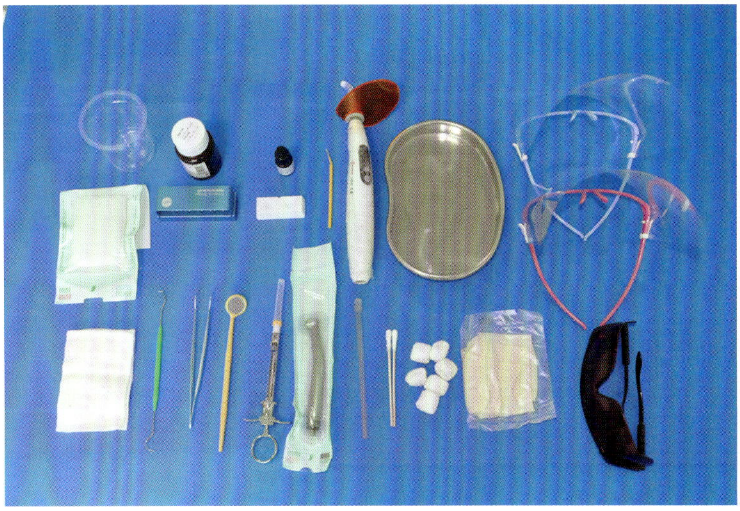

KQ-2-52

视频 KQ-2-52
用物准备

图 2-169　用物准备

3. 护士准备　着装规范,洗手,标准防护。

（二）护理评估

1. 环境评估　综合治疗台是否处于备用状态,治疗区域是否有障碍物,是否有造成病人跌倒等安全隐患。

2. 病人评估　病人是否有恐惧焦虑的情绪。须行局部麻醉的病人是否处于空腹状态,是否有药物过敏史。有高血压病史的病人测量并记录血压。必要时准备好急救物品。

3. 基牙核对　评估核对基牙的牙位,防止误判误读发生(图 2-170)。

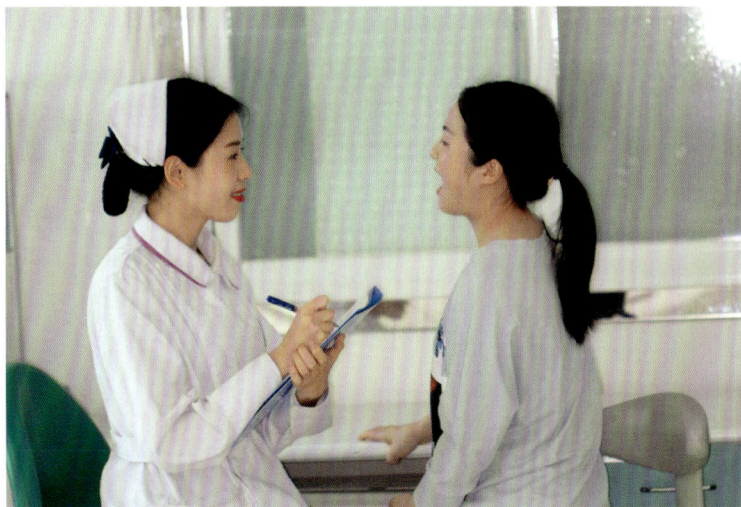

图 2-170 核对基牙的牙位

（三）病人准备

1. 协助病人上椅位，为其系上治疗巾。

2. 指导病人行术前漱口，以减少口腔内的病原微生物，降低牙体预备时产生的气溶胶对诊室空气的污染。对舌苔厚重、吸烟量较大的病人，可指导其采取鼓漱的方法漱口，以有效去除舌面附着物；对于刚完成牙周基础治疗牙龈有轻微炎症的病人，可指导其用漱口水进行含漱。

3. 给病人佩戴好护目镜。

（四）椅位、光源准备

将病人椅位调节至利于操作的舒适卧位（图 2-171）。根据治疗牙位的不同将手术灯调节至最适宜操作视野照明的状态（视频 KQ-2-53 病人卧于治疗位）。

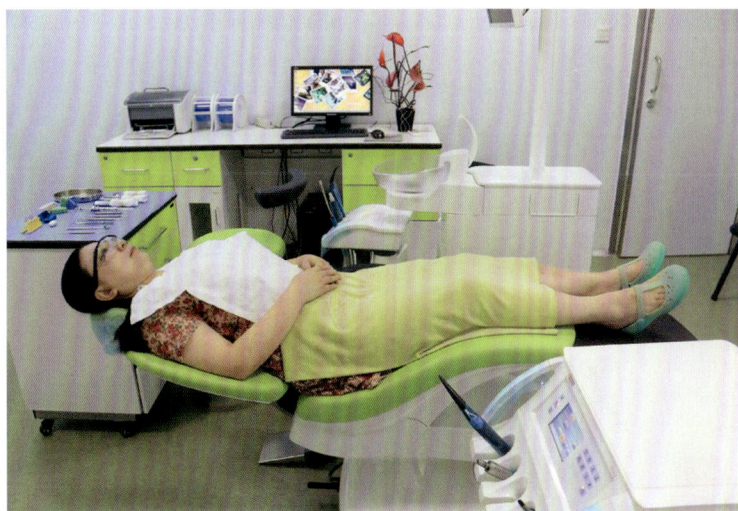

KQ-2-53

视频 KQ-2-53
病人卧于
治疗位

图 2-171 调节椅位至舒适卧位

（五）医师护士信息沟通

1. 医师护士分别坐于四手操作的时钟位。

2. 护士将评估的相关信息与医师进行沟通，协助医师确定最优的治疗方案。

3. 护士左手持探针一侧末端，右手持口镜非工作区末端同时传递给医师进行口腔检查（图 2-172，视频 KQ-2-54 传递探针口镜）。

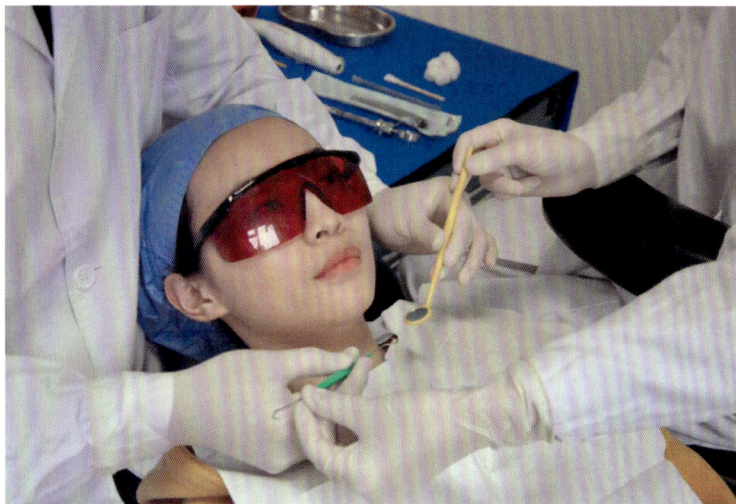

KQ-2-54

视频 KQ-2-54
传递探针口镜

图 2-172　传递探针和口镜

（六）牙体预备

1. 医师和护士检查确认牙位后（图 2-173），准备开始牙体预备。

2. 若基牙为活髓牙的病人，在牙体预备前须注射局部麻醉药物，注射前护士再次确认病人有无药物过敏史。

3. 护士传递 1% 聚维酮碘棉签给医师进行口腔黏膜消毒。

4. 用弯盘传递注射器（图 2-174），护士左手拇指和示指持针筒部位，右手轻触护住针帽，待医师接稳注射器后，左手固定注射器，右手拔出针帽协助医师进行麻醉（图 2-175）。

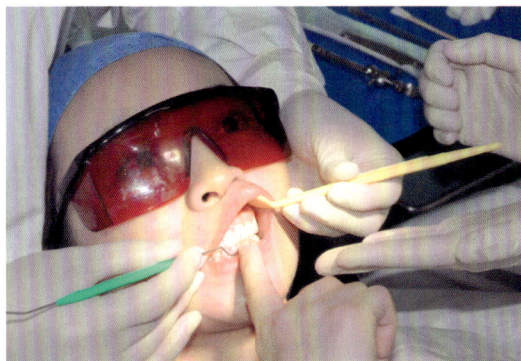

图 2-173　确认牙位

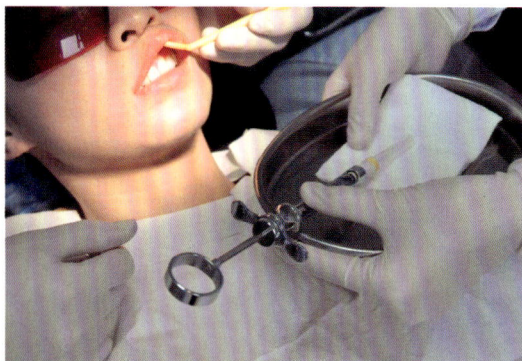

图 2-174　传递注射器

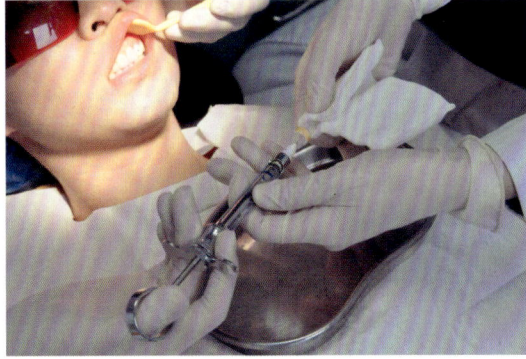

图 2-175　拔出针帽

5. 行局部麻醉过程中,护士要注意观察病人的面色、脉搏、情绪等情况。治疗过程中可以轻握病人左手,分散病人的注意力以缓解病人恐惧、紧张的不良情绪。

6. 护士用弯盘接过注射器后(图 2-176),传递探针给医师(图 2-177),待医师检查确认局部麻醉药起效后开始进行牙体预备(视频 KQ-2-55 收回注射器)。

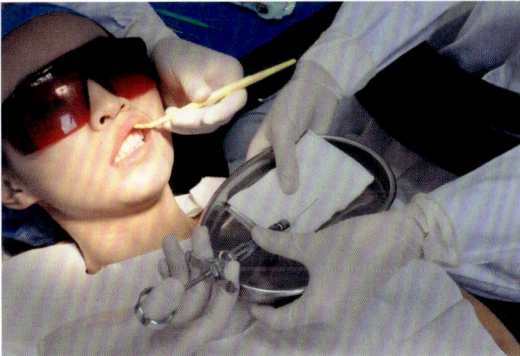

图 2-176　护士接过注射器

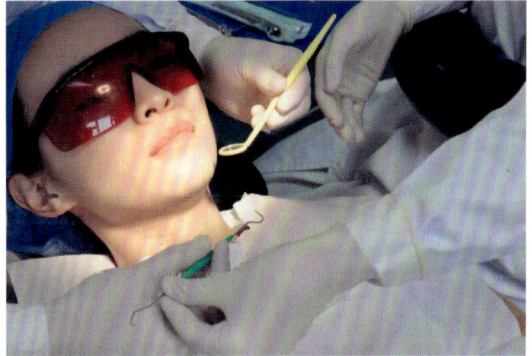

图 2-177　传递探针

视频 KQ-2-55 收回注射器

7. 用镊子夹持引导沟车针(图 2-178),将车针的工作端插于纱球中(图 2-179)。左手握住手机机头,右手将纱团中的车针安装于机头(图 2-180)。护士安装好引导沟车针,准备进行基牙唇面的磨除(视频 KQ-2-56 夹持引导沟车针)。

8. 车针安装完毕后,应上下提拉车针确认安装稳固,以防止涡轮机高速运转时车针飞落造成病人误吸误吞等意外伤害发生(图 2-181)。

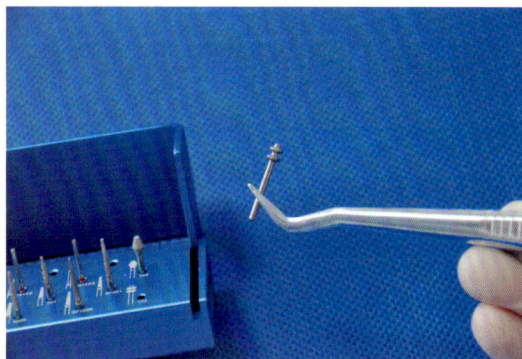

图 2-178   用镊子夹持引导沟车针

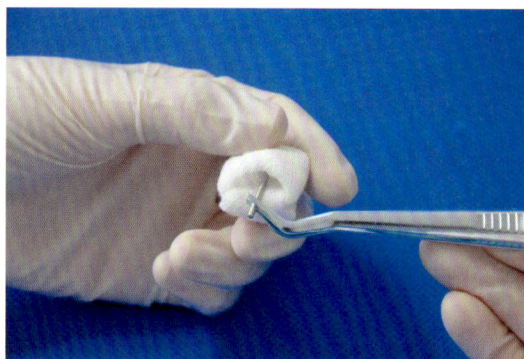

图 2-179   将车针的工作端插入纱球

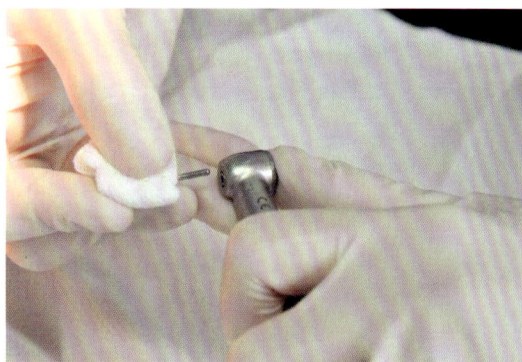

图 2-180   将车针安装于手机机头

视频 KQ-2-56 夹持引导沟车针

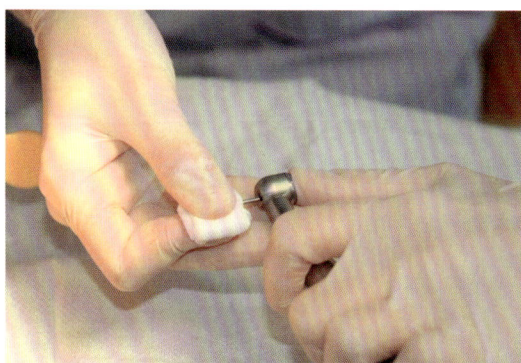

图 2-181   上下提拉车针

9. 医师切磨牙体组织时,护士协助医师暴露术区视野,及时吸出唾液、冷却液及残屑(图 2-182)。冲洗吹干医师使用的口镜镜面,以随时保持术野清晰,便于医师操作,提高工作效率(视频 KQ-2-57 吸唾)。

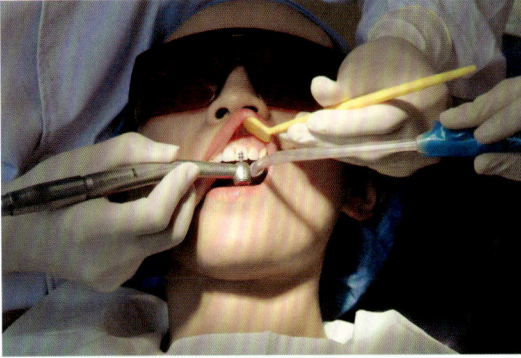

KQ-2-57

视频 KQ-2-57 吸唾

图 2-182　吸唾

10. 医师完成引导沟制备后,护士将引导沟车针更换为柱形车针(图 2-183)。

11. 护士将安装好柱形车针的机头传递给医师(图 2-184),医师进行基牙颊舌面牙体组织的磨除(视频 KQ-2-58 传递装有柱形车针的机头给医师)。

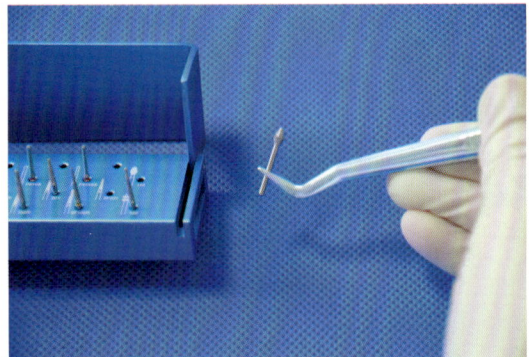

12. 完成基牙颊舌面牙体组织磨除后,护士将车针更换为火焰状车针(图 2-185)。

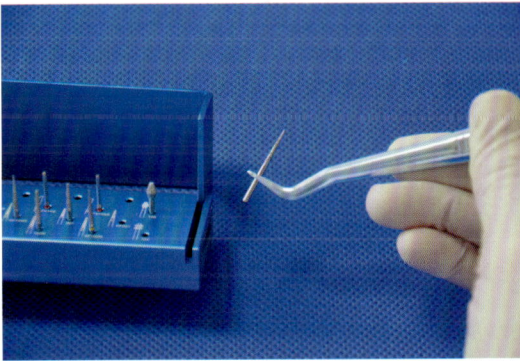

图 2-183　更换柱形车针

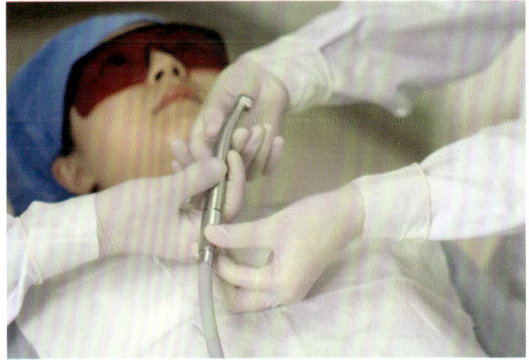

图 2-184　护士传递装有柱形车针的机头给医师

KQ-2-58

视频 KQ-2-58 传递装有柱形车针的机头给医师

图 2-185　更换火焰状车针

13. 将安装好火焰状车针的机头传递给医师(图 2-186),医师进行基牙殆面牙体预备(视频 KQ-2-59 传递装有火焰状车针的机头)。

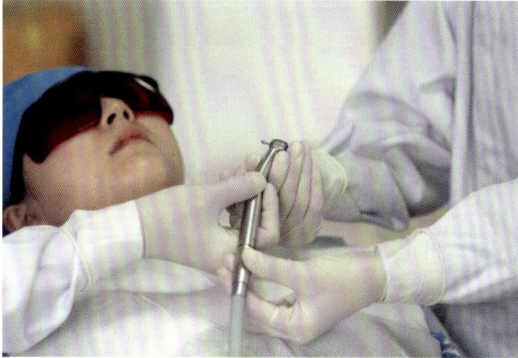

视频 KQ-2-59 传递装有火焰状车针的机头

图 2-186 传递装好火焰状车针的机头

14. 完成基牙殆面磨除后,护士将车针更换为肩台车针(图 2-187)。

15. 将安好肩台车针的机头传递给医师(图 2-188),医师进行基牙肩台的预备。

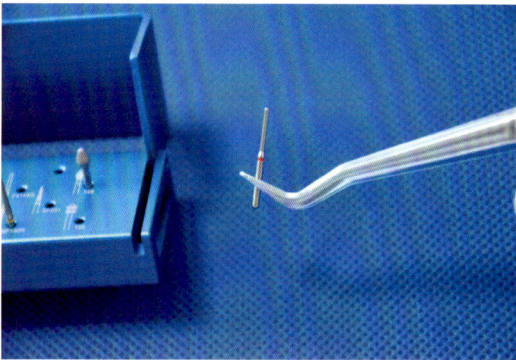

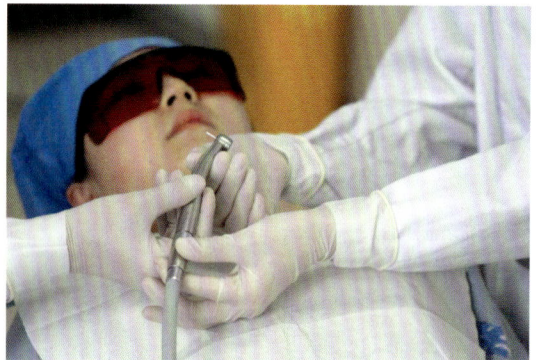

图 2-187 更换肩台车针

图 2-188 传递装好肩台车针的机头

16. 完成牙体组织初打磨后,护士将车针更换为抛光车针(图 2-189)。

17. 将装好抛光车针的机头传递给医师(图 2-190),医师完成基牙轴面、颈缘、殆面的抛光、精修(视频 KQ-2-60 传递装有抛光车针的机头)。

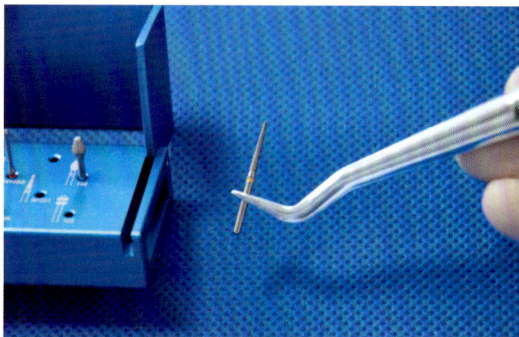

图 2-189 更换抛光车针

视频 KQ-2-60 传递装有抛光车针的机头

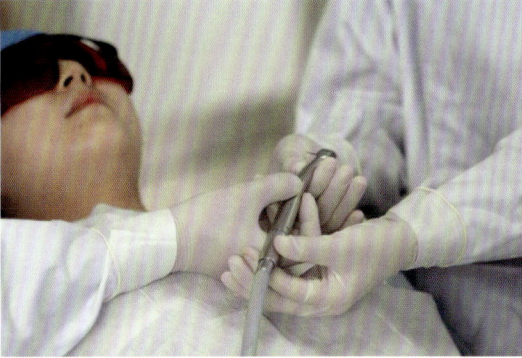

图 2-190　传递装好抛光车针的机头

18. 在操作过程中,护士应随时观察病人的反应并给予相应的指导和帮助。

（七）涂布牙本质保护剂

1. 牙体预备完成后,吹干基牙,护士准备好牙本质保护剂（图 2-191）。

2. 用治疗棒蘸取牙本质保护剂递给医师,医师将牙本质保护剂涂抹于基牙处（图 2-192）。

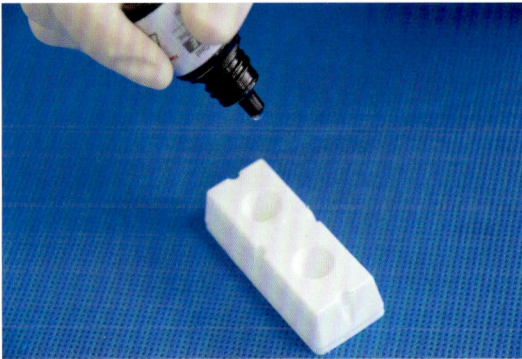

图 2-191　准备牙本质保护剂

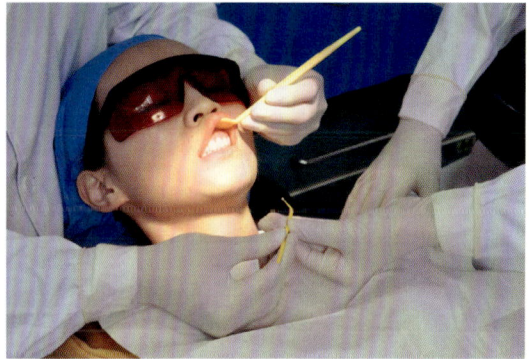

图 2-192　传递牙本质保护剂

3. 将光固化灯光固化时间调整至 20 秒后传递给医师,对基牙表面进行照射（图 2-193）,使牙本质保护剂在基牙表面形成一层隔离膜,以减轻后续治疗中对该牙的冷刺激,保护病人的牙髓组织,减少继发性牙髓炎的发生概率。

4. 照射完成后,护士接过光固化灯（图 2-194）,用镊子传递纱球给医师（图 2-195）,医师将纱球放入病人磨牙处,请病人轻轻咬住纱球,休息（视频 KQ-2-61 接光固化灯并传递纱球）。

（八）整理用物

调整治疗椅于坐位。分类收整用物,为后续治疗做好准备（图 2-196）。

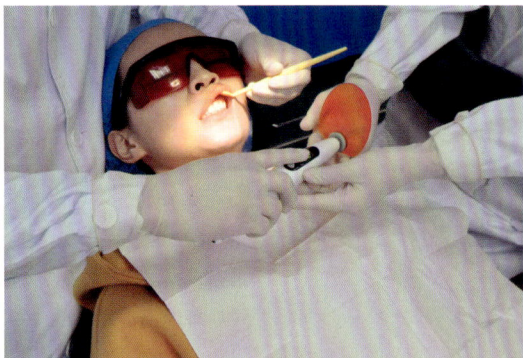

图 2-193 传递光固化灯

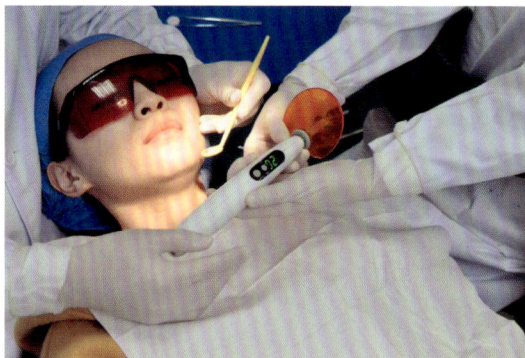

图 2-194 接过光固化灯

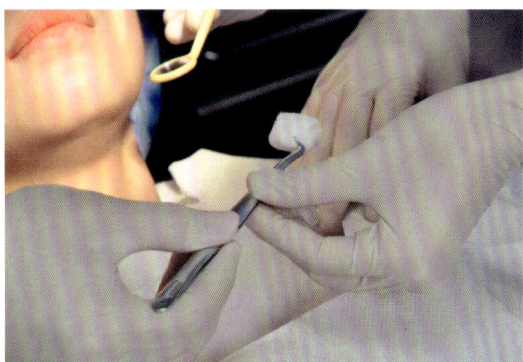

图 2-195 传递纱球

视频 KQ-2-61 接光固化灯并传递纱球

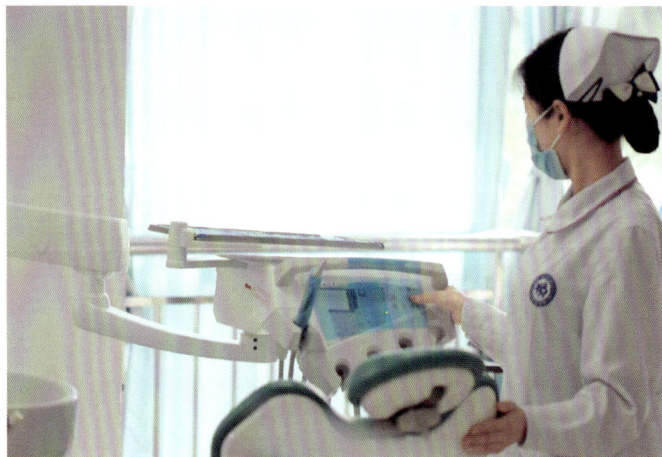

图 2-196 调整椅位

五、操作注意事项

1. 术前应与病人进行有效、充分的沟通,才能对病人做出完整、正确的术前评估。

2. 治疗过程中及时调整椅位和光源,关注病人的卧位是否舒适,使病人处于正确舒适的卧位而利于医师操作。

3. 要随时关注病人在治疗过程中的感受,观察病人的表情、面色和呼吸、脉搏的变化。医师给病人进行局部麻醉时,护士应给予适当的安慰和鼓励,缓解病人紧张、恐惧的心理状况。

4. 术后对病人进行针对性的健康指导,告知基牙是活髓牙的病人要避免该牙冷热刺激,告知病人保持口腔卫生以及按时复诊的重要性,使后续治疗得以顺利完成。

5. 吸唾时要注意吸唾管放置的位置,避免放置在病人舌根、腭顶等处,同时也要避免干扰医师的操作。

6. 掌握金刚砂车针的用途,根据术中需要和医师的习惯及时更换金刚砂车针,保证治疗过程流畅,缩短治疗时间。

7. 护士将金刚砂车针安装完毕后,应确认安装稳固,防止车针在涡轮机高速转动时意外飞落而造成病人损伤或误吸、误吞等意外发生。

六、质量要求

1. 基牙牙体预备的治疗流畅,配合有序。医师护士合作默契,器械传递交换过程中无碰撞、无污染。

2. 唾液、冷却液及残屑吸出及时,吸唾时病人无不适,保持术野清晰。

3. 护士掌握钻针的用途,适时熟练更换,病人无误吸误吞等意外发生。

（鲁　喆　文　静）

第三章　口腔专科护理操作

一、简介

口腔冲洗是用漱口液以一定冲击力冲洗口腔内各部位,进一步清除口内污物,继而增加口腔护理的效果。由于口腔颌面部疾病及手术部位的特殊性,手术后用棉球擦拭法保持口腔清洁的效果较差。本方法特别适用于口腔颌面外科手术后病人的口腔护理。

二、操作目的

口腔冲洗的目的是保持病人口腔清洁、湿润,预防口腔感染;去除病人口腔异味、食物或分泌物残留。

三、适用范围

口腔冲洗适用于以下情况。

1. 各种口腔内手术后能合作的清醒病人。

2. 颌面部外伤后张口受限病人。

3. 行组织瓣、皮瓣修复的病人。

4. 正颌或关节手术后颌间固定的病人。

四、操作步骤

（一）操作前准备

1. 环境准备　环境应宽敞明亮、光线充足或有足够的照明。

2. 用物准备

（1）治疗盘内准备:吸痰杯 1 个(内置无菌生理盐水),手套 1 只,吸痰管 1 根、压舌板 1 个、棉签 2 根。

（2）治疗盘外准备:冲洗用漱口液、冲洗器、电筒、液体石蜡(石蜡油)、弯盘、治疗巾、快速手消毒液(图 3-1)。输液架 1 个,负压吸引装置 1 套。

3. 护士准备　护士着装整洁、规范,洗手。

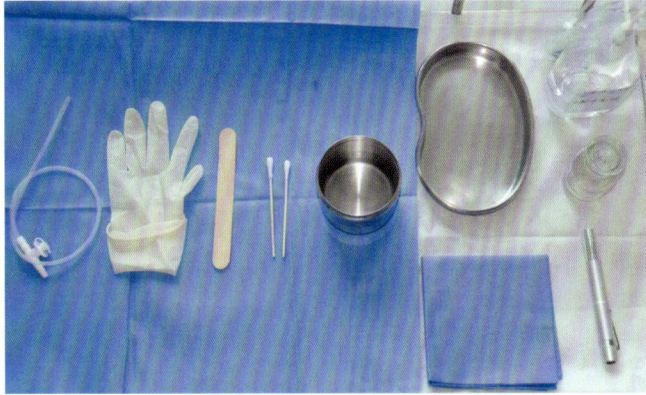

图 3-1 治疗盘内外物品

（二）护理评估

1. 环境评估　评估环境适合进行操作。

2. 病人评估

（1）身份识别：核对病人姓名、住院号等资料（图 3-2）。

（2）向病人解释操作目的、方法、注意事项，取得配合（图 3-3）。

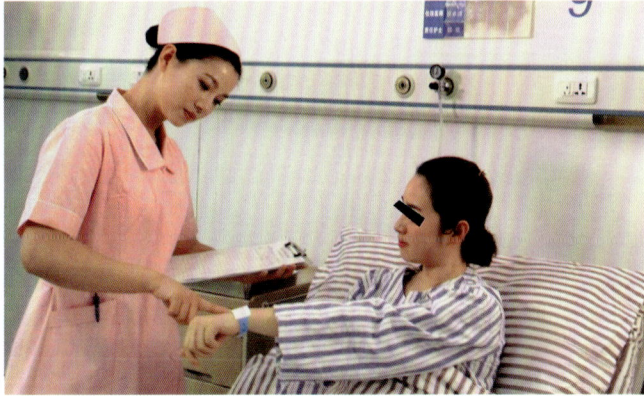

图 3-2 核对病人信息

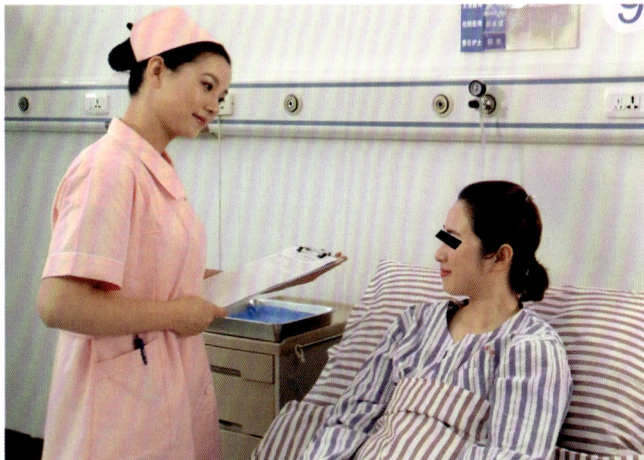

图 3-3 与病人充分沟通

（3）检查口腔黏膜情况、口内切口与组织瓣、皮瓣存活情况（图 3-4）。

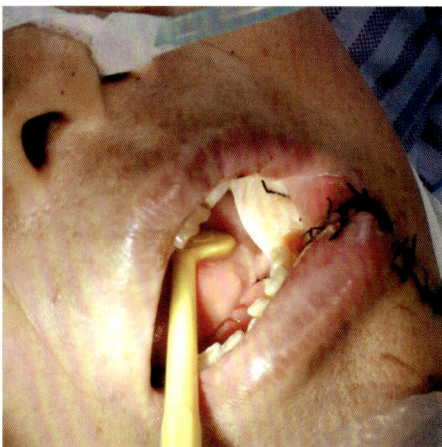

图 3-4 口腔内组织瓣、皮瓣修复的病人

（4）观察口腔内牙弓夹板、结扎丝有无脱落、断开移位以及口腔卫生状况（图 3-5，视频 KQ-3-1 评估病人及病人准备）。

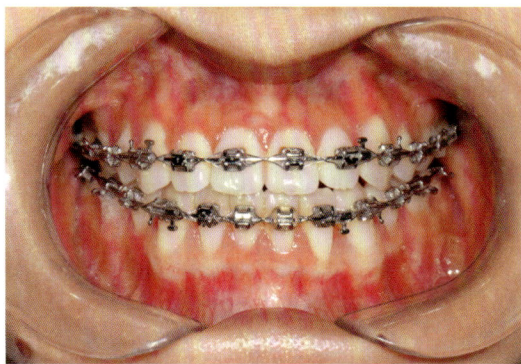

视频 KQ-3-1 评估病人及病人准备

图 3-5 颌间固定的病人

（三）操作

1. 携用物至病人床旁。

2. 向病人解释保持口腔清洁的重要性，以便病人能理解并主动配合。介绍口腔冲洗过程中注意事项以及配合要点，嘱病人不能吞咽冲洗液，以避免呛咳或误吸。

3. 检查负压吸引装置是否通畅，调节压力为 0.04~0.06MPa，以达到冲洗的最佳吸引力（图 3-6，视频 KQ-3-2 检查负压装置）。

4. 调整输液架位置，移床旁桌、床旁椅。

5. 抬高床头 30°，协助病人仰卧，头偏向护士一侧，以利于操作，避免病人呛咳（图 3-7）。

6. 消毒双手，戴口罩，移治疗盘于床旁桌上，打开治疗盘。

7. 取治疗巾围于病人下颌下，置弯盘于口角旁，以保护病人衣物不被浸湿（图 3-8）。

8. 口唇干燥者，用棉签蘸取生理盐水湿润病人口唇（图 3-9，视频 KQ-3-3 观察病人）。

KQ-3-2

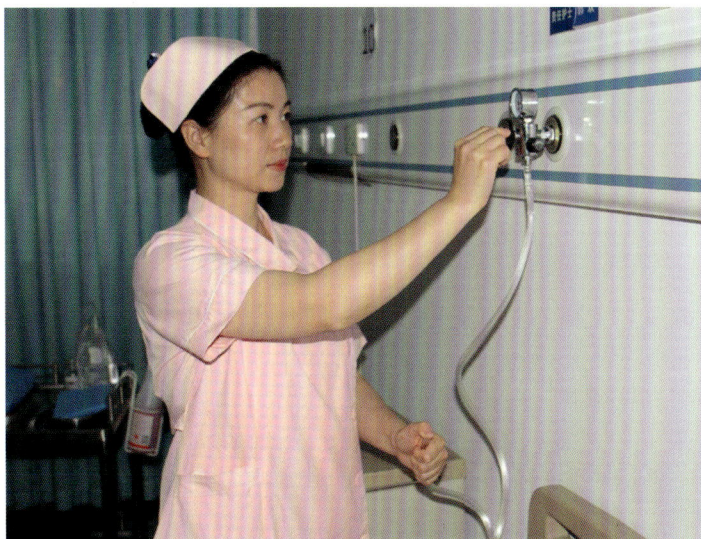

视频 KQ-3-2
检查负压装置

图 3-6 检查负压吸引装置

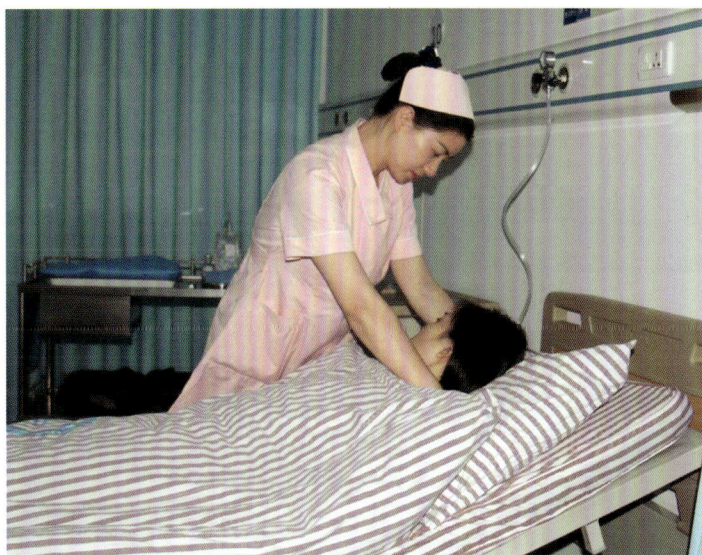

图 3-7 协助病人正确卧位

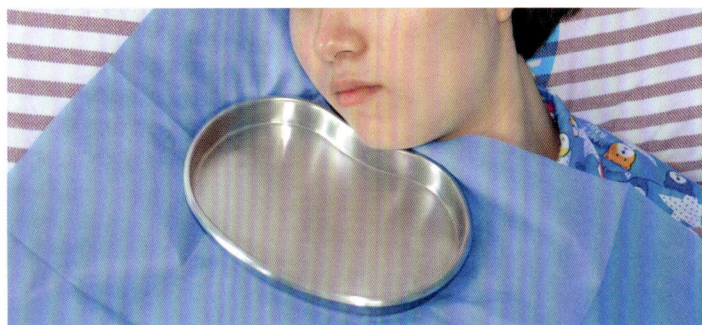

图 3-8 铺治疗巾放弯盘

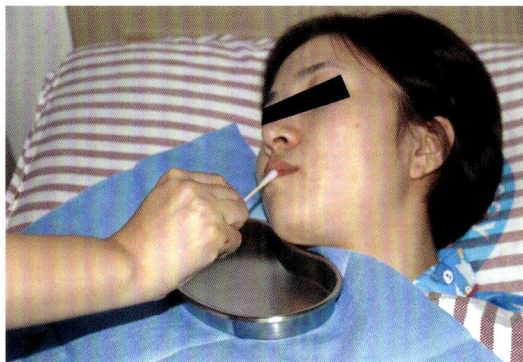

图 3-9　棉签湿润口唇

视频 KQ-3-3 观察病人

9. 用压舌板轻轻拉开病人口角,观察口腔卫生状况和黏膜情况(图 3-10)。

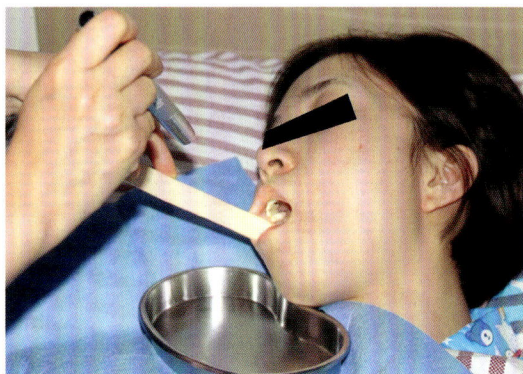

图 3-10　观察口腔

10. 挂漱口液瓶于输液架上,排气,关闭开关(图 3-11)。

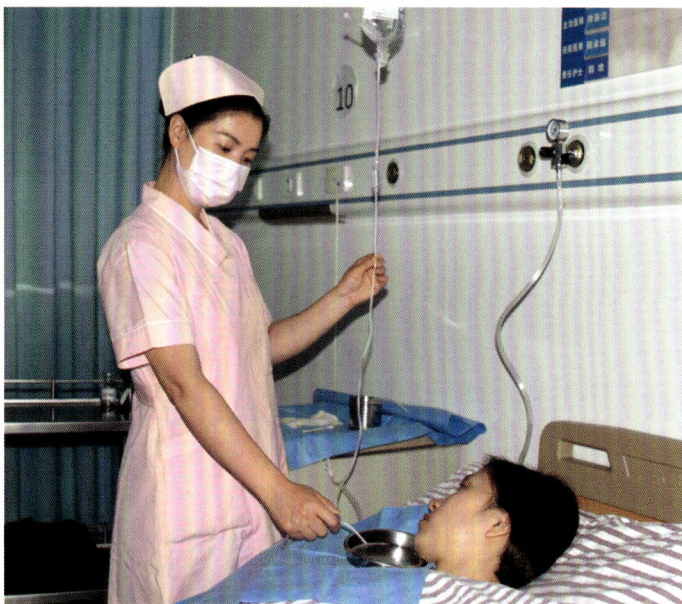

图 3-11　排气关闭开关

11. 左手戴上手套,并将吸痰管连接负压吸引装置,将吸痰管放入生理盐水中试吸,评估负压是否通畅。

12. 嘱病人张口,右手持冲洗管,将管出水端靠近口腔冲洗的部位,左手持吸痰管配合吸液,边冲边吸。在冲洗过程中应注意观察病人有无误吸呛咳现象。冲洗顺序与口腔护理方法相同(视频 KQ-3-4 口腔冲洗手法)。

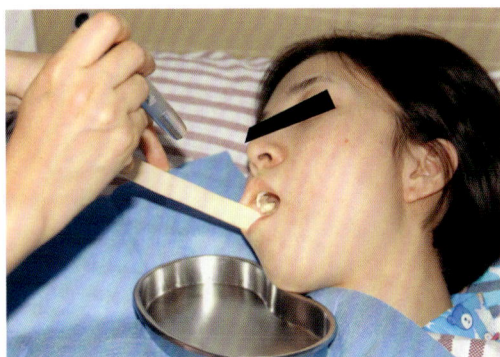

13. 冲洗完毕,取下吸痰管及手套,弃于医疗废物桶内,取下漱口液瓶放于治疗车下层。

14. 再次观察口腔清洁状况,评价口腔冲洗的效果(图 3-12)。

15. 评估病人口唇干燥情况,必要时用液体石蜡(石蜡油)轻轻涂在口唇上(图 3-13)。

视频 KQ-3-4
口腔冲洗手法

图 3-12　观察口腔清洁状况

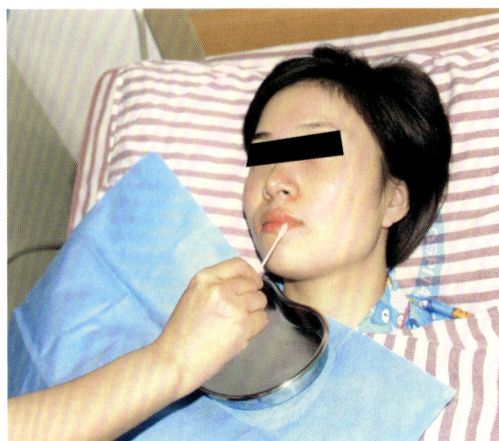

图 3-13　涂液体石蜡于口唇上

16. 撤去弯盘和治疗巾,撤去治疗盘。

17. 协助病人取舒适体位,整理床单元,便于病人休息(图 3-14)。

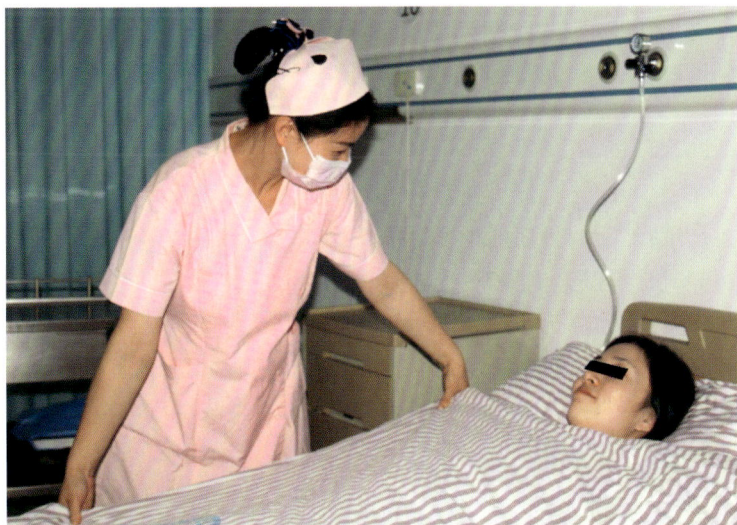

图 3-14　整理床单元

18. 移回床旁桌、床旁椅。

19. 洗手,取下口罩。

20. 做好记录。

21. 向病人讲解饮食知识,应进食无渣或少渣饮食,少量多餐,每次进食完毕后,应及时清洁口腔。

五、操作注意事项

1. 选择 35℃ 左右的漱口液,以免牙齿遇骤冷骤热的刺激,引起牙龈出血、牙髓痉挛疼痛,引起病人不适。

2. 根据冲洗部位调整冲洗力量。冲洗力量的大小可通过升降输液架高低或控制输液开关进行调节。每次冲洗冲洗液不能低于 250mL。

3. 冲洗出的污水或分泌物及时吸出,避免病人发生误吸。

4. 冲洗时,吸痰管尽量避免接触病人的咽喉部,以免引起恶心、呛咳。

5. 冲洗前后都应注意观察病人口腔黏膜和口内伤口情况。

6. 保持口腔外包扎敷料和病人衣服干燥,不被浸湿。

7. 操作过程中动作应轻柔,防止损伤口腔黏膜及牙龈。

六、质量要求

1. 口腔无异味,病人口腔清洁舒适。

2. 口内无食物残渣。

3. 冲洗时病人无恶心、呕吐、呛咳、误吸等现象。

4. 口腔内伤口无出血。

5. 口腔内结扎丝、托槽和𬌗板无脱落移位,咬合关系正常。

（毕小琴　熊茂婧）

第二节　负 压 引 流

一、简介

负压引流的护理操作是指在颌面外科手术后将放置于病人创腔内的引流管外接负压引流装置,保持持续的负压,以达到及时引流创腔内积血、积液的一项护理技术。

二、操作目的

维护负压引流通畅,避免创腔内淤血、积液,促进组织愈合;评估引流量、颜色、性状,判断创口有无出血与感染。

三、适用范围

负压引流适用于口腔颌面外科手术后留置负压引流装置的病人。

四、操作步骤

（一）操作前准备

1. 环境准备　环境应宽敞,方便操作。
2. 用物准备　治疗车上放铺好的治疗盘。

（1）治疗盘内准备:治疗巾 1 张、手套 2 双、棉签数根、弯盘 1 个。

（2）治疗盘外准备:安尔碘皮肤消毒剂 1 瓶、量杯 1 个（图 3-15）。

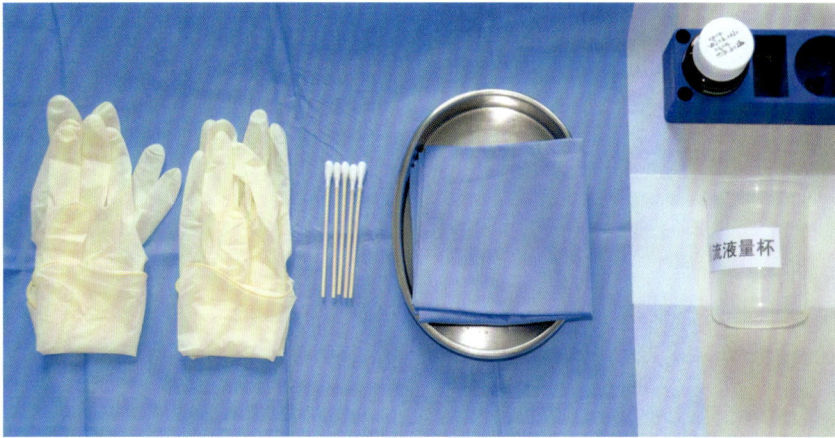

图 3-15　治疗盘内、外物品

3. 护士准备　护士着装整洁、规范,洗手。

（二）护理评估

1. 环境评估　评估环境安全,适合操作。
2. 病人评估　身份识别,核对病人姓名、住院号等信息。向病人解释操作的目的、方法、注意事项,取得病人的配合。评估引流管、引流球情况,引流管周围皮肤情况（图 3-16）。

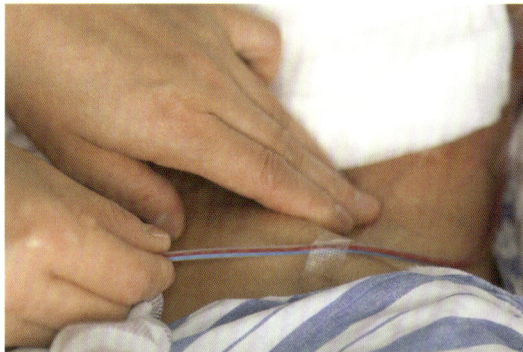

图 3-16　评估引流管和周围皮肤情况

（三）操作

1. 携用物至病人床旁。

2. 请病人陈述自己的名字，核对病人姓名、住院号等资料。身份识别：查看腕带（图3-17）。

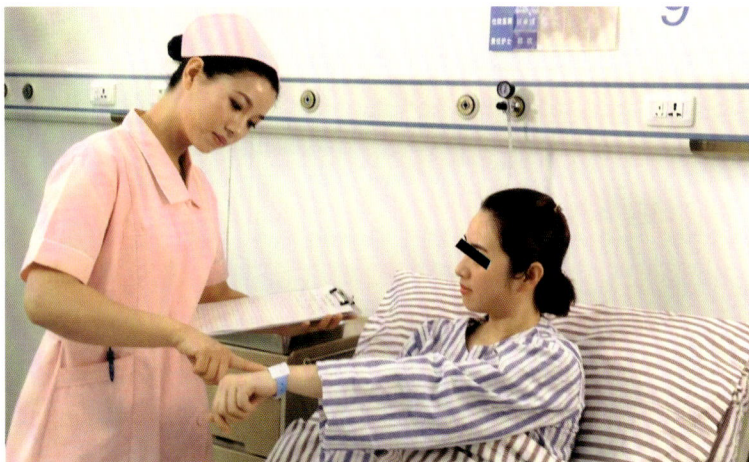

图 3-17 核对病人信息

3. 向病人解释操作的目的、方法、注意事项，取得病人的配合。

4. 移开床旁桌、床旁椅，协助病人卧于舒适半卧位（图3-18）。

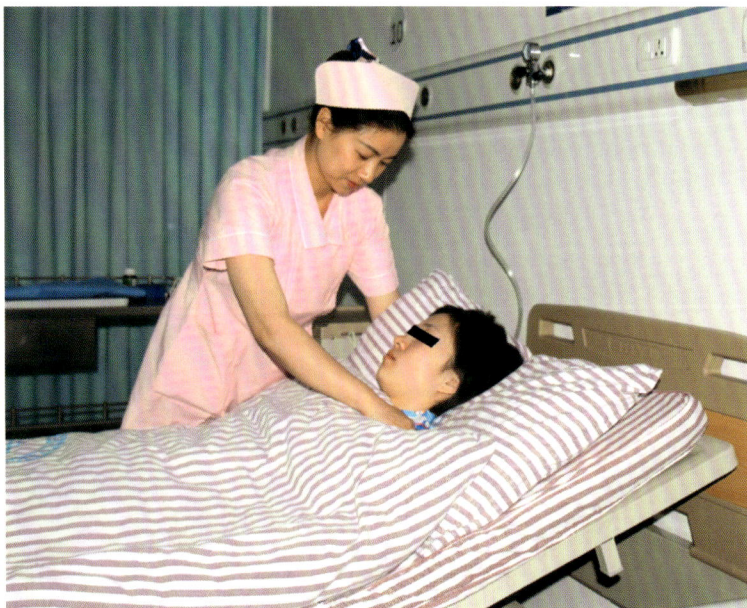

图 3-18 协助病人半卧位

5. 观察引流是否通畅，以及引流物的颜色、性状、量。

6. 用右手固定引流管，左手关闭开关（图3-19，视频KQ-3-5 引流管固定）。

视频 KQ-3-5
引流管固定

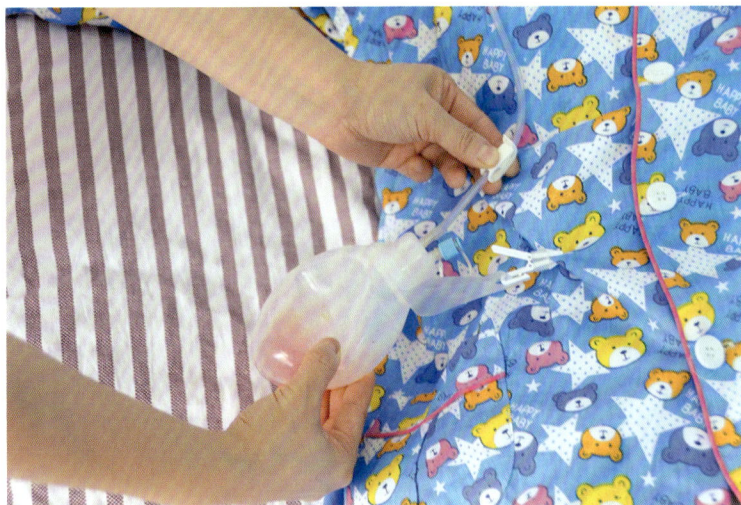

图 3-19　右手固定,左手关闭开关

7. 快速手消液洗手,打开治疗盘,在引流管与引流球连接处下方铺无菌治疗巾、放弯盘（图 3-20）。

8. 戴手套。

9. 取棉签蘸安尔碘消毒引流管接头处,分离引流球活塞,倾倒引流液于量杯中（图 3-21）。

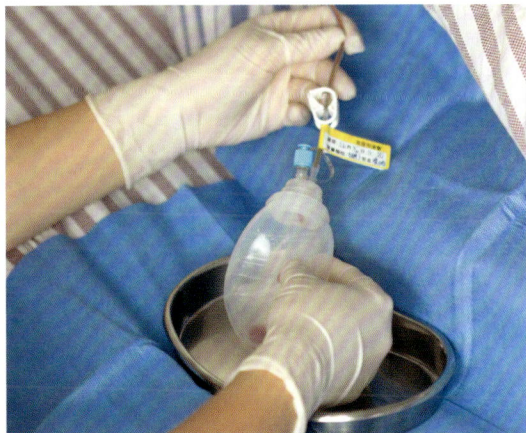

图 3-20　铺无菌治疗巾、放弯盘

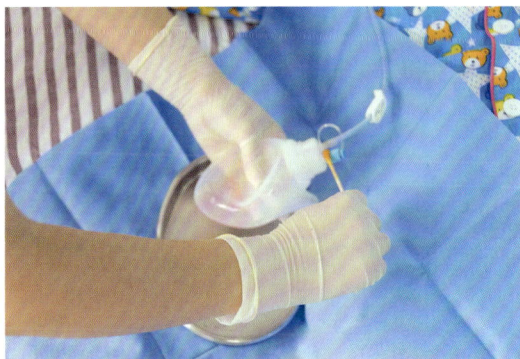

图 3-21　消毒引流管接头

10. 观察引流液的量、性状、颜色,放量杯于治疗车下层（图 3-22,视频 KQ-3-6 引流管消毒护理）。

11. 摘下手套。用快速手消液洗手,戴手套。

12. 再次消毒引流球活塞（图 3-23,视频 KQ-3-7 再次消毒）。

13. 挤压引流球至瘪陷状态形成负压,关闭活塞（图 3-24）。

14. 打开开关,观察引流是否通畅。固定引流球（图 3-25,视频 KQ-3-8 固定引流球）。

15. 去除治疗巾及弯盘,放回治疗盘内,放置治疗盘于治疗车下层。摘下手套。

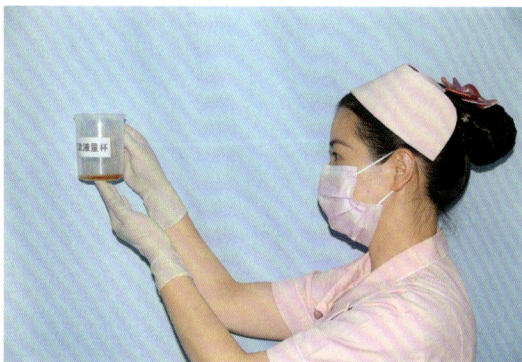

图 3-22 观察引流液的量、性状、颜色

视频 KQ-3-6 引流管消毒护理

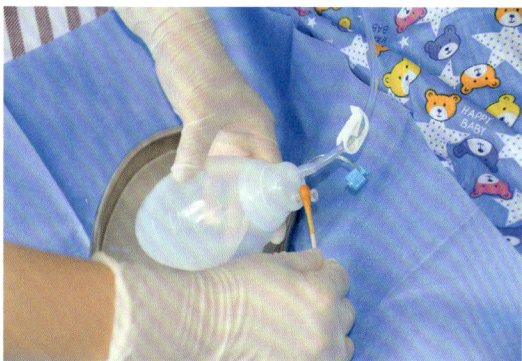

图 3-23 再次消毒引流球活塞

视频 KQ-3-7 再次消毒

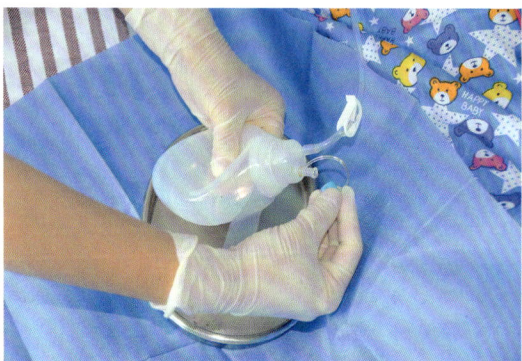

图 3-24 挤压引流球形成负压

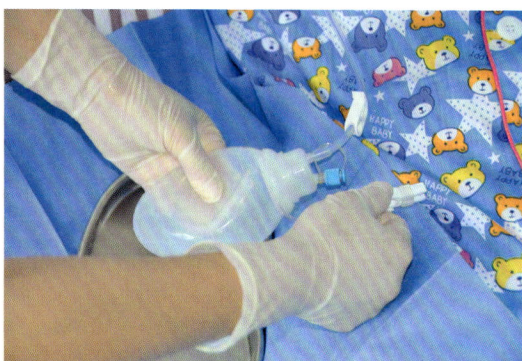

图 3-25 固定引流球

视频 KQ-3-8 固定引流球

16. 协助病人取舒适体位,整理床单位。移回床旁桌、床旁椅(视频 KQ-3-9 用物处置)。

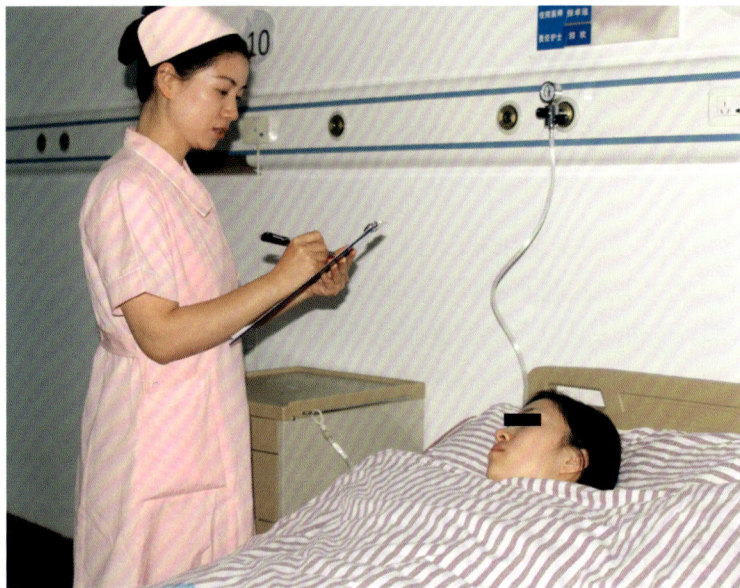

17. 快速手消液洗手,取下口罩。

18. 记录引流液的颜色、性质、引流量及病人反应(图 3-26)。

视频 KQ-3-9
用物处置

图 3-26 记录好引流情况

19. 告知病人注意事项。

(1)保持引流管单向、密闭、由高到低的引流,维护通畅状态,不可折叠。

(2)切勿随意调节开关。

(3)活动翻身时注意保护引流管,避免引流管脱落。

20. 整理用物。

五、操作注意事项

1. 操作前与病人有效沟通,取得合作。

2. 注意保护病人,避免受凉感冒。

3. 操作过程中注意观察病人有无不适反应。

4. 操作中严格遵守无菌操作规范,尤其在倾倒引流液时,注意避免污染。

5. 保持引流管的单向、闭式引流。

6. 挤压引流球至瘪陷状态形成负压时,注意引流球开口不要正对病人,以免引流液冲出。

7. 注意观察引流物的量、颜色、性状,并准确记录。

六、质量要求

1. 操作过程无污染。

2. 操作熟练,流程规范。

3. 操作中关爱病人,与病人充分沟通。

4. 操作中无引流物污染床铺、衣物等。

(毕小琴　熊茂婧)

第三节　口腔颌面外科张口受限病人的开口功能训练

一、简介

开口功能训练是指采用主动和被动开口锻炼方法,使张口受限病人颞下颌关节周围肌肉、韧带松解,肌力逐步恢复,防止术后关节腔粘连,但在开口功能训练过程中,护士应根据病人手术方式、术后恢复情况以及对健康教育知识的掌握和理解力等,选择合适的开口器、开始训练的时间和方法以及开口训练过程中的注意事项等,从而使病人能正确无误地掌握开口训练的方法,使关节功能恢复到最佳状态。

二、操作目的

通过主动和被动开口训练,使张口受限病人张口和咀嚼功能逐渐恢复至正常。

三、适用范围

开口功能训练适用于以下情况。

1. 颞下颌关节强直术后病人。

2. 髁突骨折术后病人。

3. 部分正颌手术后病人。

4. 其他原因所致的张口受限病人。

四、操作步骤

(一)操作前准备

1. 环境准备　环境宽敞、明亮、整洁、安全。

2. 用物准备(图 3-27)

(1)一般用物准备:绷带、透明胶布。

(2)特殊用物准备:不同类型的开口器,如竹制开口器、双侧开口器(图 3-28)或缠有纱布的不锈钢开口器。

3. 护士准备　洗手,戴口罩,着装规范。

(二)护理评估

1. 环境评估　椅子放置在宽敞明亮的地方,确定放置是否稳定,是否有可能导致病人跌倒的安全隐患存在。

2. 病人评估　采取两种及以上方法,核对病人的身份信息,确保病人信息正确无误。评估病人是否有焦虑、紧张情绪。必要时教会病人做深呼吸,学会放松方法。

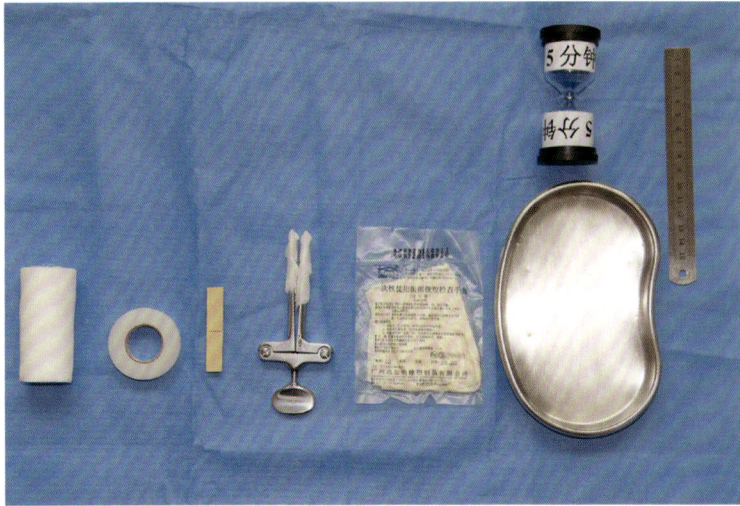

图 3-27 开口训练用物

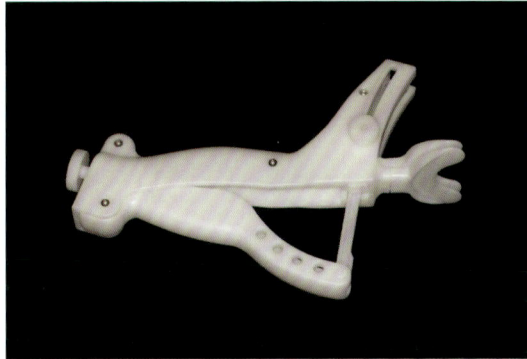

图 3-28 双侧开口器

3. 病情评估 了解病人张口受限原因、手术时间以及治疗经过;评估病人开口度大小、牙齿的情况、口腔黏膜的情况以及病人配合度等,根据病人具体情况,选择合适的开口器和训练方式,保证开口训练效果。

(三)操作

1. 护士携用物至病人旁,操作前做好病人的解释工作,介绍本次操作的目的、病人应做的准备、操作方法、操作中病人如何配合护士、注意事项、出现不适症状时如何处理等,取得病人的信任和合作。

2. 询问病人病情,了解病人开口度大小、张口受限原因、是否做过手术以及手术的方式和时间、牙齿的情况等,并针对病人的情况选择合适的开口器以及开口训练的方法,保证正确有效的训练。

3. 评估病人口腔卫生情况,告知病人漱口或刷牙的重要性,并指导病人学会正确的漱口和刷牙的方法(图 3-29),以减少口腔内的食物残渣,保证口腔清洁。

4. 协助病人取正确的训练体位,扶病人坐上椅子,双肩平正放松,上身自然挺直,双膝自然并拢,两臂自然弯曲放在膝上,臀部至少坐满椅子的 2/3,背部轻靠椅背(图 3-30)。

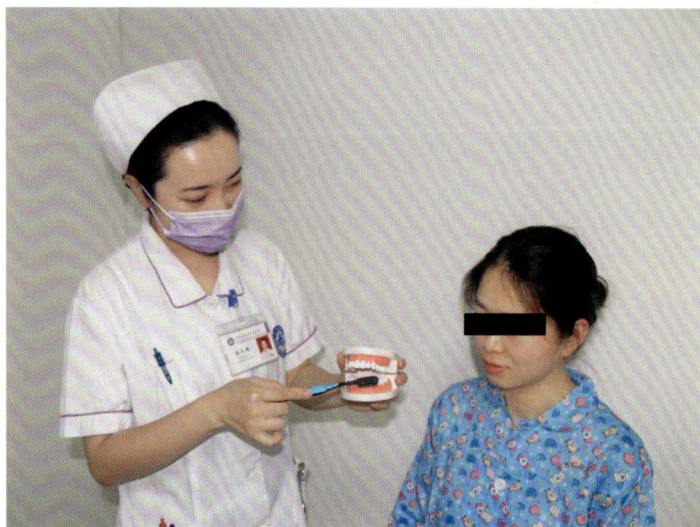

图 3-29 正确的刷牙方法

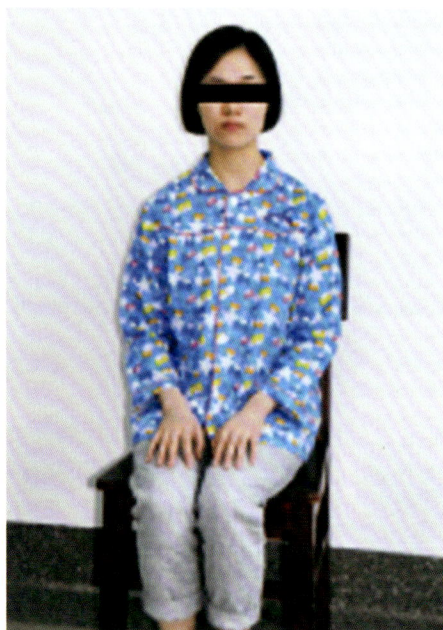

图 3-30 病人的正确体位

5. 护士洗手,打开治疗盘,戴手套。

(1)对于完全不能张口或者开口度不足以放进任何开口器的病人(图 3-31),采用手法开口训练方法,即用拇指和示指,交叉用力撑开上、下颌中切牙(图 3-32)。或用双手拇指放在病人上颌前磨牙区,示指放在下颌中切牙,使用手指的力量使下颌下降,协助开口,保持5 分钟左右,以便增强韧带和肌肉的伸展能力,增大颞下颌关节的活动范围。反复多次训练直到开口度达到 2mm 以上(图 3-33),改为竹制或双侧开口器训练(视频 KQ-3-10 手法开口训练方法)。

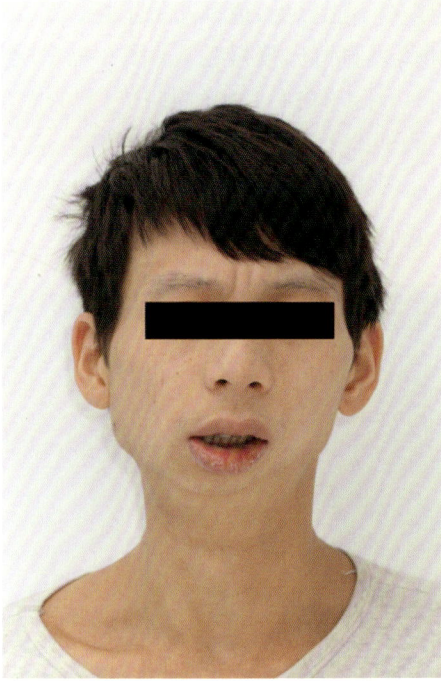

图 3-31　完全不能张口病人

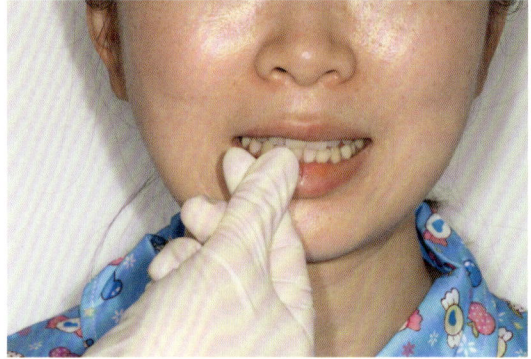

图 3-32　手法开口训练

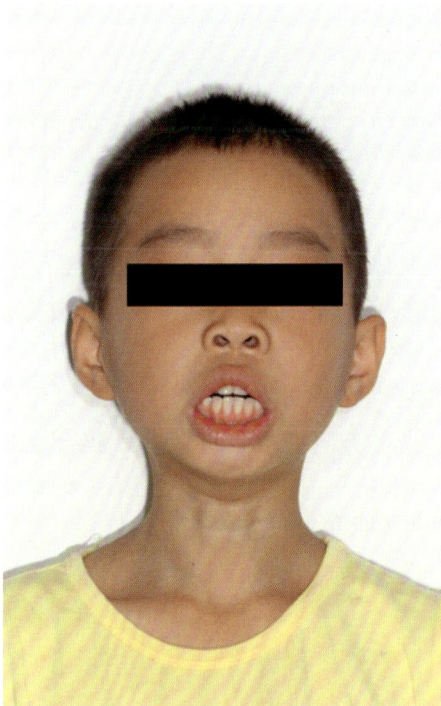

图 3-33　病人张口度达到 2mm 以上

视频 KQ-3-10 手法开口训练方法

（2）取竹制开口器,向病人讲解配合及注意事项,如不能忍受,请举左手示意。

（3）护士缓慢地将竹制开口器从病人一侧口角呈垂直方向慢慢放入（图 3-34A）,然后改为与口角呈平行方向放入上、下颌磨牙咬合面之间（图 3-34B）,利用竹制开口器的楔状外形,缓慢地插入,使病人口腔被动张开,直到病人的颞下颌关节能承受的最大程度,停止插入,开口训练时间保持在 5 分钟左右,以便让关节充分锻炼和张开。采取同样的方法进行另一侧开口训练（视频 KQ-3-11 竹制开口器训练方法）。

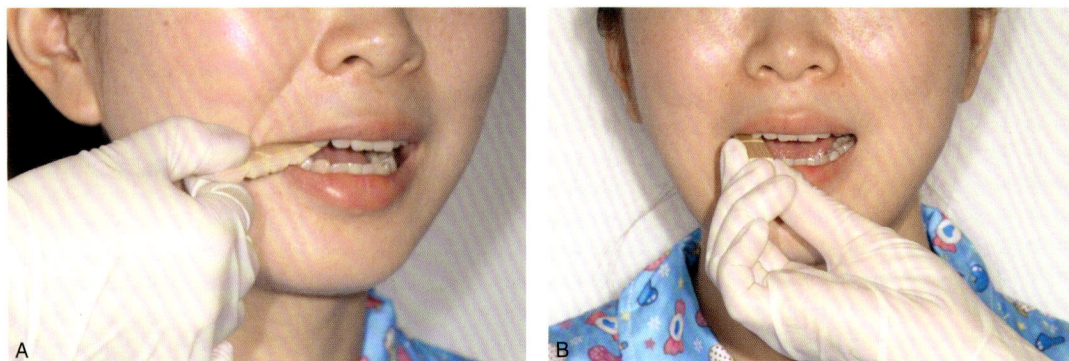

图 3-34　竹制开口器的放置
A. 从病人一侧口角垂直方向慢慢放入；B. 与病人口角平行方向放入。

视频 KQ-3-11 竹制开口器训练方法

（4）竹制开口器训练结束,取下手套,教会病人进行张闭口训练,活动关节,并用示指、中指、无名指三指并拢轻轻按摩双侧关节处,放松关节休息片刻。反复多次训练,直到病人开口度达到 1cm 以上（图 3-35）采用不锈钢开口器进行训练（视频 KQ-3-12 颞下颌关节按摩方法和部位）。

（5）护士洗手戴手套,取前端缠有清洁纱布的不锈钢开口器,从病人一侧口角呈垂直方向缓慢地放入（图 3-36A）,然后改为与口角呈平行方向放入上下颌磨牙咬合面之间（图 3-36B）,慢慢转动旋钮,使开口器缓慢张开,撑开病人上、下颌磨牙,直到病人的最大承受度时,停止转动,训练时间保持 5 分钟左右。达到训练时间后,缓慢地回转开口器旋钮,从病人口角处轻轻取出开口器。同法进行另一侧开口训练（视频 KQ-3-13 不锈钢开口器训练方法）。

（6）两侧训练完毕,取下开口器和手套,嘱病人进行开闭口活动关节,并用示指、中指、无名指三指并拢轻轻按摩双侧关节处（图 3-37）,按摩时间一般为 3~5 分钟。按摩结束,护士用直尺再次测量病人的开口度,观察有无改善。如此循环,交替训练,每天至少 3 次,每次持续 5~30 分钟（视频 KQ-3-14 训练与放松关节方法）。

（7）操作完毕,按照医院感染控制要求处理用物。

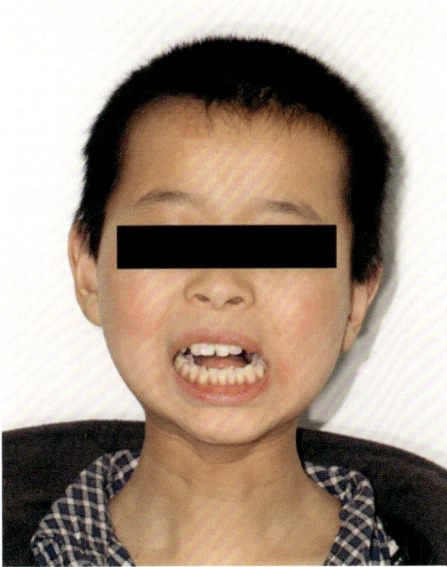

图 3-35　病人张口度达到 1cm 以上

视频 KQ-3-12 颞下颌关节按摩方法和部位

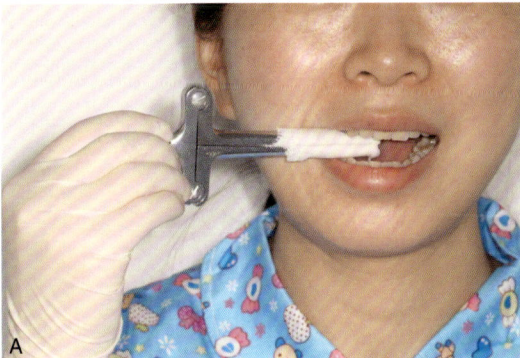

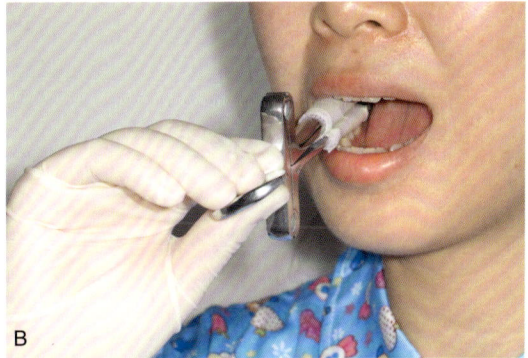

图 3-36　不锈钢开口器的放置

A. 从病人一侧口角垂直方向缓慢地放入；B. 与病人口角平行方向放入。

视频 KQ-3-13 不锈钢开口器训练方法

视频 KQ-3-14
训练与放松
关节方法

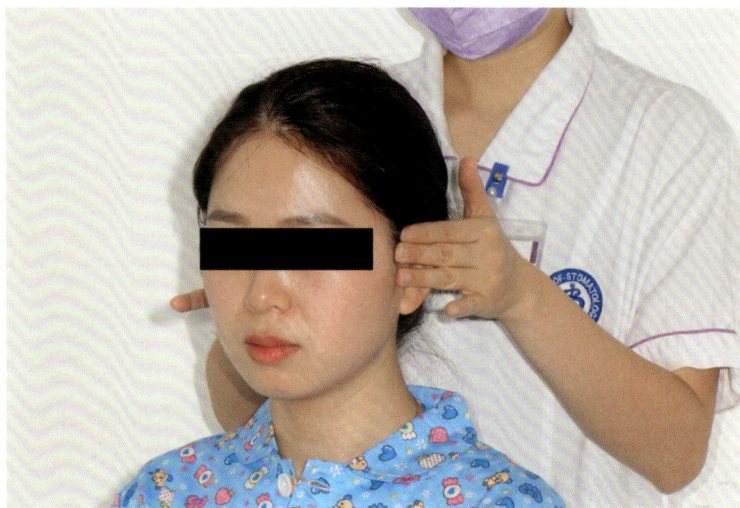

图 3-37　颞下颌关节按摩方法和部位

五、操作注意事项

1. 操作前与病人进行交流,了解病人的病情及心理状态,取得病人的信任,缓解病人的焦虑、紧张、恐惧心理,以良好的心态接受和配合训练,告知病人开口训练以及按时复诊的重要性,保证手术的效果。

2. 训练前,评估病人的开口度、牙和黏膜情况,以便选择合适的训练方法。如果使用不锈钢开口器,在使用前用 2~3 层干净纱布缠裹不锈钢开口器,以减轻对牙齿的磨损以及避免引起牙齿的松动或脱落。

3. 竹片或不锈钢开口器,从病人口角缓慢插入并斜向放置在病人同侧多个牙上下颌咬合面之间,切忌直接放在上下颌两颗牙正中,以免损伤牙齿。而双侧开口器可以直接放在病人左右两侧上下颌磨牙之间进行训练。

4. 开口训练时,要保持病人开口型处于正中位,以达到两侧肌肉协调的目的。双侧开口器能保证病人开口训练时开口型处于正中位,同时它带有一个𬌗垫,具有一定的弹性,放在健侧磨牙区或前磨牙区,能起到一定的支撑作用。

5. 训练过程中,护士应随时关注病人训练过程中的感受,观察病人的面色、情绪的变化、病人咬合关系的变化和牙齿有无松动等。

6. 训练过程中,如果病人出现面色苍白、大汗淋漓、心慌、胸闷等,应立即停止训练,让病人平卧,必要时给予低流量吸氧、心电监护,并注意保暖。如果病人出现颞下颌关节脱位,引起咬合关系紊乱,或牙齿松动脱落,则立即停止训练,并及时与医师联系,进行相关的处理。如果病人害怕担心,护士可以轻轻握住病人的双手,给予适当的安慰和鼓励,缓解病人紧张、恐惧的情绪。

7. 每次开口训练后,嘱病人进行开闭口训练以活动关节,并可用手轻轻地按摩双侧关节区,有条件者可以采用热敷方法,如:热水袋、红外线理疗仪等,放松关节周围的肌肉,减轻肌肉酸胀感,按摩和热敷时间根据病人具体情况而定,一般 3~5 分钟,如果时间充足者可持续 30 分钟左右。

8. 开口训练应循序渐进,1~2 天增加高度为 1cm 左右,训练的时间每天逐渐增加 5 分钟左右,直到开口训练时间每天坚持到 30 分钟左右,慢慢增大开口度,不可操之过急,以免引起关节脱位或造成病人恐惧心理。

9. 开口训练时避免用力过大或强行插入,否则易引起病人疼痛难忍、颞下颌关节脱位、牙齿损伤、牙齿脱落等,从而导致病人恐惧、害怕、反感或不愿意配合训练。

10. 开口训练应坚持 6~12 个月以上,长者可达 2 年,这样才能有效避免关节强直复发。

11. 通过开口训练,开口度至可以容纳自身示指、中指、无名指三指节合拢时的宽度(3.7cm 左右),方达到开口训练的目标(图 3-38)。

12. 开口训练过程中,如果病人出现开口度无改善、开口度变小或咬合不良等症状,应立即与医师联系,来医院进行复查。

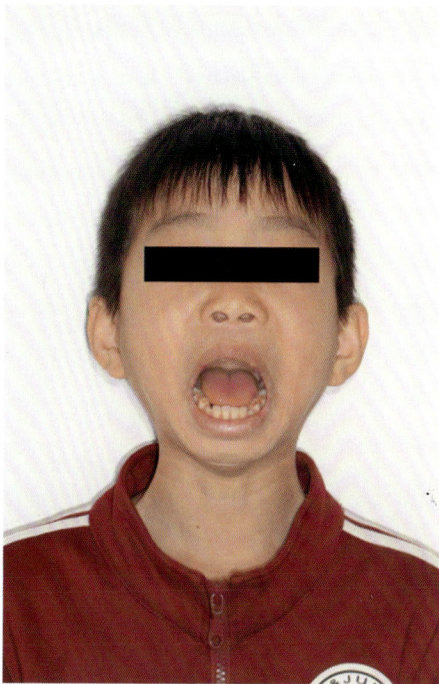

图 3-38　正常开口度

六、质量要求

1. 病人牙齿无松动或脱落。

2. 颞下颌关节无脱位,咬合关系正常。

3. 通过训练后,病人开口度达到 3.7cm 左右或容纳自身示指、中指、无名指三指节合拢时的宽度。

4. 病人和家属能熟练地掌握开口训练方法。

5. 病人和家属能熟练地掌握开口训练的时间和注意事项。

(邓立梅)

第四节　唇腭裂患儿的喂养

一、母乳喂养

(一)简介

唇腭裂患儿由于口腔不能形成密闭结构,以及腭部肌肉张力的改变,无法产生有效吸吮所需的负压,导致母乳喂养困难。唇腭裂患儿母乳喂养前要做充分的乳房按摩以便于乳汁分泌利于婴儿吸食;喂养时母亲怀抱患儿成 45° 喂奶避免呛奶,同时辅助母亲以手指堵住唇部裂隙以帮助形成有效负压及避免乳汁漏出;喂养结束后充分拍背打嗝以排出胃内空气,喂食后竖抱半小时再取头侧卧位休息以避免溢奶。母乳喂养是一种保障唇腭裂患儿有效进食、保证营养摄入的喂养方法。

（二）操作目的

患儿家长通过喂养方法的学习,掌握母乳喂养的正确方法,确保患儿安全顺利进食母乳。

（三）适用范围

该喂养方式适用于有条件行母乳喂养的唇腭裂新生婴儿。

（四）操作步骤

1. 操作前准备

（1）环境准备:环境整洁、安全,私密性好。

（2）用物准备（视频 KQ-3-15 母乳喂养用物准备）。

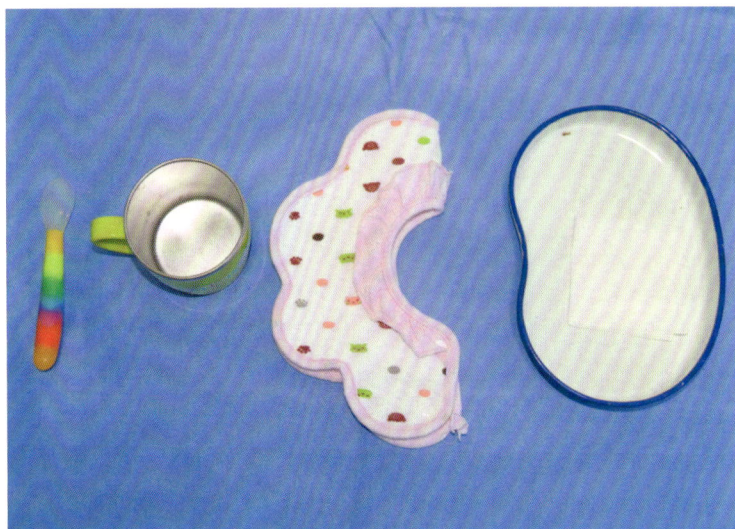

1）一般用物准备:奶帕、水杯（内盛温开水）、汤匙。

2）其他用物准备:弯盘、纱布（图 3-39）。

（3）护士准备:着装规范,洗手,戴帽子、口罩。

视频 KQ-3-15
母乳喂养
用物准备

图 3-39　母乳喂养的用物准备

2. 护理评估

（1）环境评估:评估环境是否私密。

（2）患儿评估:评估患儿全身状况。判断患儿是否有觅食反应,患儿母亲是否可以母乳喂养（图 3-40）。

（3）根据患儿日常进食情况评估进食量。

3. 携用物至床旁,向患儿母亲解释,取得合作。

4. 清洁乳房。

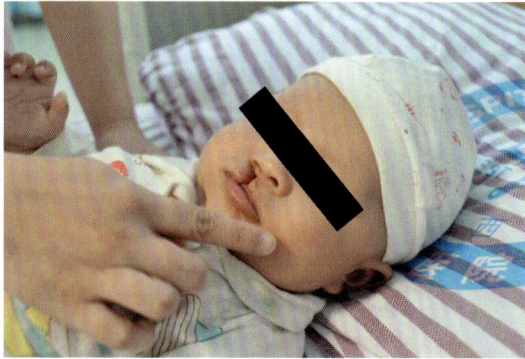

图 3-40　评估患儿有无觅食反应

5. 按摩乳房,使乳汁容易吸出。按摩步骤如下。

（1）一只手从乳房下面托住并顺势向腋窝方向轻轻地揉乳晕,另一只手轻轻地挤压住乳房。

（2）一只手按住腋下部位,另一只手掌托住一边乳房并轻轻向上推,同时两手贴紧乳房四周以手指指腹由内而外打圈按摩。

（3）一只手放在胸骨位置,向腋窝方向螺旋状按摩。

（4）用示指和中指贴紧胸部夹起乳头,轻轻挤压、手指稍稍并紧,呈圆弧形旋转,之后用示指和中指贴紧胸部夹起乳头,并顺势轻轻向外牵拉乳头,以牵拉不痛为度。

（5）一只手托住乳房,另一只手从下而上轻轻叩击乳房,使乳汁容易吸出,乳头凸出后再让患儿吸吮。

6. 母乳喂养

（1）母亲坐姿舒适正确:怀抱患儿成 45°,采用面对面方式进行喂养。进食前将奶帕垫于患儿下颌下处（图 3-41）。

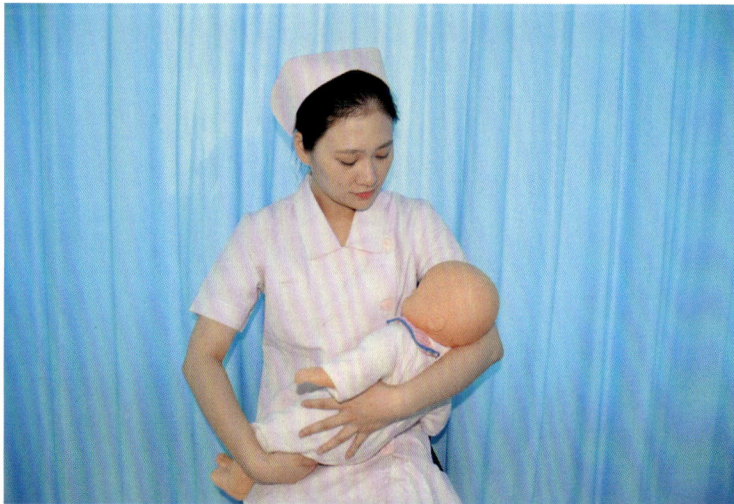

图 3-41　母乳喂养的正确体位

（2）进食时母亲用手指堵住唇裂部位，帮助唇部闭合，以使口腔形成密闭间隙而有利于吸吮（图 3-42）。

（3）喂奶过程中应随时观察患儿的吞咽情况，若有异常立即停止喂食。

（4）喂养直至患儿无觅食反应时停止。

（5）喂养结束后以少量温开水清洁口腔，并将患儿口唇擦拭干净。

7. 喂奶结束

（1）轻拍患儿背部促使患儿打嗝排气。拍背方法为：护士身体微向后倾，将患儿竖抱，一手托住患儿臀部，借用身体支撑使患儿直立趴在肩上（患儿脸颊贴近护士肩部），另一手握成空心掌状（图 3-43），手掌从腰部以上位置，由下向上拍，利用震动原理，慢慢地将患儿胃内的空气拍出，直到听见打嗝声（图 3-44）。

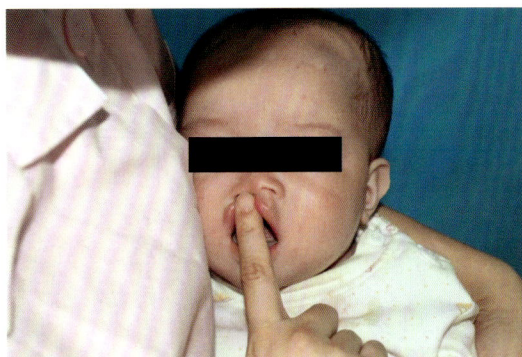

图 3-42　堵住患儿唇部裂隙

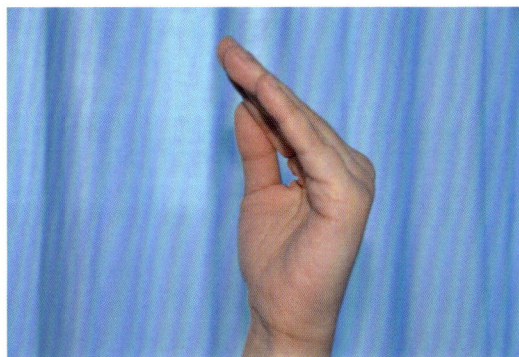

图 3-43　空心掌

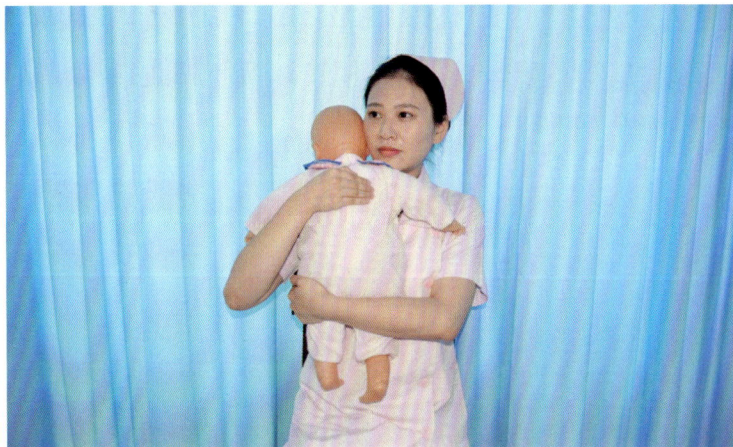

图 3-44　拍背打嗝

（2）拍背打嗝后将患儿放于床上侧卧或平躺头偏向一侧，床头抬高 15°。

8. 整理用物　将奶具清洁、消毒（开水煮沸）处理后归类整理存放。

（五）操作注意事项

1. 喂养者体位要正确，怀抱患儿成 45°，避免平躺，以免呛咳。采用面对面方式进行喂养以利于观察。

2. 进食过程中应随时观察患儿的吞咽情况,若有异常要立即停止喂食,若出现面色及呼吸异常,或因呛奶导致面色及口唇发绀、眼球凝视不动、抽搐等症状时应立即呼叫医务人员。

3. 喂奶结束后,均应轻拍患儿背部促使患儿打嗝排气,以帮助排出胃内空气,防止发生呕吐。

4. 为防止因吐奶引起的呛咳或误吸,进食结束后患儿取右侧卧位或将头偏向一侧。

（六）质量要求

1. 喂养时患儿无呛咳、无溢奶现象。

2. 喂养时患儿无哭闹不止现象。

3. 进食时间适宜,进食量能达到患儿的需求量。

（龚彩霞　陈丽先）

二、奶瓶喂养

（一）简介

唇腭裂患儿由于口腔不能形成密闭结构,以及腭部肌肉张力的改变,无法产生有效吸吮所需的负压,或母亲无乳汁产生,以及喂食果汁等辅食,需要使用奶瓶喂养。唇腭裂患儿奶瓶喂养是采用专业设计的、带有通气管及节流阀的唇腭裂患儿专用奶瓶、奶嘴,喂养时将奶嘴通气孔及较厚设计的一侧朝向上腭裂隙处放入口腔,以封闭腭部裂隙而辅助患儿吸吮。奶瓶喂养是一种保障唇腭裂患儿有效进食、保证营养摄入的喂养方法。节流器可以控制奶液流出的速度,避免患儿因吸食费力而劳累。喂养时喂养者怀抱患儿成45°可避免呛咳。喂养结束后充分拍背打嗝以排出胃内空气,喂食后竖抱半小时再取头侧卧位休息以避免溢奶。

（二）操作目的

患儿家长通过喂养方法的学习,掌握唇腭裂患儿奶瓶喂养的正确方法,以确保患儿安全、顺利进食。

（三）适用范围

奶瓶喂养适用于无法直接母乳喂养,可适应奶瓶喂养的唇腭裂新生婴儿。

（四）操作步骤

1. 操作前准备

（1）环境准备:环境整洁、安全。

（2）用物准备

1）一般用物准备:奶瓶（内盛奶液）（图3-45）、奶帕、水杯（内盛温开水）、汤匙。

2）其他用物准备:弯盘（图3-46）。

（3）护士准备:着装规范,洗手,戴帽子、口罩。

2. 护理评估

（1）环境评估:评估环境是否整洁安全。

（2）患儿评估:评估患儿全身状况。判断患儿是否有觅食反应（图3-47）。

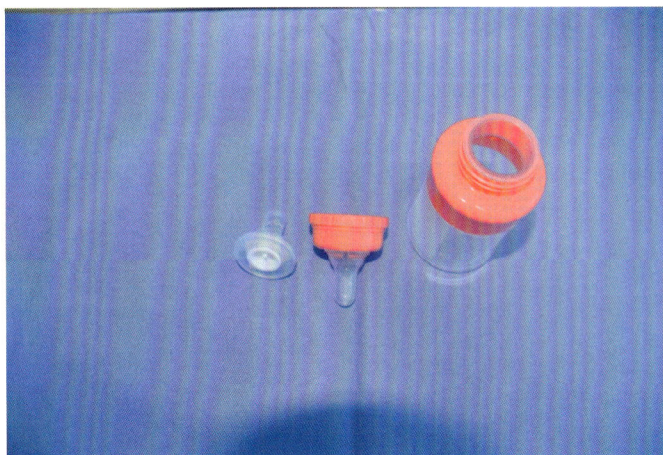

图 3-45 唇腭裂患儿专用奶瓶

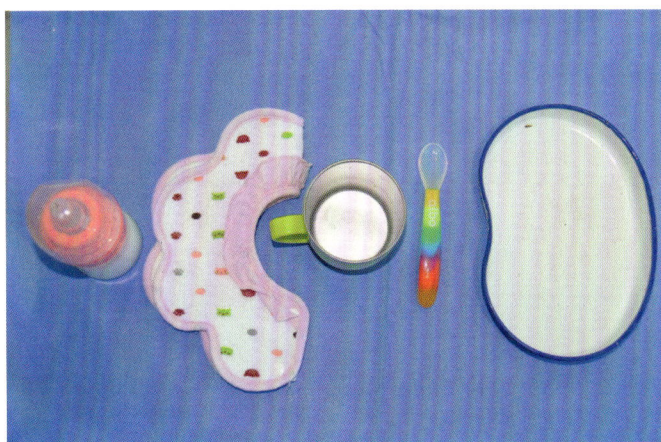

图 3-46 奶瓶喂养的用物准备

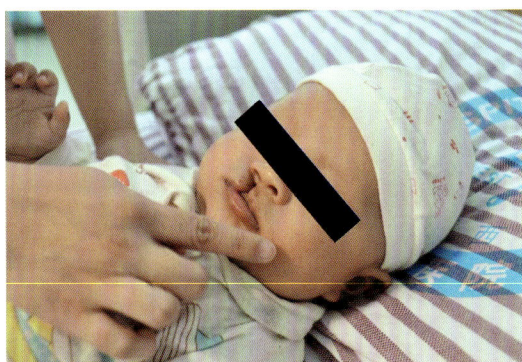

图 3-47 评估患儿有无觅食反应

（3）根据患儿日常进食情况评估进食量，评估奶液温度。

3. 携用物至床旁，向家长解释，取得合作。

4. 奶瓶喂养

（1）操作者坐姿舒适正确：怀抱患儿成45°、采用面对面方式进行喂养，进食前将奶帕垫于患儿下颌下（图3-48）。

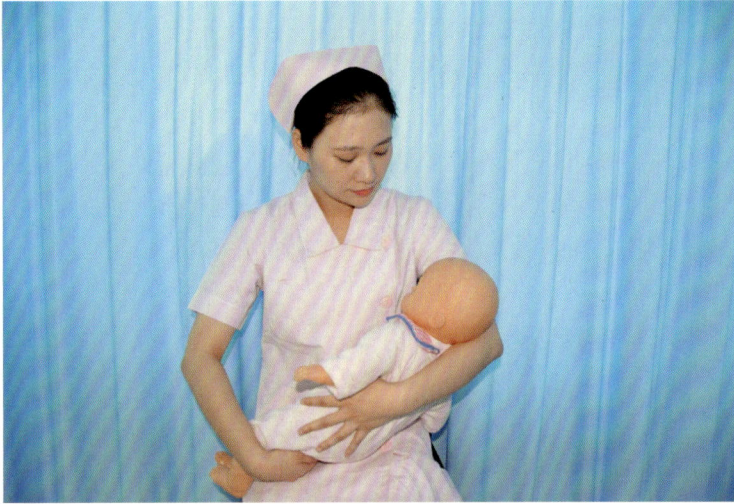

图 3-48　奶瓶喂养的正确体位

（2）将奶嘴通气孔及较厚设计的一侧朝向上腭裂隙处，轻轻放入患儿口内（图3-49）。

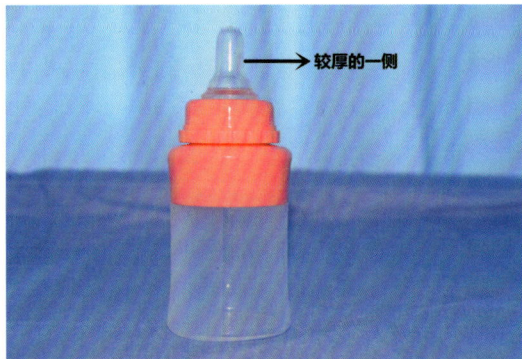

图 3-49　唇腭裂患儿专用奶瓶奶嘴

（3）进食过程中应随时观察患儿的吞咽情况，若有异常要立即停止喂食。

（4）喂养直至患儿无觅食反应时停止。

（5）喂养结束后以少量温开水清洁口腔，并将患儿口唇擦拭干净。

5. 喂奶结束

（1）轻拍患儿背部促使患儿打嗝排气。拍背方法为：护士身体微向后倾，将患儿竖抱，一手托住患儿臀部，借用身体支撑使患儿直立趴在肩上（患儿脸颊贴近护士肩部），另一手握成空心掌状，手掌从腰部以上位置，由下向上拍，利用震动原理，慢慢地将患儿胃内的空气拍出,直到听见打嗝声。

（2）拍背打嗝后将患儿放于床上侧卧或平躺头偏向一侧,床头抬高15°。

6. 整理用物　将奶具清洁、消毒（开水煮沸）处理后归类整理存放。

（五）操作注意事项

1. 喂养者体位正确,怀抱患儿成45°,避免平躺,以免呛咳;采用面对面方式进行喂养以利于观察。

2. 进食过程中应随时观察患儿的吞咽情况,若有异常要立即停止喂食,若出现面色及呼吸异常,或因呛奶导致面色及口唇发绀、眼球凝视不动、抽搐等症状时应立即呼叫医务人员。

3. 喂奶结束后,均应轻拍患儿背部促使患儿打嗝排气,以帮助排出胃内空气,防止发生呕吐。

4. 为防止因吐奶引起的呛咳或误吸,进食结束后患儿取右侧卧位或将头偏向一侧。

（六）质量要求

1. 喂养时患儿无呛咳、无溢奶现象。

2. 喂养时患儿无哭闹不止现象。

3. 进食时间适宜。

4. 奶液温度适宜,进食量适宜,达到患儿的需求。

（龚彩霞　陈丽先）

三、汤匙喂养

（一）简介

部分唇腭裂患儿由于裂隙十分宽大、小下颌畸形、早产以及低体重等,其吸吮能力减弱或丧失,无法吸食母乳及奶瓶,需要采用汤匙喂养。此外,添加固体性辅食等亦须采用汤匙喂养。唇腭裂患儿汤匙喂养是使用平底汤匙盛取食物、喂食时将汤匙内液体缓慢倒入患儿口腔前庭、固体食物放于舌尖部位直接喂食,无须患儿吸吮。喂养者喂养时怀抱患儿成45°可避免呛咳;喂养结束后充分拍背打嗝以排出胃内空气,喂食后竖抱半小时再取头侧卧位休息以避免溢奶。汤匙喂养是一种保障唇腭裂患儿有效进食、保证营养摄入的喂养方法。

（二）操作目的

患儿家长通过喂养方法的学习,掌握汤匙喂养的正确方法,确保患儿安全顺利进食。

（三）适用范围

汤匙喂养适用于无法母乳喂养及奶瓶喂养的唇腭裂患儿,以及需要添加辅食的患儿。

（四）操作步骤

1. 操作前准备

（1）环境准备:环境整洁、安全。

（2）用物准备（图3-50）

1）一般用物准备:小碗（内盛食物如米糊）、奶帕、水杯（内盛温开水）、汤匙2把。

2）其他用物准备：弯盘。

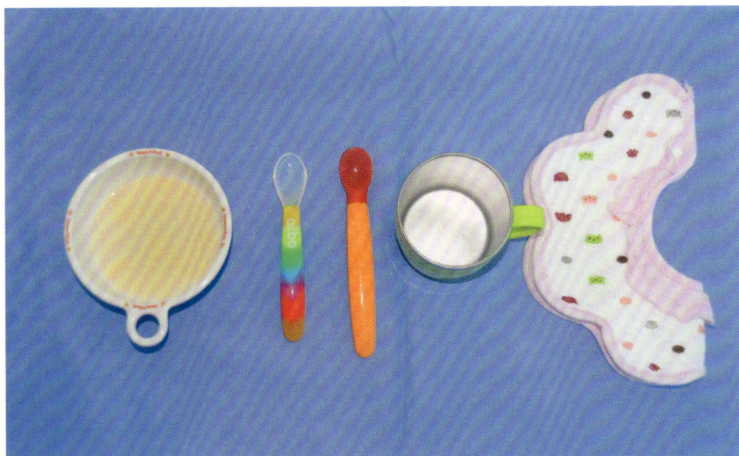

图 3-50　汤匙喂养的用物准备

（3）护士准备：着装规范，洗手，戴帽子、口罩。

2. 护理评估

（1）环境评估：评估环境是否整洁安全。

（2）患儿评估：评估患儿全身状况，判断患儿是否有觅食反应（图 3-51）。

（3）根据患儿日常进食情况评估进食量，评估食物温度。

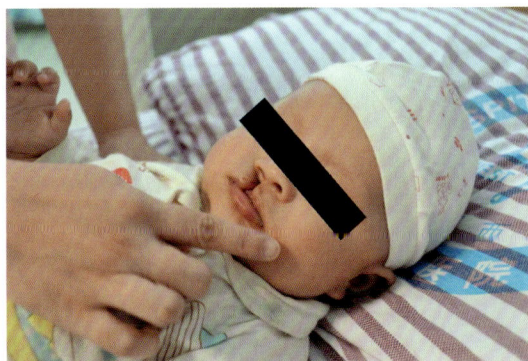

图 3-51　评估患儿有无觅食反应

3. 携用物至床旁，向家属解释，取得合作。

4. 汤匙喂养

（1）操作者坐姿舒适正确：怀抱患儿成 45°，采用面对面方式进行喂养，进食前将奶帕垫于患儿下颌下（图 3-52）。

（2）第一匙盛取少量食物，以后逐渐增加。

（3）喂食过程中应随时观察患儿的吞咽情况以防意外发生。

（4）喂养直至患儿无觅食反应时停止。

（5）喂食结束后以少许温开水清洁口腔，并将患儿口唇擦拭干净。

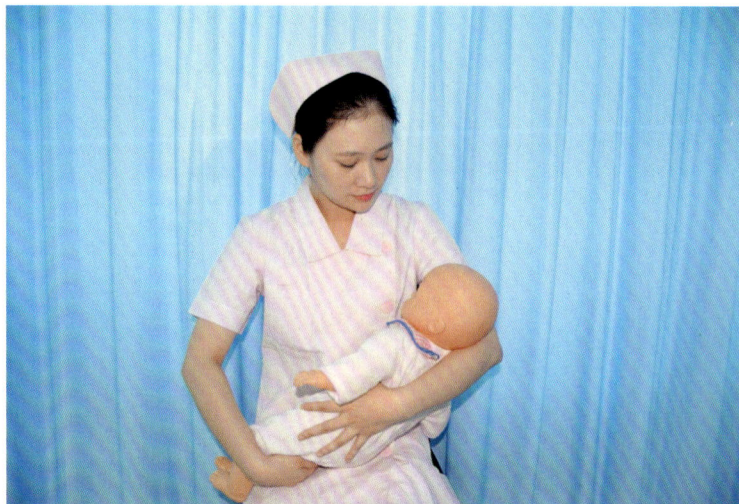

图 3-52 汤匙喂养的正确体位

5. 喂奶结束

（1）轻拍患儿背部促使患儿打嗝排气。拍背方法为：护士身体微向后倾，将患儿竖抱，一手托住患儿臀部，借用身体支撑使患儿直立趴在肩上（患儿脸颊贴近护士肩部），另一手握成空心掌状，手掌从腰部以上位置，由下向上拍，利用震动原理，慢慢地将患儿胃内的空气拍出，直到听见打嗝声。

（2）拍背打嗝后将患儿放于床上侧卧或平躺头偏向一侧，床头抬高 15°。

6. 整理用物　将奶具清洁、消毒（开水煮沸）处理后归类整理存放。

（五）操作注意事项

1. 喂养者体位要正确，以 45° 怀抱患儿，避免平躺，以免呛咳；采用面对面方式进行喂养以利于观察。

2. 进食过程中应随时观察患儿的吞咽情况，若有异常要立即停止喂食，若出现面色及呼吸异常，或因呛奶导致面色及口唇发绀、眼球凝视不动、抽搐等症状时应立即呼叫医务人员。

3. 喂奶结束后，均应轻拍患儿背部促使患儿打嗝排气，以帮助排出胃内空气，防止发生呕吐。

4. 为防止因吐奶引起的呛咳或误吸，进食结束后患儿取右侧卧位或将头偏向一侧。

（六）质量要求

1. 喂养时患儿无呛咳、无溢奶现象。

2. 喂养时患儿无哭闹不止现象。

3. 辅食温度、软硬度适宜。

4. 进食时间适宜，进食量能达到患儿的需求量。

（龚彩霞　陈丽先）

四、滴管喂养

（一）简介

部分裂隙宽大、早产、小下颌畸形以及低体重的唇腭裂患儿可能丧失吸吮能力,其出生早期的试进食以及喂食少量食物、药物时需要采用滴管喂养。唇腭裂患儿滴管喂养是喂养时将滴管从一侧口角轻轻放入,在贴近舌根部位处缓慢滴入奶液或药液,无须患儿吸吮。喂养时喂养者怀抱婴儿成 45° 可避免呛咳;喂养结束后充分拍背打嗝以排出胃内空气,喂食后竖抱半小时再取头侧卧位休息以避免溢奶。滴管喂养是一种保障唇腭裂患儿有效进食、保证营养摄入的喂养方法。

（二）操作目的

患儿家长通过喂养方法的学习,掌握滴管喂养的正确方法,确保患儿安全顺利进食。

（三）适用范围

滴管喂养适用于年龄较小（出生后 1 周左右）、裂隙程度较宽无法吸吮的患儿。

（四）操作步骤

1. 操作前准备

（1）环境准备:环境整洁、安全。

（2）用物准备（图 3-53）

1）一般用物准备:小碗（内盛奶液）、奶帕、水杯（内盛温开水）、滴管 1 把。

2）其他用物准备:弯盘。

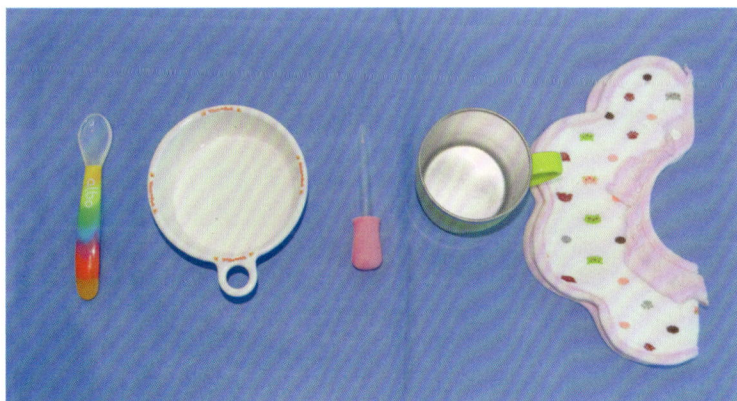

图 3-53　滴管喂养的用物准备

（3）护士准备:着装规范,洗手,戴帽子、口罩。

2. 护理评估

（1）环境评估:评估环境是否整洁安全。

（2）患儿评估:评估患儿全身状况,判断患儿是否有觅食反应（图 3-54）。

（3）根据患儿日常进食情况评估进食量,评估食物温度。

3. 携用物至床旁,向家长解释,取得合作。

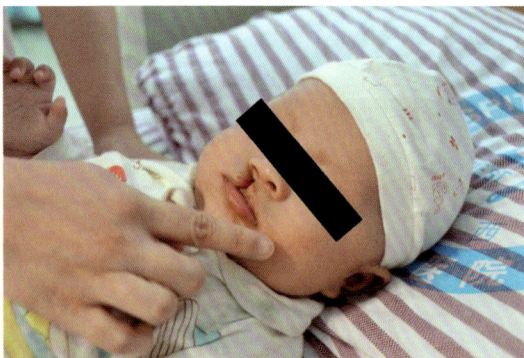

图 3-54 评估患儿有无觅食反应

4. 滴管喂养

（1）操作者坐姿舒适正确：怀抱患儿成 45°，采用面对面方式进行喂养，进食前将奶帕垫于患儿下颌下（图 3-55）。

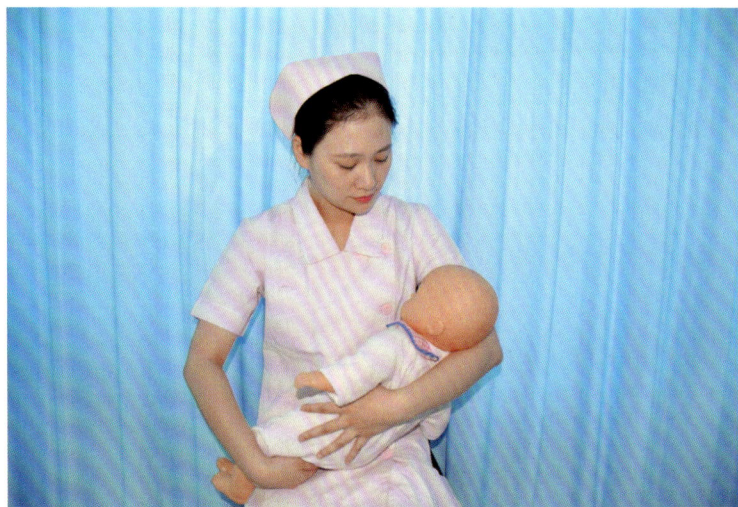

图 3-55 滴管喂养的正确体位

（2）先将奶液吸入滴管中，再将滴管从一侧口角轻轻放入，在贴近舌根部位处缓慢滴入奶液（图 3-56）。

（3）进食过程中应随时观察患儿的吞咽情况，若有异常要立即停止喂食。

（4）喂养直至患儿无觅食反应时停止。

（5）喂食结束后以少许温开水清洁口腔，并将患儿口唇擦拭干净。

5. 喂奶结束

（1）轻拍患儿背部促使患儿打嗝排气，拍背方法为：护士身体微向后倾，将患儿竖抱，一手托住患儿臀部，借用身体支撑使患儿直立趴在肩上（患儿脸颊贴近护士肩部），另一手握成空心掌状，手掌从腰部以上位置，由下向上拍，利用震动原理，慢慢地将患儿胃内的空气拍出，直到听见打嗝声。

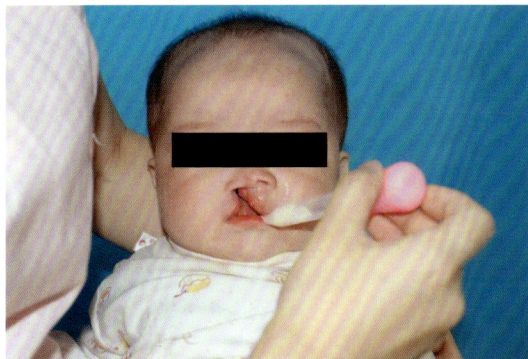

图 3-56　滴管从患儿口角放入

（2）拍背打嗝后将患儿放于床上侧卧或平躺头偏向一侧,床头抬高 15°。

6. 整理用物　将用具清洁、消毒（开水煮沸）处理后归类整理存放。

（五）操作注意事项

1. 喂养者体位要正确,怀抱患儿成 45°,避免平躺,以免呛咳;采用面对面方式进行喂养以利于观察。

2. 将滴管从一侧口角轻轻放入,在贴近舌根部位处缓慢滴入奶液。

3. 进食过程中应随时观察患儿的吞咽情况,若有异常要立即停止喂食,若出现面色及呼吸异常,或因呛咳导致面色及口唇发绀、眼球凝视不动、抽搐等症状时应立即呼叫医务人员。

4. 喂食结束后,均应轻拍患儿背部促使患儿打嗝排气,以帮助排出胃内空气,防止发生呕吐。

5. 为防止因呕吐引起的呛咳或误吸,进食结束后患儿取右侧卧位或将头偏向一侧。

（六）质量要求

1. 喂养时患儿无呛咳、无溢奶现象。

2. 喂养时患儿无哭闹不止现象。

3. 进食时间适宜,进食量能达到患儿的需求量。

（龚彩霞　陈丽先）

第五节　橡皮障的使用

一、简介

橡皮障隔离是口腔门诊治疗中最有效的一种隔离方法。在口腔治疗中通过使用橡皮障,将病人需要治疗的牙齿与口腔环境隔离开来,形成一个相对独立的操作区域,既可避免口腔中的唾液、血液、龈沟液等污染治疗术区,又能避免治疗用的细小器械及材料等误入消化道和 / 或呼吸道,确保病人的安全。

二、操作目的

橡皮障隔离的目的：①防止病人误吸或误吞滑落入口腔的细小器械、材料、组织碎屑等；②将手术区与口腔软组织、唾液等隔离，避免具有腐蚀性的药物对口腔软组织的刺激，为术者提供清晰的术野；③省去病人漱口吐唾液的时间，提高工作效率；④保护医师护士人员，有效避免由于治疗中病人口腔内血液、唾液等喷溅而引起的医院感染。

三、适用范围

橡皮障隔离适用于以下情况。

1. 牙体修复治疗的术区隔离。

2. 牙髓治疗的术区隔离。

3. 牙齿漂白治疗的术区隔离。

四、操作步骤（橡皮障优先法）

（一）操作前准备

1. 环境准备 环境要求整洁、明亮、安全、舒适。

2. 护士准备 穿工作服，洗手，戴帽子、口罩。

3. 病人准备 向病人说明安装橡皮障的目的，以消除不必要的紧张，争取病人的积极合作。

4. 用物准备（图 3-57）

（1）一般用物准备：探针、镊子、口镜、治疗巾、口杯。

（2）特殊用物准备：橡皮障、打孔标记图、打孔器、橡皮障夹、橡皮障夹钳、橡皮障支架、固定楔线。

（3）其他用物准备：手套、护目镜、面罩、牙线、剪刀、润滑剂。

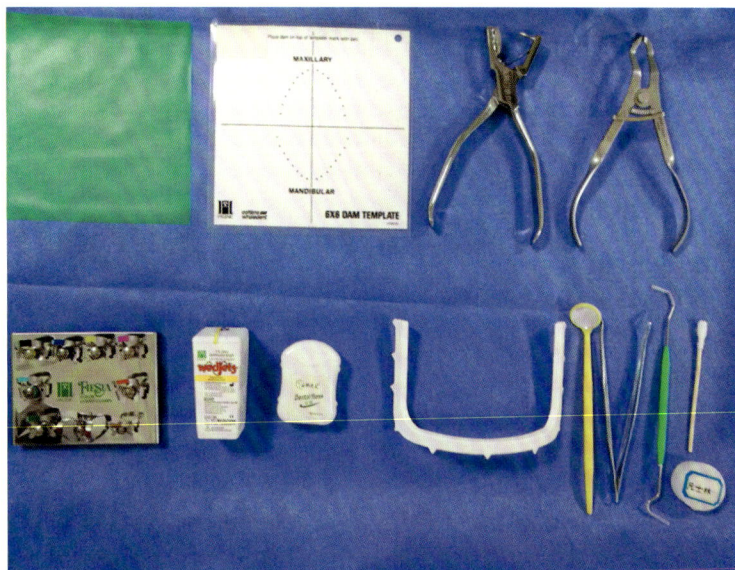

图 3-57   用物准备

（二）护理评估

1. 环境评估　综合治疗台是否处于备用状态,治疗区域是否有障碍物,是否有造成病人跌倒等安全隐患。

2. 病人评估　评估病人有无焦虑、紧张等不良情绪,评估病人的口腔、牙齿及牙周组织的情况。

（三）迎接病人并协助漱口

1. 协助病人正确上椅位,为其系上治疗巾。

2. 指导病人用含漱法行诊疗前漱口(图 3-58),以减少病人口内及治疗牙区域的病原微生物,降低牙体预备时产生气溶胶的带菌粒子浓度。

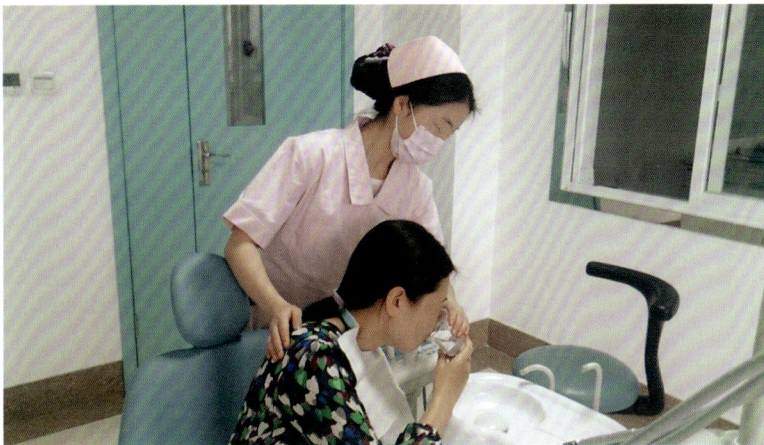

图 3-58　病人诊疗前漱口

3. 为病人佩戴护目镜。

（四）调节椅位及光源

根据病情及治疗需要,将病人椅位调节至舒适的诊疗体位。根据治疗牙位的不同将手术灯调节至最适宜操作视野照明的状态(图 3-59)。

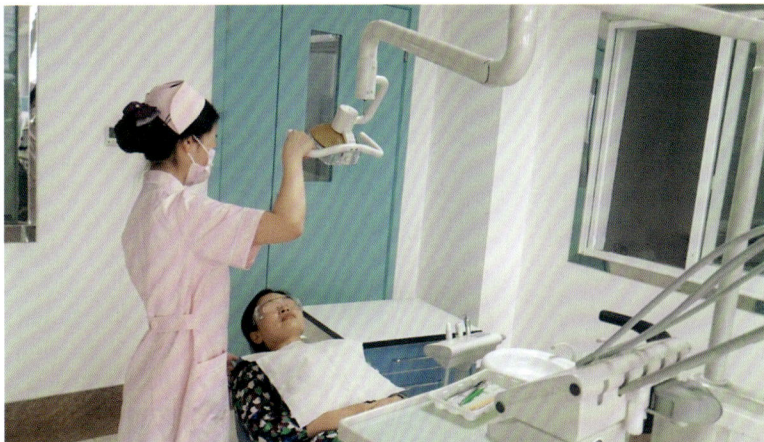

图 3-59　调节光源

（五）牙位核查

医师和护士共同核对治疗牙的牙位,避免牙位错误（图 3-60）。

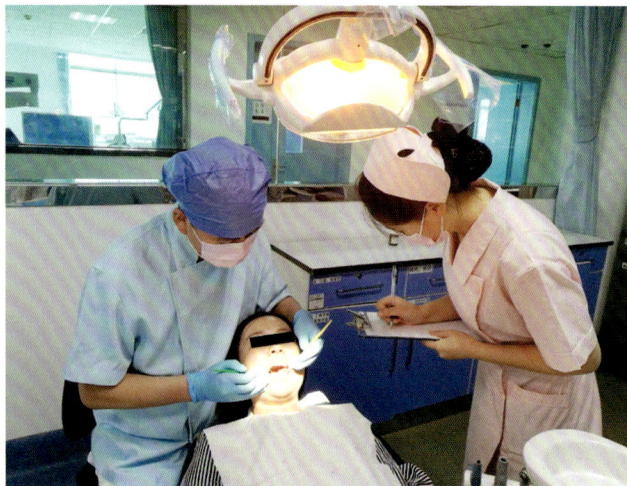

图 3-60 牙位核查

（六）定位与打孔

选择适宜的橡皮障,用打孔器按打孔标记图根据牙齿的大小打孔（图 3-61,视频 KQ-3-16 打孔定位）。

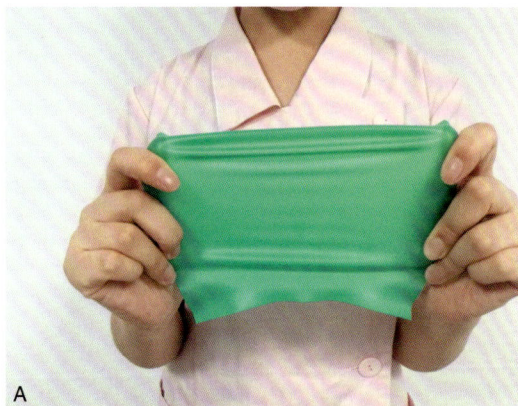

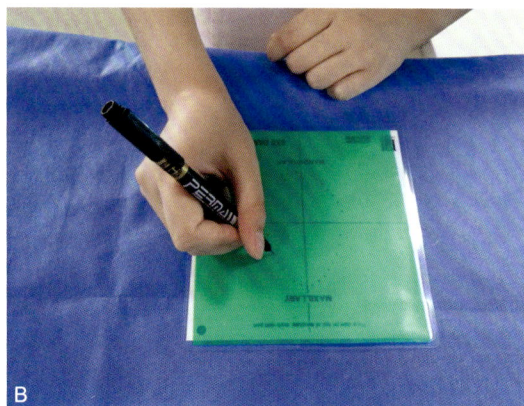

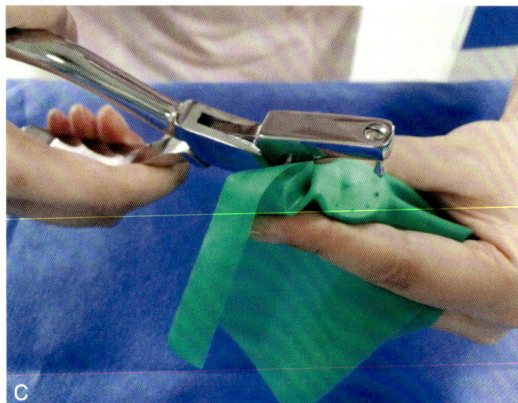

图 3-61 打孔定位
A. 选择橡皮障；B. 根据打孔标记图标记打孔位置；
C. 用打孔器打孔。

视频 KQ-3-16 打孔定位

（七）选择橡皮障夹

根据病人的牙位及牙齿的大小情况,选择合适的橡皮障夹(图 3-62)。

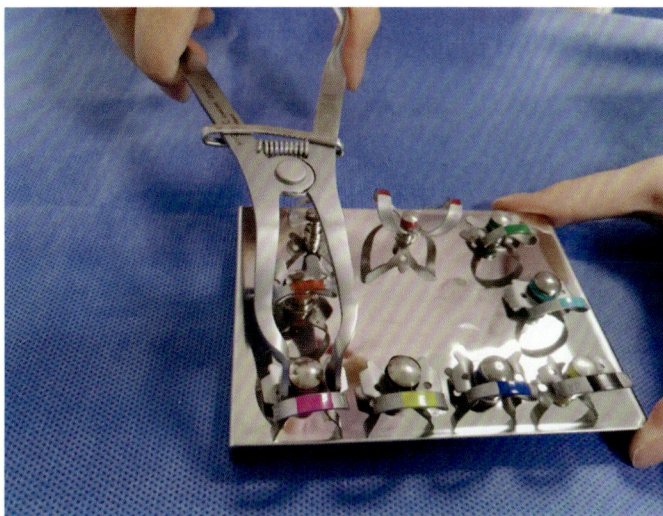

图 3-62　选择橡皮障夹

（八）安装橡皮障

在橡皮障孔及病人口角处涂上润滑剂,拉开橡皮障孔,对准要治疗的牙齿套入(图 3-63,视频 KQ-3-17 安装橡皮障)。

（九）固定橡皮障

夹取橡皮障夹将橡皮障夹安装在橡皮障上,使用橡皮障支架将橡皮障游离部分在口外撑开(图 3-64,视频 KQ-3-18 固定橡皮障)。

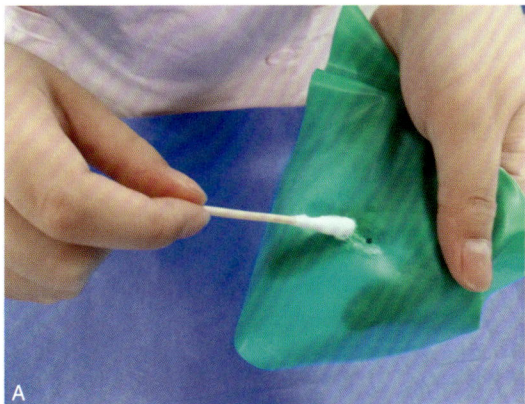

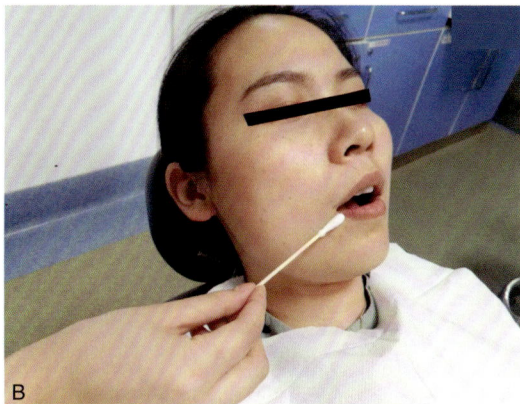

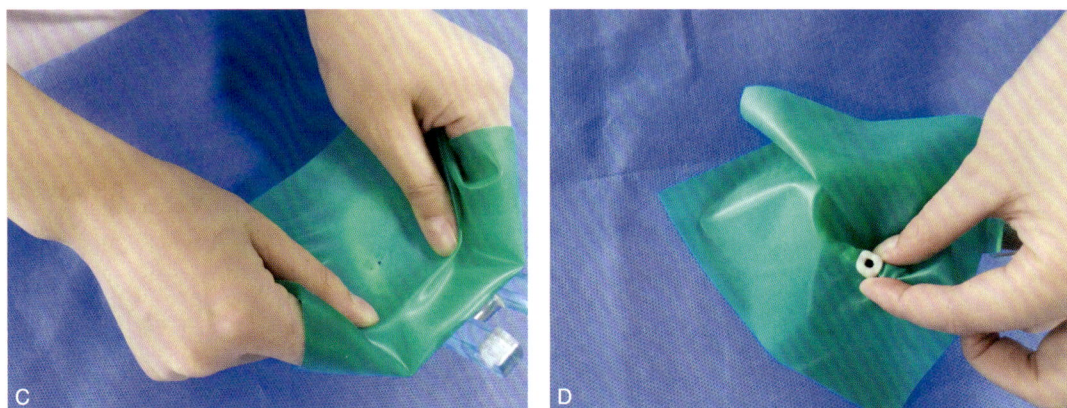

图 3-63　安装橡皮障

A. 在橡皮障孔处涂润滑剂；B. 在病人口角处涂润滑剂；C. 拉开橡皮障孔；D. 对准要治疗的牙齿套入。

视频 KQ-3-17 安装橡皮障

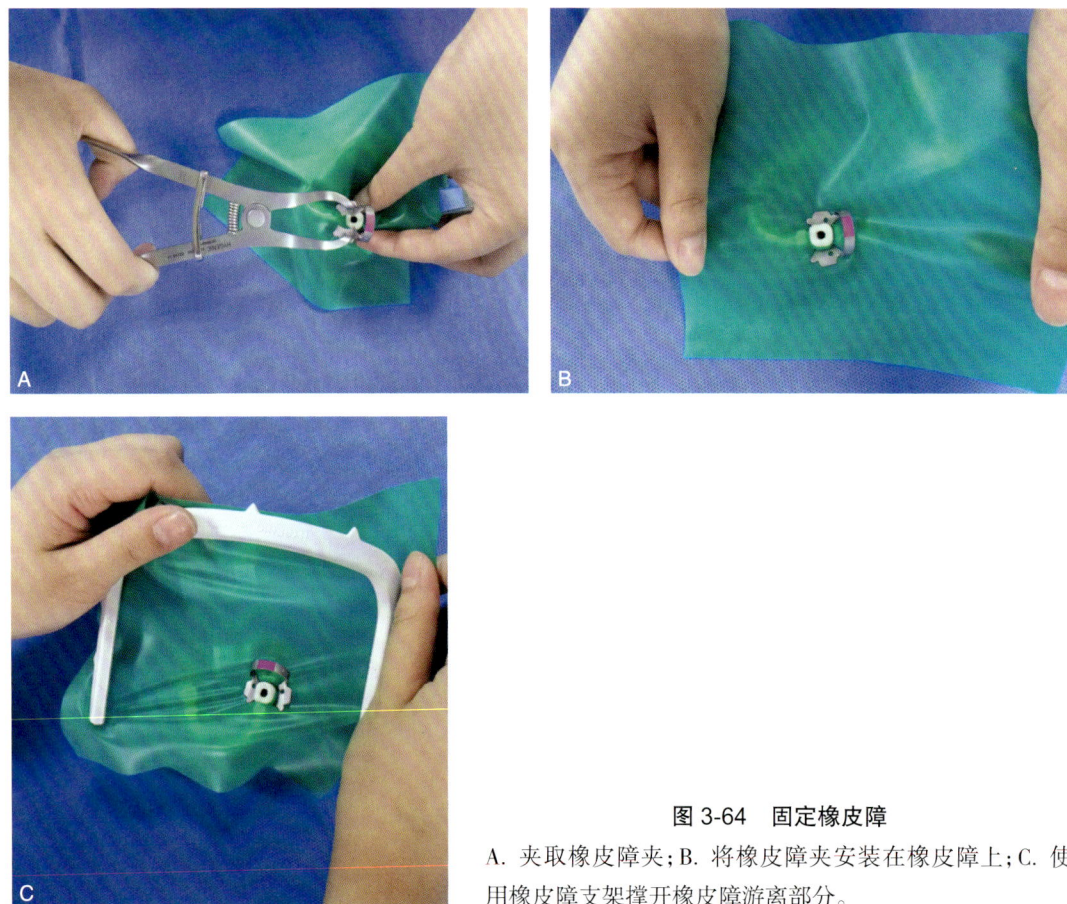

图 3-64　固定橡皮障

A. 夹取橡皮障夹；B. 将橡皮障夹安装在橡皮障上；C. 使用橡皮障支架撑开橡皮障游离部分。

视频 KQ-3-18 固定橡皮障

（十）治疗患牙

安装好橡皮障后,医师护士协作对病人的患牙进行治疗(图 3-65)。

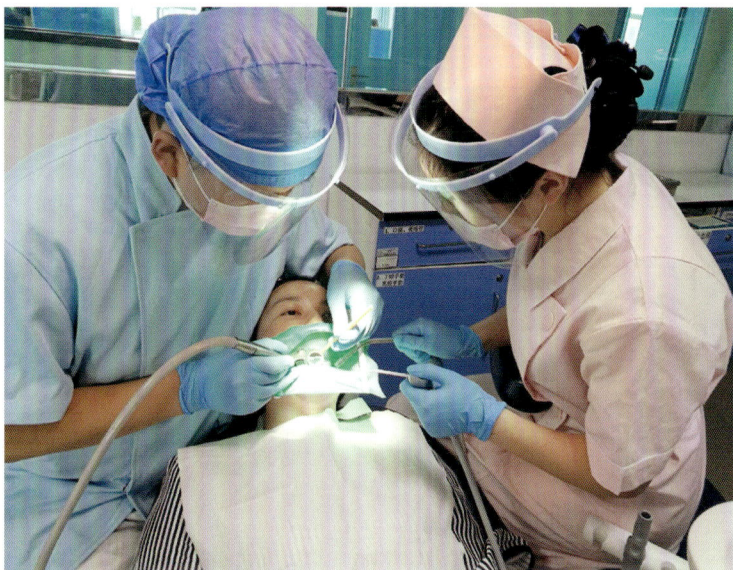

图 3-65　医师护士协作治疗患牙

（十一）拆除橡皮障

治疗结束,用夹钳夹持橡皮障夹(图 3-66A),取下橡皮障夹(图 3-66B),拆除橡皮障及支架(图 3-66C)。多颗牙隔离后取障夹法为:分别取下近远中的障夹(图 3-66DE),用剪刀剪开橡皮障并拆除(图 3-66F),去除口内所有余留物(视频 KQ-3-19 拆除橡皮障)。

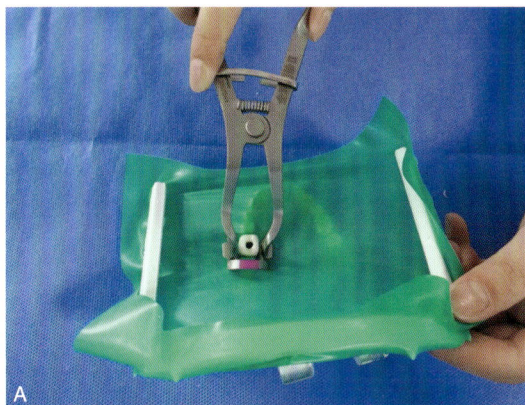

A

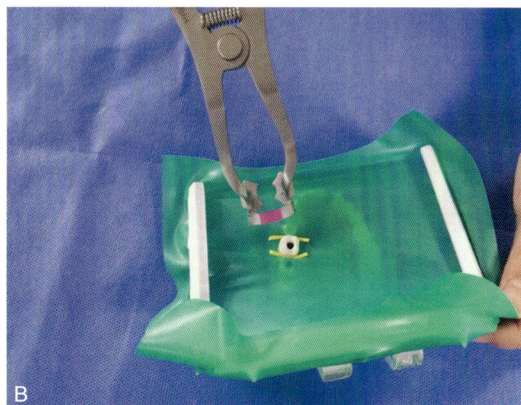

B

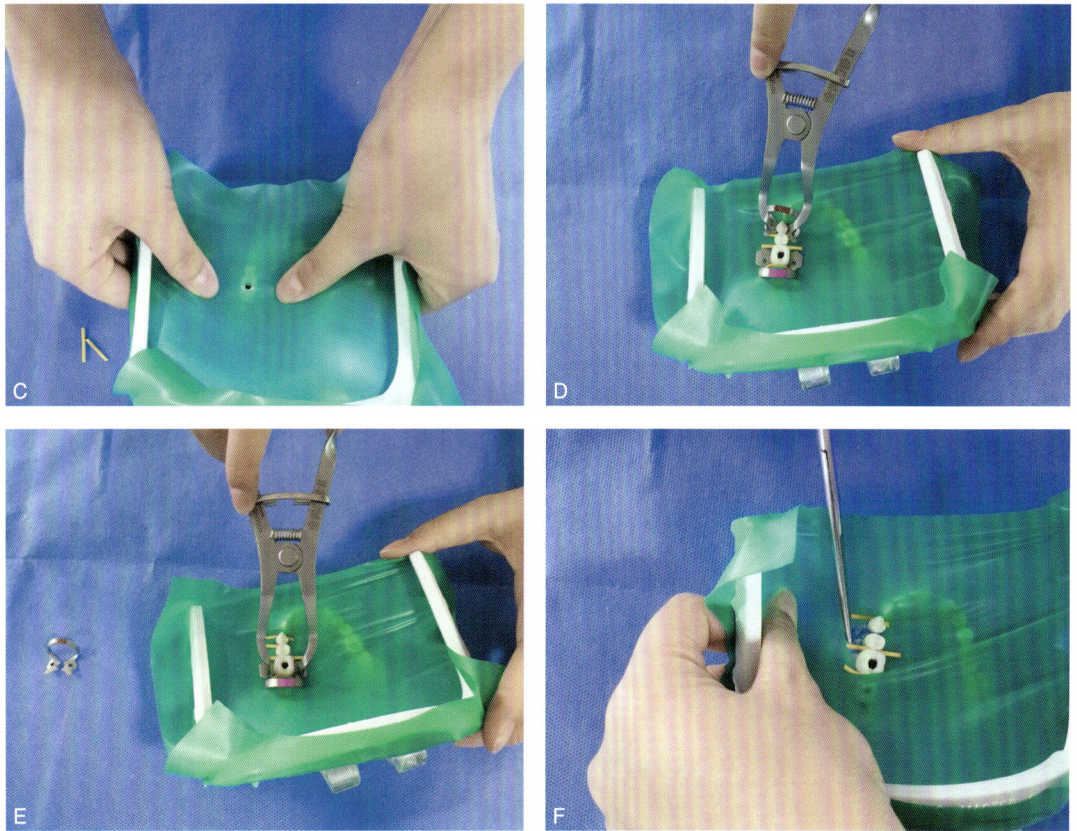

图 3-66   拆除橡皮障

A. 用夹钳夹持橡皮障夹；B. 取下橡皮障夹；C. 拆除橡皮障及支架；D、E. 多颗牙隔离后取障夹，分别取下近远中的障夹；F. 用剪刀剪开橡皮障并拆除。

视频 KQ-3-19 拆除橡皮障

（十二）清洁整理面容

清洁病人面部（图 3-67）。

（十三）用物处置

将用物进行分类处置（图 3-68）。

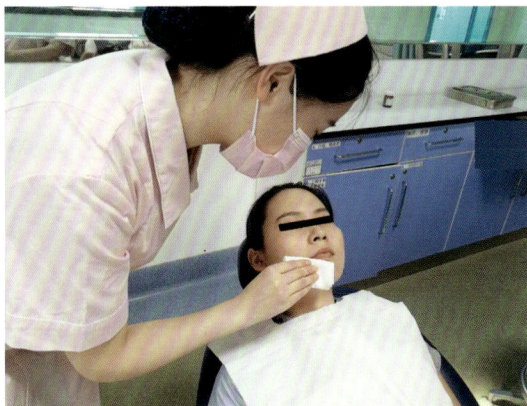

图 3-67 清洁病人面部

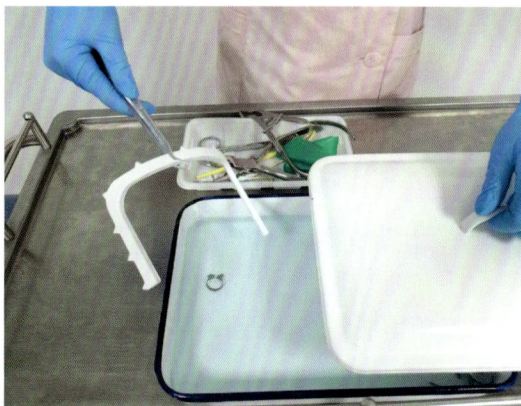

图 3-68 用物处置

五、操作注意事项

1. 操作前须核准牙位,在打孔定位图标上进行标记,确保打孔位置准确。
2. 橡皮障必须附在支架上,并且有足够张力,避免塌陷,以达到防水、隔湿功能。
3. 橡皮障应盖住病人的口腔但不能遮挡鼻部,以免影响呼吸。

六、质量要求

1. 操作熟练,动作轻柔。
2. 橡皮障能包裹治疗牙齿,有效地隔离需要治疗的牙齿与口腔环境。
3. 牙周组织无损伤。
4. 病人舒适,医师护士操作方便。

（李灏来）

第六节 自凝树脂暂时冠桥（间接法）的制作

一、简介

自凝树脂暂时冠桥（间接法）的制作是指固定修复牙体预备完成后,先取模、灌模然后再用自凝树脂在石膏模型上制作暂时冠桥的技术。暂时冠桥是在牙体预备后至最终修复体完成前病人不能自由取戴的暂时性修复体。

二、操作目的

用自凝树脂制作暂时冠桥以暂时恢复病人前牙美观或后牙部分咀嚼功能,保护活髓牙不受冷热刺激。

三、适用范围

用于固定修复牙体预备后暂时恢复病人的功能和美观,保护被切磨的基牙。

四、操作步骤

（一）操作前准备

1. 环境整洁、安全、通风良好,护士着装规范,洗手。

2. 用物准备　自凝牙托粉、自凝牙托水、分离剂、调拌杯、树脂牙面、纸巾、石膏模型、棉签、调拌刀、雕刻刀（图 3-69）。

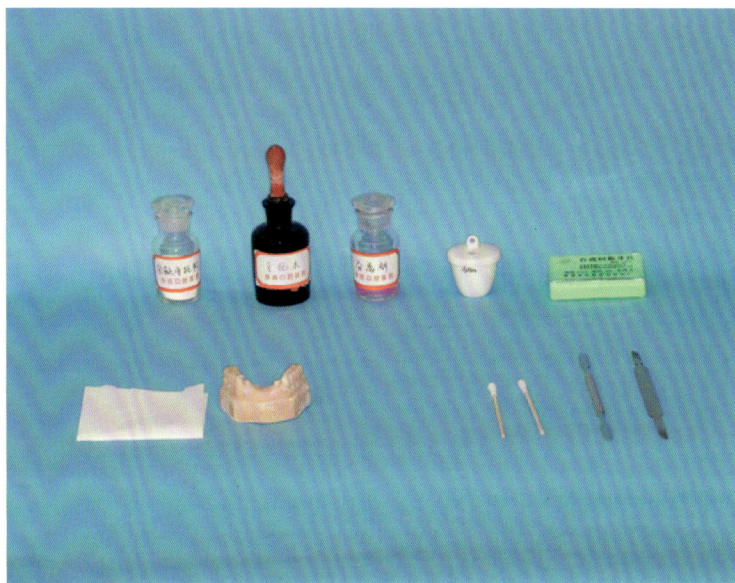

图 3-69　用物准备

（二）模型准备

1. 修整模型,刮除模型上的石膏小瘤（图 3-70）。

2. 用棉签将分离剂均匀涂布于需要制作暂时冠桥的区域（图 3-71）。

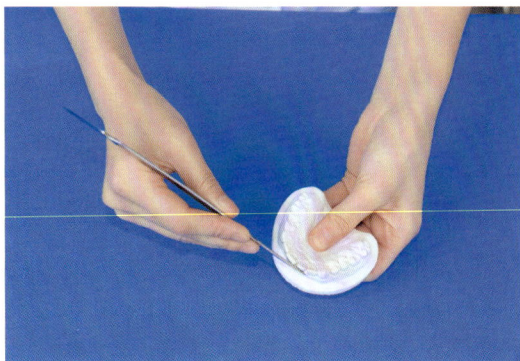

图 3-70　修整模型

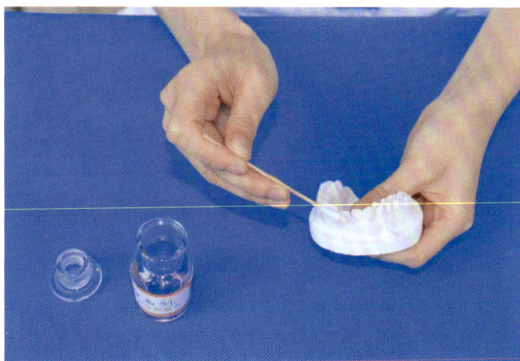

图 3-71　涂布分离剂

3. 制作前牙暂时冠桥时,根据基牙及缺失牙的大小、形态、位置调磨树脂牙面,牙面颈缘与模型贴合(图 3-72,图 3-73,视频 KQ-3-20 调磨牙面与模型贴合)。

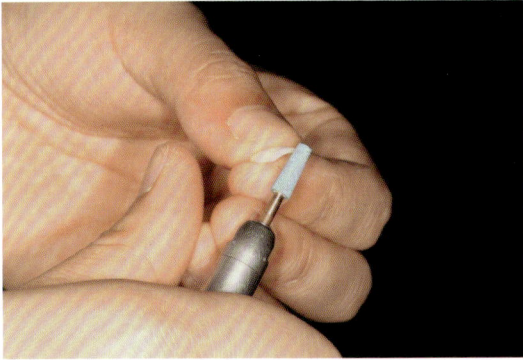

图 3-72　调磨树脂牙面

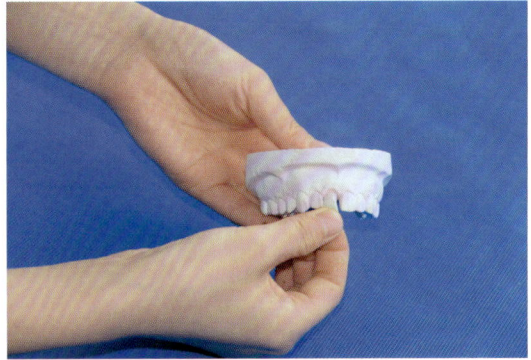

图 3-73　树脂牙面与模型贴合

视频 KQ-3-20 调磨牙面与模型贴合

(三)自凝树脂材料调拌

1. 根据制作暂时冠桥的牙单位数量取适量牙托粉(图 3-74)及牙托水于调拌杯内(图 3-75)。

2. 用调拌刀将粉液混合均匀(图 3-76)后加盖静置(图 3-77,视频 KQ-3-21 粉液混合均匀后加盖静置)。

3. 在树脂牙面的组织面涂布少量牙托水使之溶胀,便于制作时树脂牙面与自凝树脂结合不易脱落(图 3-78)。

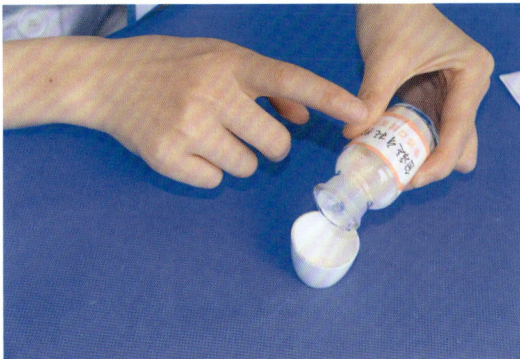

图 3-74　取牙托粉

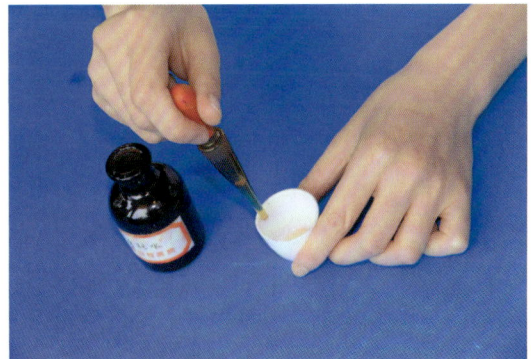

图 3-75　取牙托水

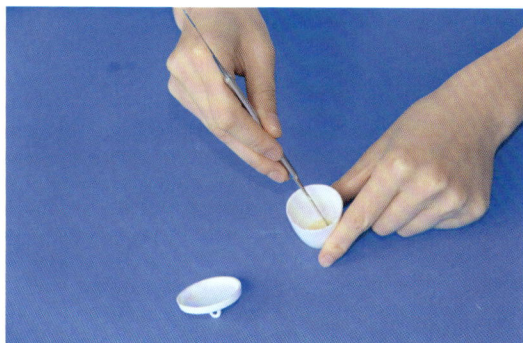

图 3-76 粉液混匀

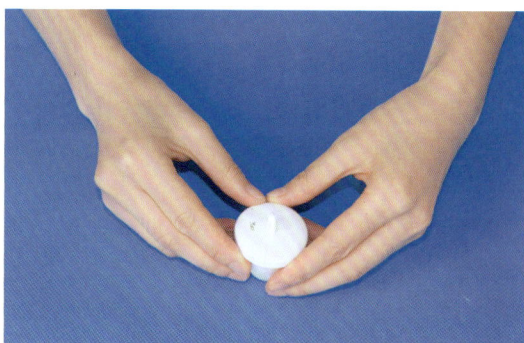

图 3-77 调拌杯加盖静置

视频 KQ-3-21 粉液混合均匀后加盖静置

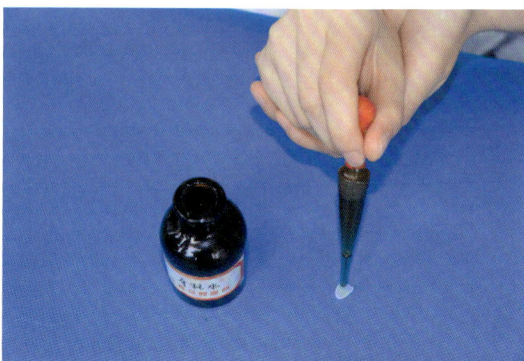

图 3-78 树脂牙面涂布牙托水

（四）制作暂时冠桥

1. 待静置片刻的自凝树脂材料至拉丝状后（图 3-79）即可开始暂时冠的制作（视频 KQ-3-22 待材料成拉丝状）。

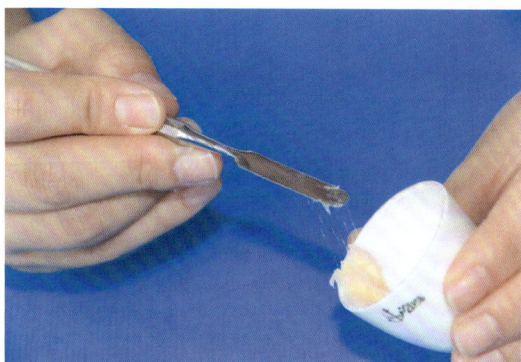

图 3-79 呈拉丝状的自凝树脂

视频 KQ-3-22 待材料成拉丝状

2. 制作前牙暂时冠桥

（1）取适量材料于模型基牙及桥体上（图 3-80）。材料堆放完成后将牙面按所需位置进行排列（图 3-81，视频 KQ-3-23 堆放材料并排列牙面）。

（2）修整外形，切除基牙及桥体处多余的材料（图 3-82）。

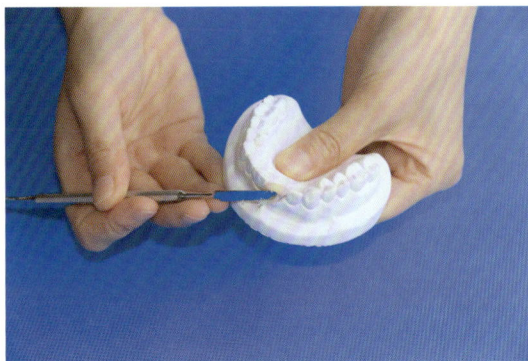

图 3-80　堆放自凝树脂材料

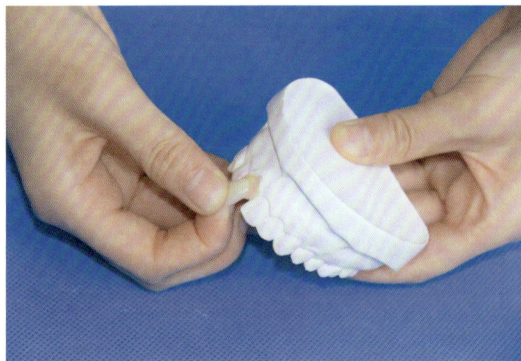

图 3-81　排列牙面

视频 KQ-3-23 堆放材料并排列牙面

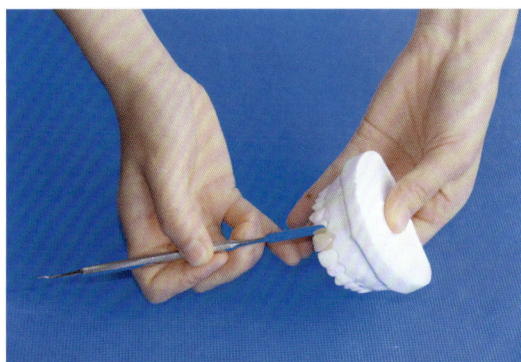

图 3-82　切除多余材料

3. 制作后牙暂时冠桥

（1）可直接将材料置于模型上。

（2）根据𬌗曲线及邻牙高度确定𬌗龈高度然后修整外形，再切除基牙及桥体处多余的材料（图 3-83，视频 KQ-3-24 后牙修整切除多余材料）。

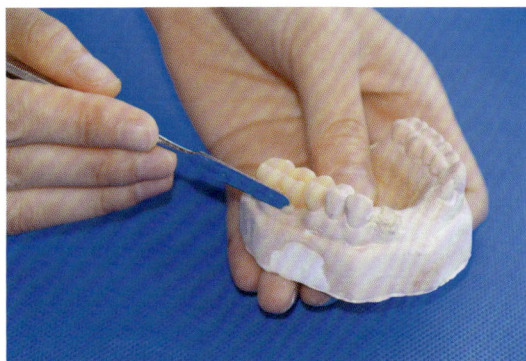

图 3-83　后牙修整切除多余材料

视频 KQ-3-24 后牙修整切除多余材料

4. 待自凝树脂凝固后，将暂时冠桥从模型上取下（图 3-84），磨去多余部分后，交给医师试戴（图 3-85）。

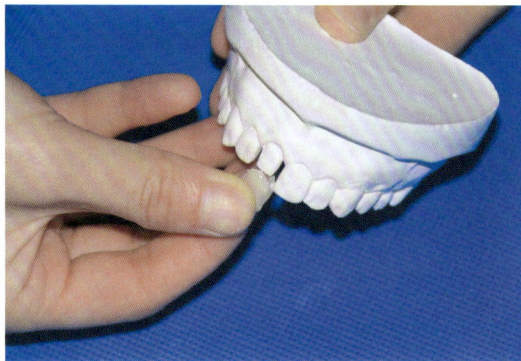

图 3-84 取下暂时冠桥

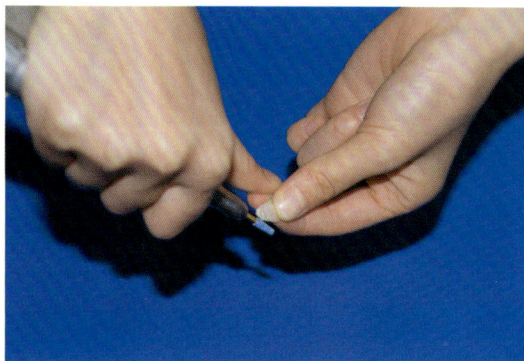

图 3-85 磨去暂时冠桥多余部分

（五）整理用物，消毒备用

五、操作注意事项

1. 牙托水属于易燃、有刺激性、挥发性材料，须远离火源、加盖、密闭保存。使用时应佩戴口罩，在通风环境中进行。

2. 酚类物质会影响自凝树脂的聚合，因此在操作中要注意调拌自凝树脂的用具不要被丁香油等材料污染。

3. 自凝树脂聚合过程中伴随有反应热的产生，聚合中可操作的时间仅有 3~5 分钟。因此操作前用物须准备齐备，操作手法应熟练、迅速。

4. 环境温度对自凝树脂聚合影响较大。环境温度高自凝树脂聚合过程中反应热也大，固化也快。因此，操作时室温控制在 22℃左右，室温较低时可以先将调拌器具加热后再进行操作。

六、质量要求

1. 暂时冠桥美观，基牙颈缘封闭完整且密合。
2. 暂时冠桥邻接紧密接触，无松动、无翘动。

（鲁 喆 罗 玲）

第七节 颌位记录蜡基托的制作

一、简介

颌位记录蜡基托的制作技术是指用红蜡片在石膏模型上制作用以确定并记录病人咬合关系的基托的一项操作技术。

二、操作目的

颌位记录用于确定并记录病人的咬合关系。

三、适用范围

颌位记录适用于牙列缺失、牙列缺损须确定咬合关系者。

四、操作步骤

（一）操作前准备

1. 环境整洁、安全，护士着装规范，洗手。

2. 用物准备　基托蜡片（红蜡片）、蜡筒、酒精灯、打火机、清水罐、切断钳、长鼻钳、增力丝（0.7mm 或 0.8mm 不锈钢丝）、治疗巾、石膏模型、红蓝铅笔、蜡刀、雕刻刀（图 3-86）。

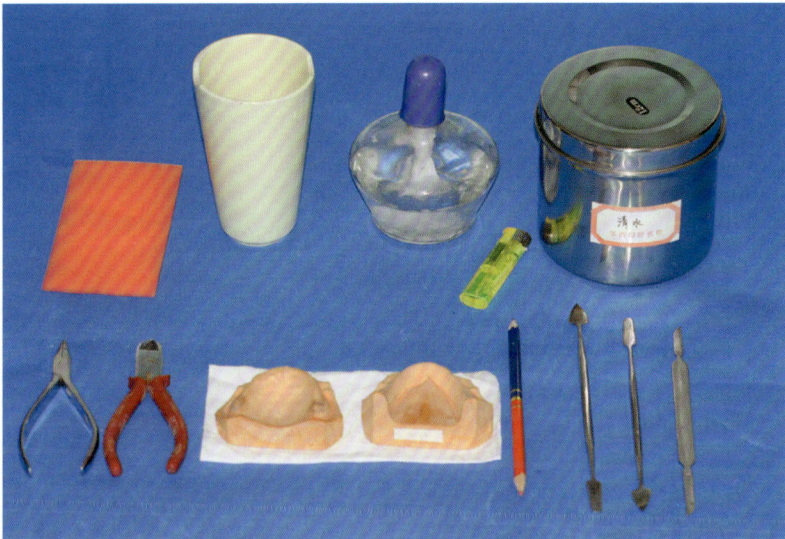

图 3-86　蜡基托用物准备

（二）模型检查和修整

1. 刮除模型上的石膏小瘤（图 3-87，视频 KQ-3-25 修整模型）。

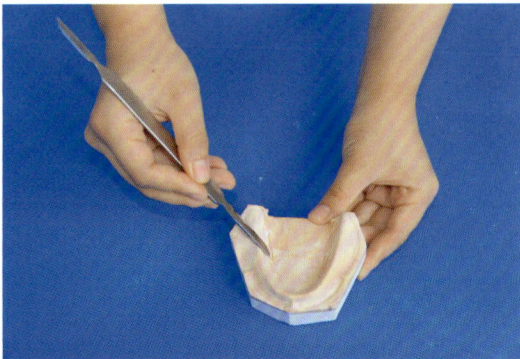

图 3-87　模型修整

视频 KQ-3-25 修整模型

2. 用红蓝铅笔画出基托伸展范围(图 3-88,图 3-89,视频 KQ-3-26 画出基托伸展范围)。

3. 将模型浸湿(图 3-90)后取出,置于治疗台上(图 3-91)。

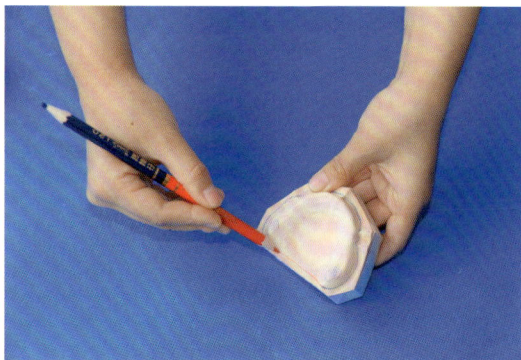

图 3-88　上颌基托伸展范围

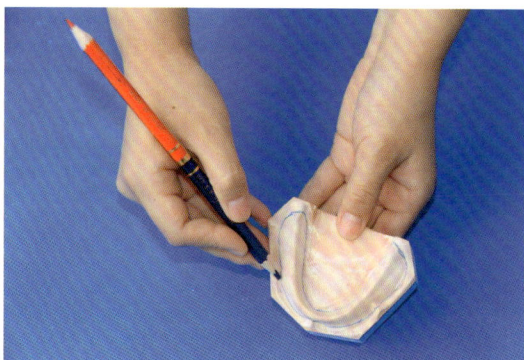

图 3-89　下颌基托伸展范围

视频 KQ-3-26 画出基托伸展范围

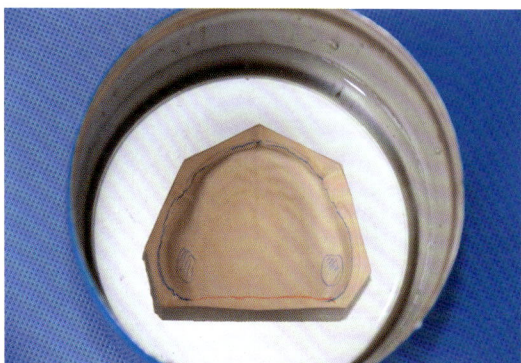

图 3-90　浸湿模型

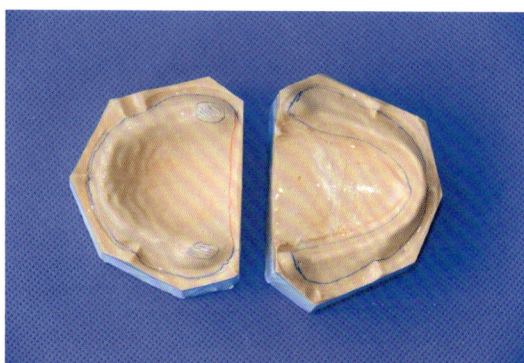

图 3-91　将模型置于治疗台上

（三）制作蜡基托

1. 根据牙弓形态图调整增力丝(图 3-92),弯制增力丝(图 3-93,视频 KQ-3-27 根据牙弓形弯制增力丝)。

2. 根据颌弓的大小,取大小适宜的红蜡片(图 3-94)。

3. 制作下颌的蜡片,在其中间 1/2 处切断,利于制作基托时蜡片马蹄形展开(图 3-95,视频 KQ-3-28 下颌蜡片 1/2 处切断)。

4. 点燃酒精灯,烤软蜡片(图 3-96,视频 KQ-3-29 烤软蜡片)。

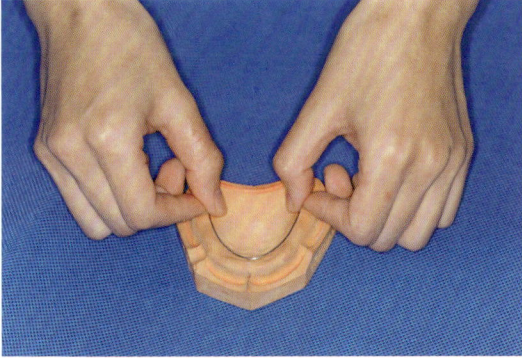

图 3-92　调整增力丝

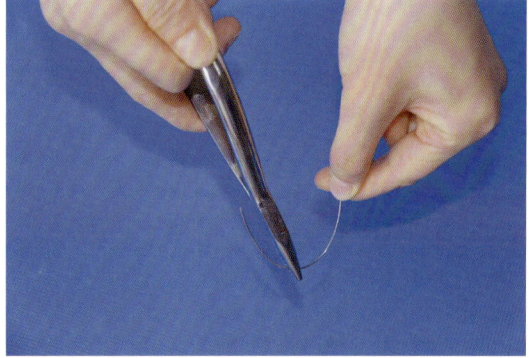

图 3-93　弯制增力丝

视频 KQ-3-27 根据牙弓形弯制增力丝

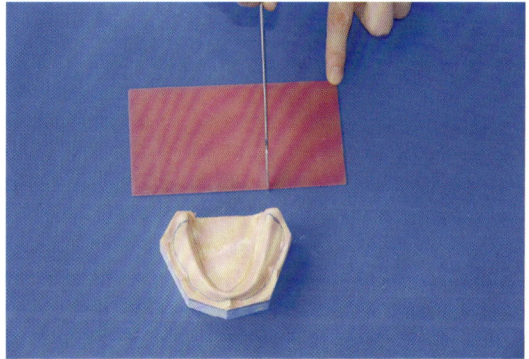

图 3-94　取蜡片

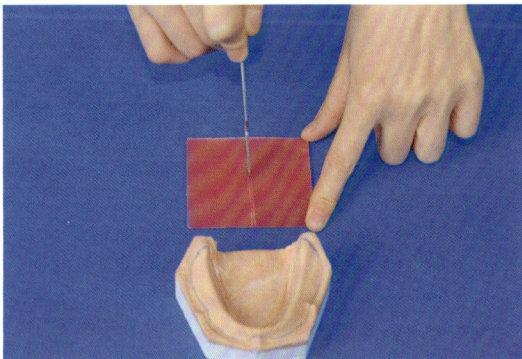

图 3-95　切断下颌蜡片

视频 KQ-3-28 下颌蜡片 1/2 处切断

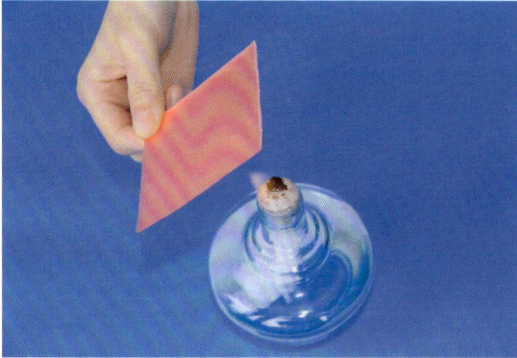

图 3-96 烤软蜡片

视频 KQ-3-29 烤软蜡片

5. 将蜡片覆盖在模型上。上颌从模型的腭中缝处开始推压,使蜡基托与模型表面紧密贴合(图 3-97,视频 KQ-3-30 上颌塑形)。

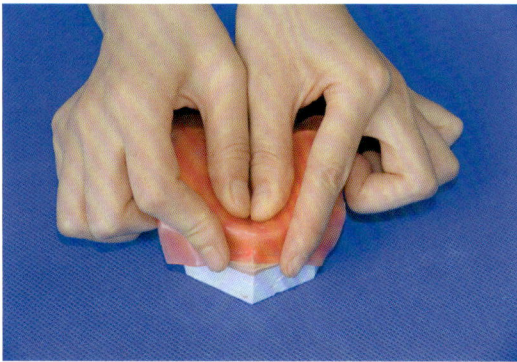

图 3-97 上颌蜡基托塑形

视频 KQ-3-30 上颌塑形

6. 下颌从模型上切口处展开蜡片,同时从舌侧开始向牙槽嵴及唇颊侧方向推压,使蜡基托与模型表面紧密贴合(图 3-98,视频 KQ-3-31 下颌塑形)。

7. 加热雕刻刀切除多余蜡片。切除唇系带处的蜡片,露出唇系带(图 3-99,图 3-100)。

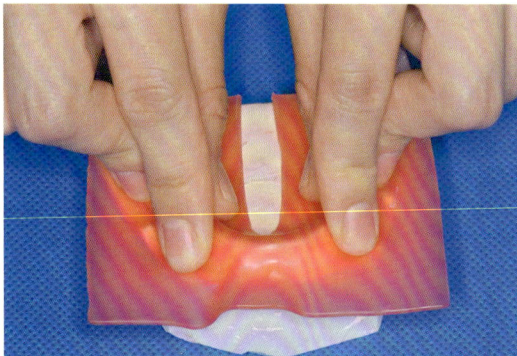

图 3-98 下颌蜡基托塑形

视频 KQ-3-31 下颌塑形

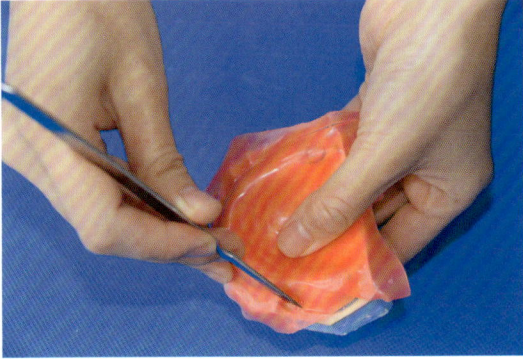

图 3-99　切除上颌多余蜡片

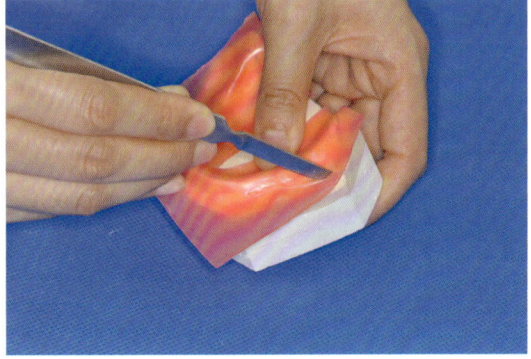

图 3-100　切除下颌多余蜡片

（四）放置增力丝

1. 烤热增力丝,将其放入基托内（图 3-101）。

2. 上颌增力丝放于腭侧及基托后缘横行处（图 3-102）。

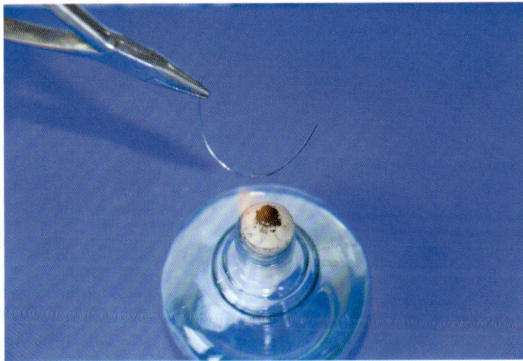

图 3-101　烤热增力丝

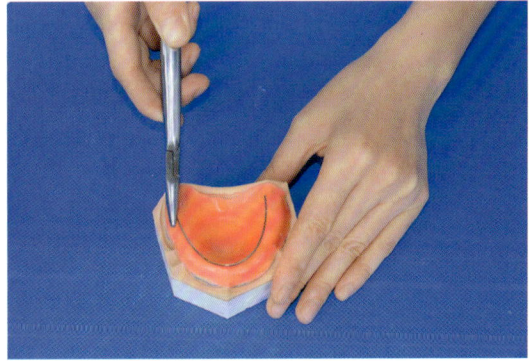

图 3-102　放入上颌增力丝

3. 下颌增力丝放于舌侧基托内（图 3-103）。

（五）修整蜡基托边缘

取下蜡基托,用热蜡刀修整基托边缘（图 3-104~图 3-106,视频 KQ-3-32 修整上下颌基托）。

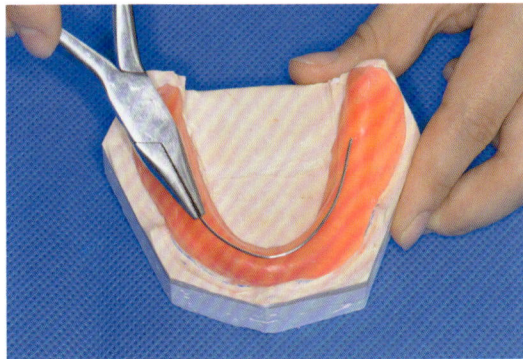

图 3-103　放入下颌增力丝

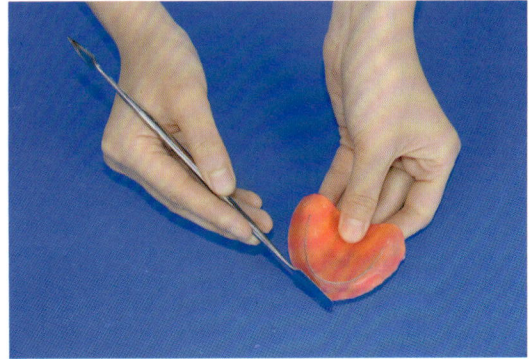

图 3-104　修整上颌基托边缘

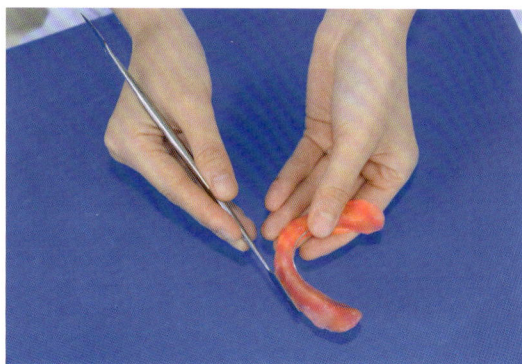

图 3-105   修整下颌基托边缘

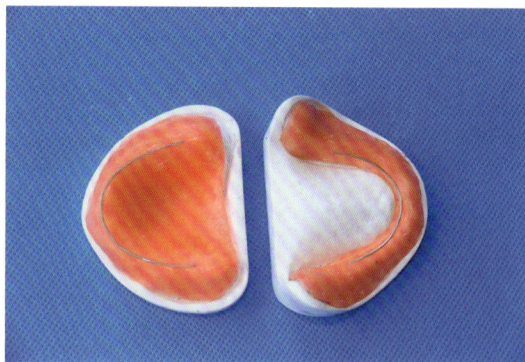

图 3-106   上下颌基托边缘修整后

视频 KQ-3-32 修整上下颌基托

（六）整理用物，消毒备用

五、操作注意事项

1. 制作前须将模型浸湿，避免制作时蜡片与石膏粘连。

2. 护士将烤软后的蜡片放于模型上时，注意用双手同时左右均匀推压蜡片，使蜡片既与模型贴合，又防止制作好的蜡基托左右翘动。

3. 增力丝分别放置于上颌腭侧及下颌舌侧内，避免放置于牙槽嵴顶部影响咬合关系的确定。

4. 掌握基托伸展范围

（1）上颌蜡基托制作时，基托伸展覆盖至颤动线位置（图 3-107），后缘应止于硬软腭交界处的软腭上（图 3-108）。

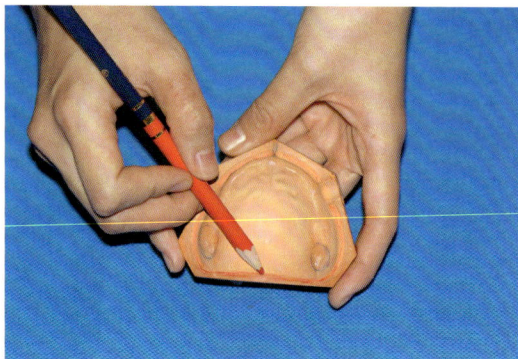

图 3-107   颤动线

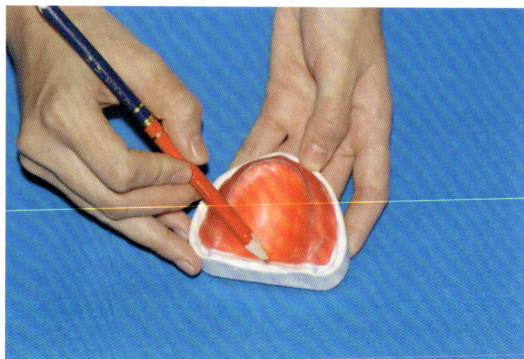

图 3-108   硬软腭交界处

（2）制作上颌蜡基托时，蜡片须包绕上颌结节（图 3-109）的颊侧、颊间隙处。

（3）下颌蜡基托的唇颊边缘应伸到唇颊沟内，基托后缘应盖过磨牙后垫（图 3-110）的 1/2 或全部。

（4）上颌基托制作后，切除唇系带处的蜡片，露出唇系带（图 3-111）。

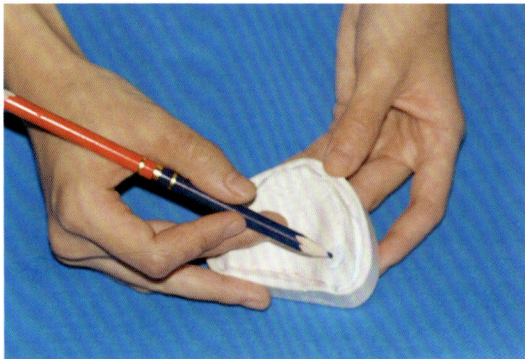

图 3-109　上颌结节

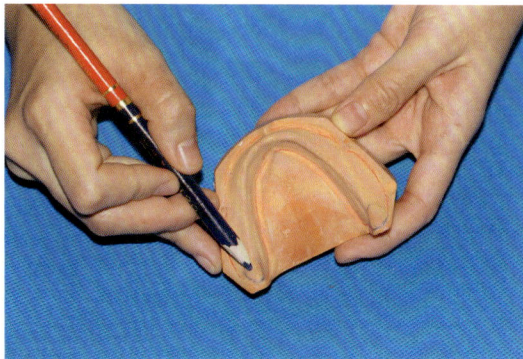

图 3-110　磨牙后垫

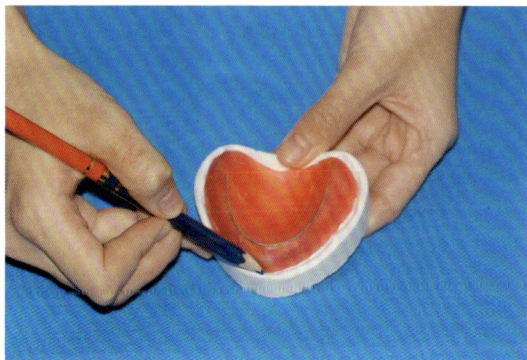

图 3-111　唇系带

六、质量要求

1. 制作好的蜡基托与模型贴合，无左右翘动。
2. 蜡基托边缘光滑，增力丝位置放置准确。

（鲁　喆　张宗骊）

第八节　石膏模型的灌注

一、简介

石膏模型灌注是指将石膏和水按一定比例调和均匀后，按照要求注入印模中，将印模灌注成石膏模型的操作技术。

二、操作目的

将印模灌注成石膏模型,用于记录口腔各部分组织形态及关系。

三、适用范围

该技术适用于固定义齿、可摘局部义齿、全口义齿工作模型的灌注,亦可用于研究模型、记存模型的灌注。

四、操作步骤

（一）操作前准备

1. 环境整洁、安全,护士着装规范,洗手。

2. 用物准备　纸巾、石膏、清水、口杯、量杯、玻璃板、棉签、调拌碗、调拌刀、小刀（图 3-112 ）。

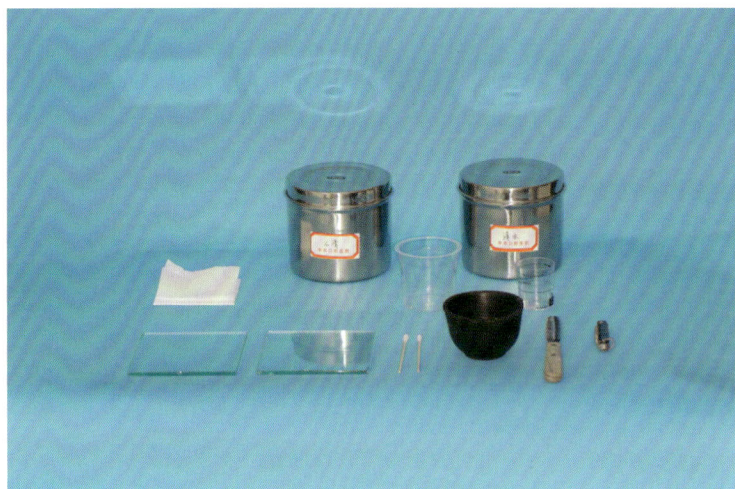

图 3-112　用物准备

（二）模型检查与修整

1. 检查印模与托盘是否有分离现象,是否结合紧密（图 3-113 ）。

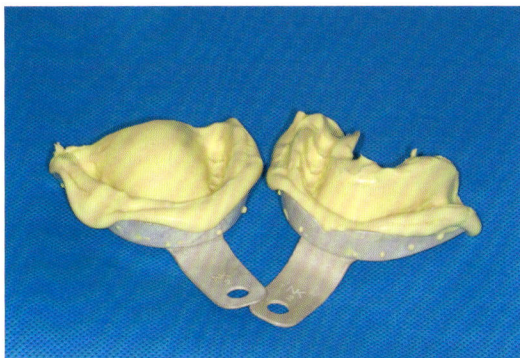

图 3-113　检查印模

2. 修整印模,切除过长的边缘(图 3-114,视频 KQ-3-33 修整印模)。

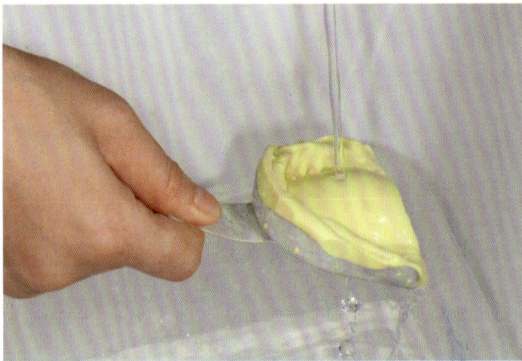

3. 用流动水冲洗印模表面(图 3-115,视频 KQ-3-34 冲洗印模)。

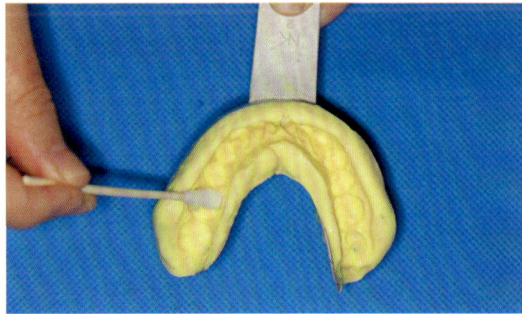

4. 用棉签擦干印模上多余水分(图 3-116)。

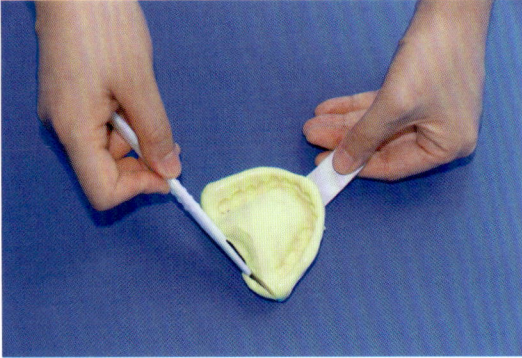

图 3-114　修整印模

视频 KQ-3-33 修整印模

图 3-115　冲洗印模

视频 KQ-3-34 冲洗印模

图 3-116　擦干印模

(三)模型灌注

1. 先取 60mL 水于橡皮碗内,再加入适量石膏,使水面刚刚没过石膏(图 3-117,视频 KQ-3-35 取水加石膏)。

2. 静置片刻,利用石膏的重力使石膏与水自然混合没有游离水(图 3-118)。

3. 护士一手握住橡皮碗,一手用调拌刀将石膏与水调拌均匀成糊状(图 3-119,视频 KQ-3-36 调拌成糊状)。

4. 双手握住橡皮碗,将橡皮碗在桌上轻轻振动,逐出碗内石膏中的空气泡(图 3-120,图 3-121,视频 KQ-3-37 逐出碗内气泡)。

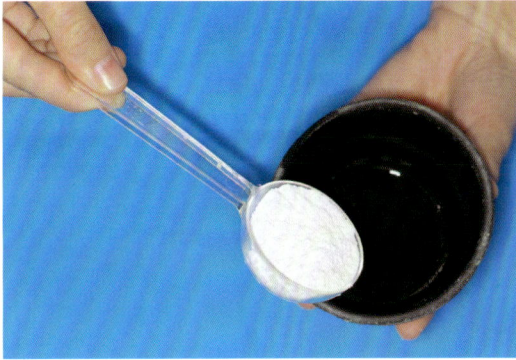

图 3-117　取水加石膏

视频 KQ-3-35 取水加石膏

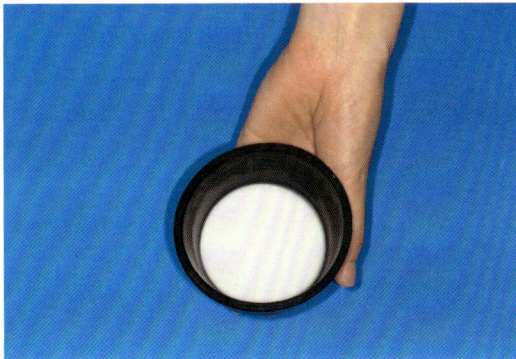

图 3-118　石膏表面没有游离水

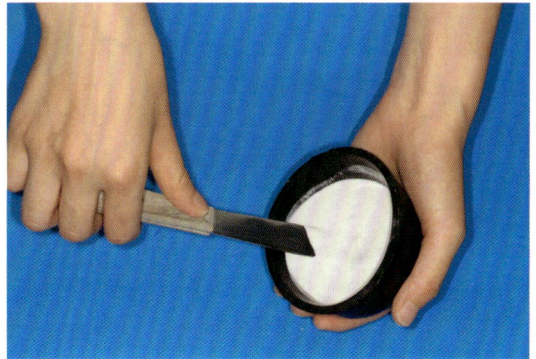

图 3-119　将石膏调拌成糊状

视频 KQ-3-36 调拌成糊状

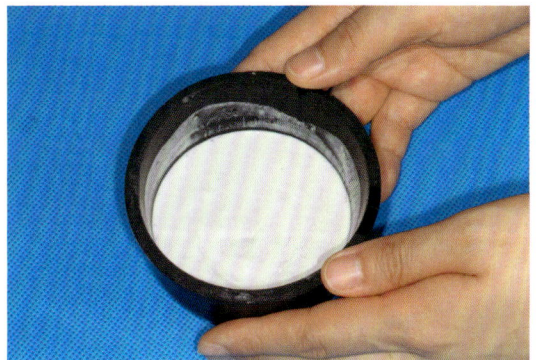

图 3-120　调拌的石膏有气泡

视频 KQ-3-37 逐出碗内气泡

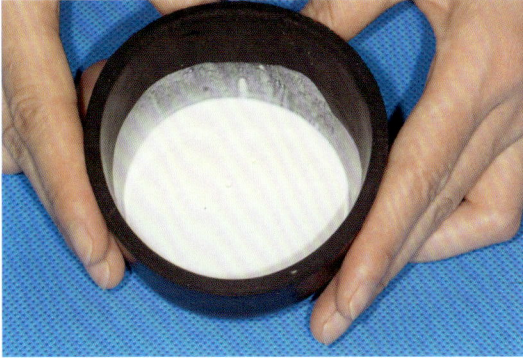

图 3-121　调拌的石膏无气泡

5. 灌注上颌模型时,先用调拌刀取出少许石膏,放于印模上颌腭顶处(图 3-122,视频 KQ-3-38 上颌从腭顶处放入)。

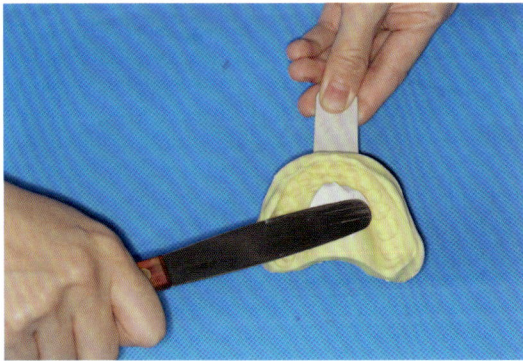

视频 KQ-3-38 上颌从腭顶处放入

图 3-122　将石膏放于上颌腭顶

6. 灌注下颌模型时,先用调拌刀取出少许石膏,放于印模舌侧(图 3-123,视频 KQ-3-39 下颌从舌侧放入)。

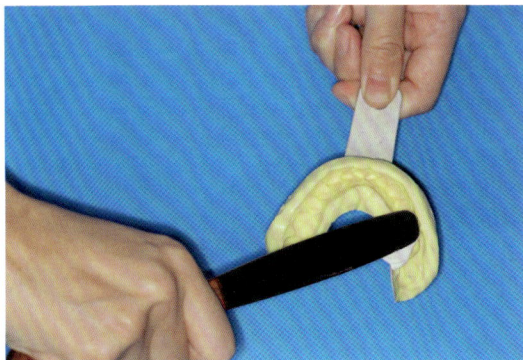

视频 KQ-3-39 下颌从舌侧放入

图 3-123　将石膏放于下颌舌侧

7. 一手轻轻振动托盘柄,使石膏充盈印模的牙冠部分(图 3-124),然后继续用调拌刀添加石膏,直到盛满整个印模为止(图 3-125,视频 KQ-3-40 石膏充盈印模牙冠并盛满整个印模)。

8. 用调拌刀将橡皮碗内剩余石膏倒于玻璃板上(图 3-126)。

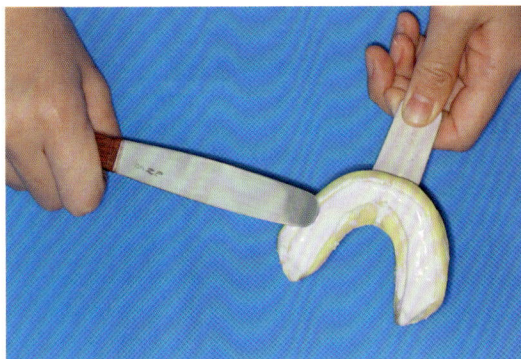

图 3-124　石膏充盈印模牙冠

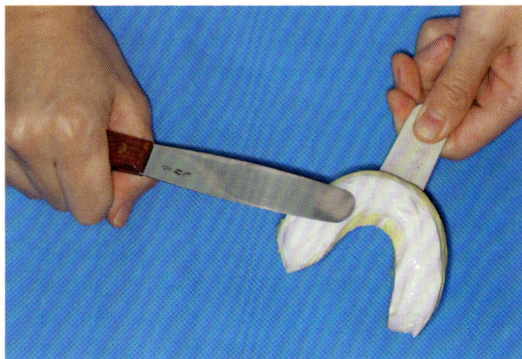

图 3-125　石膏盛满整个印模

视频 KQ-3-40 石膏充盈印模牙冠并盛满整个印模

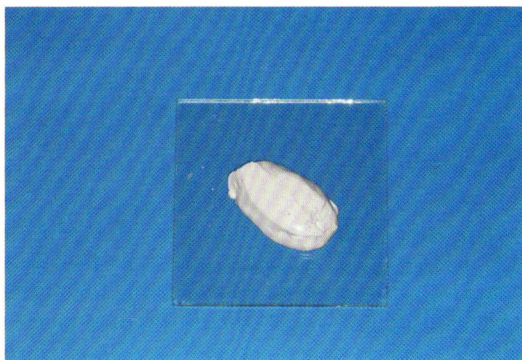

图 3-126　剩余石膏倒于玻璃板上

9. 将上颌印模翻转置于玻璃板上的石膏上,轻轻调整印模托盘,使印模殆面与玻璃板平行(图 3-127,视频 KQ-3-41 两指压印模)。

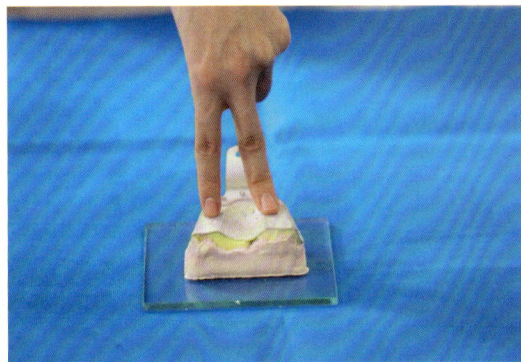

图 3-127　两指压印模

视频 KQ-3-41 两指压印模

10. 同法灌注下颌模型。灌注下颌模型时,用调拌刀切除舌侧多余石膏,露出托盘边缘(图 3-128)。

11. 模型底部要求有一定的厚度,上颌为 4.0~4.5cm(图 3-129),下颌为 3.5~4.0cm(图 3-130,视频 KQ-3-42 上下颌模型底座的厚度)。

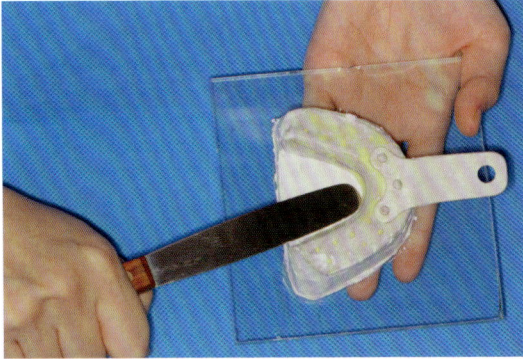

图 3-128　切除下颌舌侧多余石膏

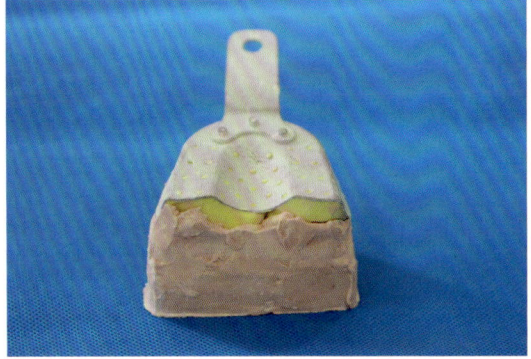

图 3-129　上颌模型底部厚度

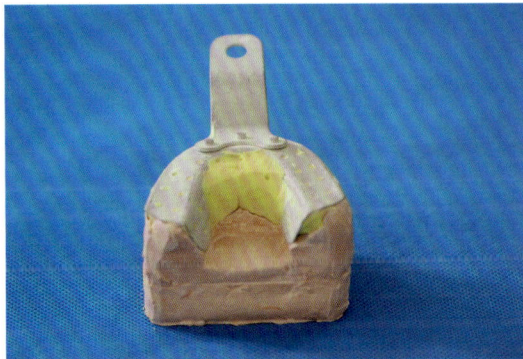

图 3-130　下颌模型底部厚度

视频 KQ-3-42 上下颌模型底座的厚度

12. 为了保持原来的印模边缘,使模型上具有黏膜转折处的形态,可用调拌刀修整,使石膏盖过印模周围边缘约 3mm,然后去除多余石膏(图 3-131)。

13. 模型灌注后静置 30 分钟,待石膏凝固变硬后,将模型从玻璃板上取下,用小刀除去托盘周围多余的石膏和印模材料(图 3-132,视频 KQ-3-43 去除托盘上多余的石膏和印模材料)。

14. 脱模　左手握着托盘,右手顺着石膏牙长轴方向,轻轻将印模松动后取下并分离出模型(图 3-133,图 3-134,视频 KQ-3-44 分离上下颌模型)。

15. 若基牙为孤立牙(图 3-135)或扭转牙,为避免灌注的石膏牙折断,可以先在该牙印模上插入牙签或大头针以增加该牙的强度。

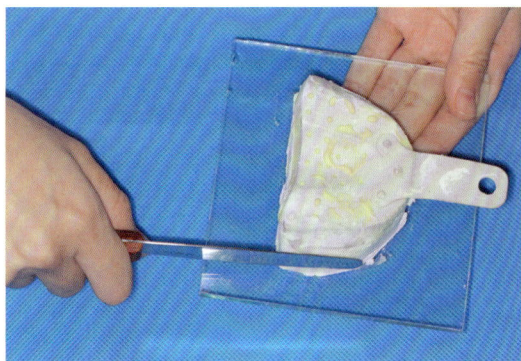

图 3-131 修整印模边缘

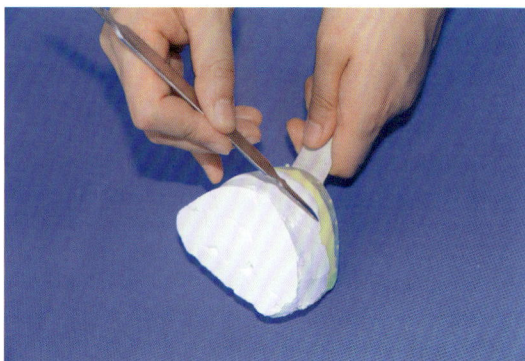

图 3-132 除去托盘上多余的石膏和印模材料

KQ-3-43

视频 KQ-3-43 去除托盘上多余的石膏和印模材料

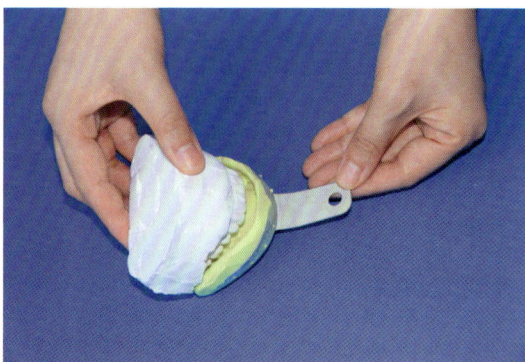

图 3-133 分离上颌模型

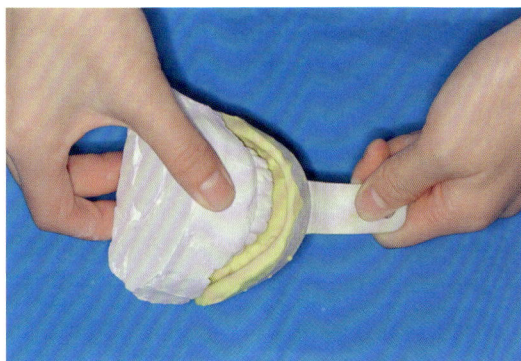

图 3-134 分离下颌模型

KQ-3-44

视频 KQ-3-44 分离上下颌模型

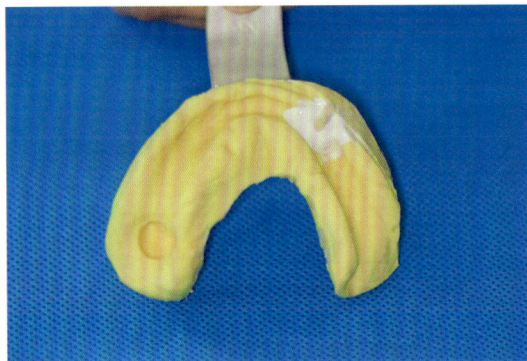

图 3-135 基牙为孤立牙

（四）整理用物，消毒备用

五、操作注意事项

1. 模型灌注前应仔细观察印模与托盘是否有分离现象。

2. 模型灌注前须用流动水冲洗印模表面且擦干。

3. 调拌时先取水后加入石膏并静置 10 秒左右后再进行调拌，调拌速度不宜过快，防止调拌过程中产生气泡。

4. 将调拌好的石膏轻轻震荡一下，排出材料中的气泡后再进行模型灌注。

5. 清水、石膏粉取量准确以保证石膏的稀稠度适宜。不要在操作中随意添加水或石膏。

6. 藻酸盐印模要及时灌注，橡胶印模要静置 30 分钟后再进行灌注。

7. 模型灌注完成修整后要及时做好标记，防止遗失或混淆。

六、质量要求

1. 调拌完成的石膏均匀、细腻、无颗粒、无气泡。

2. 灌注完成的模型厚度适宜，模型无气泡，石膏牙无折断。

（鲁 喆 罗 玲）

第四章 口腔科材料的调拌

第一节 磷酸锌粘固剂的调拌

一、简介

磷酸锌粘固剂是口腔常用基底材料,由粉剂和液剂调拌而成。采用旋转、折叠调拌手法,将粉剂和液剂充分混合、研磨,使材料质地达到均匀、细腻、无颗粒、无气泡的一种调拌技术。

二、操作目的

将磷酸锌粘固剂按治疗需要调拌成具有良好抗压强度和粘接性的材料。

三、适用范围

磷酸锌粘固剂适用于窝洞的垫底、暂时性充填、修复体的粘接。

四、操作步骤

(一)操作前准备

1. 环境准备 环境整洁、宽敞、明亮,温湿度适宜,易于操作。

2. 用物准备(图 4-1)

(1)一般用物准备:消毒玻璃板 1 套,包括玻璃板 1 块、调拌刀 2 把、镊子 1 把。

(2)特殊用物:磷酸锌水门汀粉剂、磷酸锌水门汀液剂。

(3)其他用物准备:取粉勺、清洁用水(内含取水勺),瓶镊罐,敷料。

3. 护士准备 洗手,戴口罩,着装规范。

(二)护理评估

1. 环境评估 环境宽敞、明亮、整洁、安全。用物放置合理,室内温度为(23 ± 1)℃,湿度为(50 ± 5)%。

2. 病人评估 告知病人治疗项目,评估病人全身状况。

3. 充填洞形评估 核对患牙充填洞形的材料用量。

(三)调拌

1. 核对材料及用物的有效期,查看材料颜色及性质是否有改变。

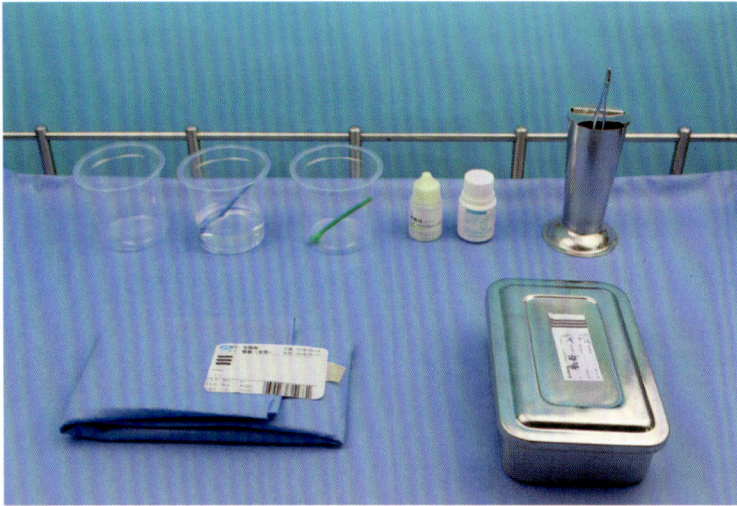

图 4-1　用物准备

2. 摆放调拌用具　打开玻璃板包布,取一把合适的调拌刀放于玻璃板右侧,将镊子及另一把调拌刀放于玻璃板左侧,调整玻璃板位置于治疗巾中间(图 4-2,视频 KQ-4-1 磷酸锌粘固剂调拌用具摆放)。

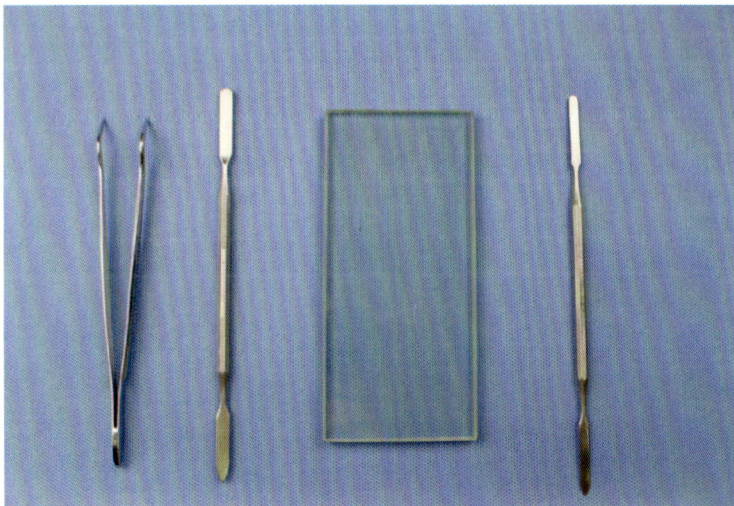

图 4-2　调拌用具摆放位置

KQ-4-1

视频 KQ-4-1
磷酸锌粘固剂
调拌用具摆放

3. 取纱球　用镊子夹取 1 个无菌纱球置于治疗巾右上方(图 4-3)。

4. 取粉　核对磷酸锌粉剂名称,轻拍粉剂瓶底部松解粉剂,右手持粉勺取 1 平勺粉置于玻璃板上 1/3 处(图 4-4,视频 KQ-4-2 磷酸锌粘固剂调拌取粉)。

5. 取液　核对磷酸锌液剂名称,将液体滴于玻璃板下 1/3 处,粉液间距约为 3~4cm(图 4-5,视频 KQ-4-3 磷酸锌粘固剂调拌取液)。

6. 固定玻璃板　护士左手用拇指、示指和中指卡住玻璃板下端(图 4-6)。

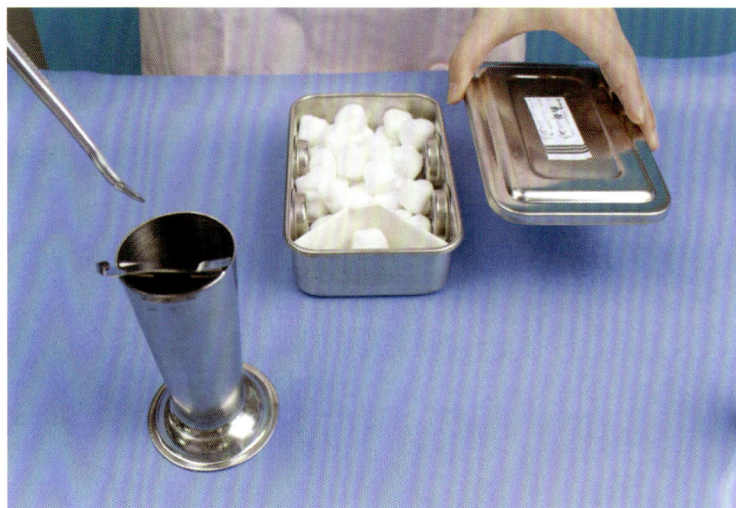

图 4-3   取纱球

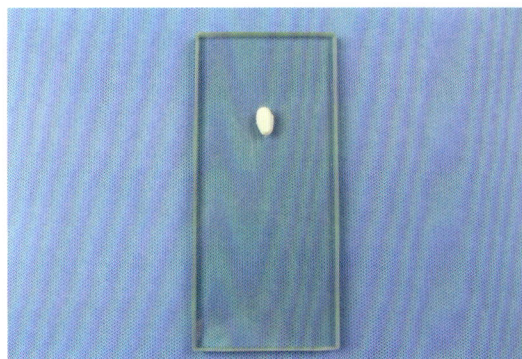

图 4-4   置粉于玻璃板上 1/3 的位置

视频 KQ-4-2 磷酸锌粘固剂调拌取粉

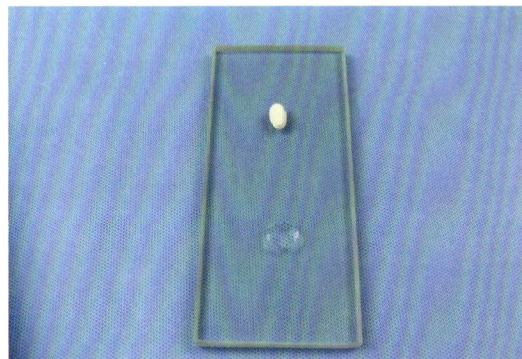

图 4-5   粉液之间的距离

视频 KQ-4-3 磷酸锌粘固剂调拌取液

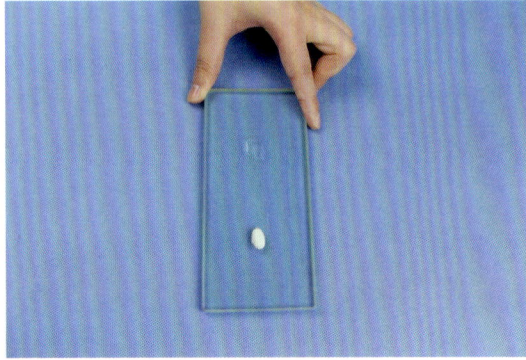

图 4-6　固定玻璃板

7. 分粉　右手持调拌刀,将粉逐次分为 5 份(图 4-7,视频 KQ-4-4 磷酸锌粘固剂调拌分粉)。

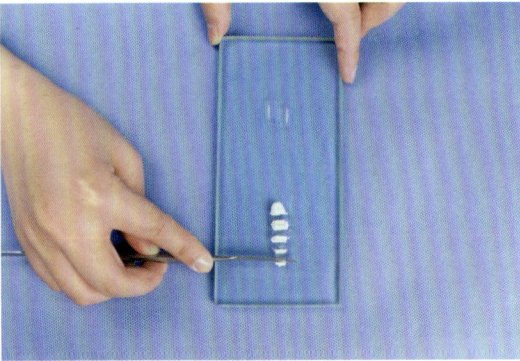

视频 KQ-4-4 磷酸锌粘固剂调拌分粉

图 4-7　分粉

8. 调拌　将第 1 份粉剂加入液剂中,用旋转推开折叠的手法将粉液混合,充分碾压材料,确保粉液已充分混合,且周围没有多余粉剂后再加入下一份粉剂,以同样手法进行调拌,每次加粉后调拌时间均为 10 秒,直至 5 份粉剂都充分碾压调拌均匀。注意调拌时间为 60 秒左右(图 4-8,视频 KQ-4-5 磷酸锌粘固剂调拌)。

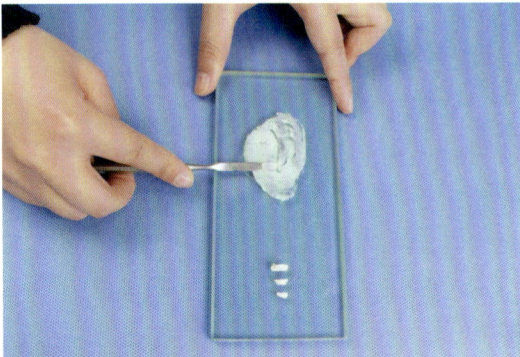

视频 KQ-4-5 磷酸锌粘固剂调拌

图 4-8　调拌材料

9. 收拢材料　当材料调至所需性状后将材料收拢,用折叠法把材料中气泡排尽收拢,及时传递给医师(图 4-9,视频 KQ-4-6 磷酸锌粘固剂折叠收拢)。

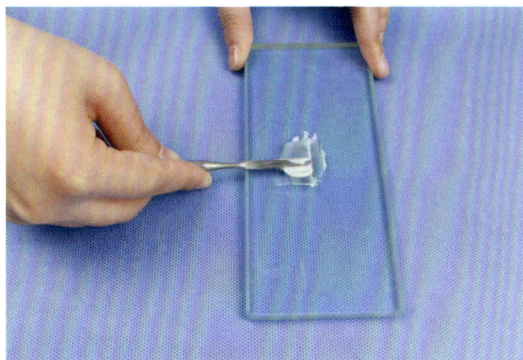

图 4-9　收拢材料

视频 KQ-4-6 磷酸锌粘固剂折叠收拢

(四)整理用物

取 1 勺清水置于玻璃板中间,用调拌刀以旋转方式清洁玻璃板,两把调拌刀相互刮除刀上多余材料,用镊子取纱球擦干净调拌刀放好,继续用纱球从上向下、从左至右依次擦拭玻璃板。将玻璃板盖好,整理用物,消毒备用。

五、操作注意事项

1. 固定玻璃板时,用拇指、示指和中指卡住玻璃板,切勿用手指压在玻璃板上污染玻璃板,取用物时做到不跨越无菌区,遵守无菌操作原则。

2. 使用量具取量粉、液,根据用途不同粉、液比例应准确。

3. 调拌时间控制在 60 秒,调拌时间过长、过短都会影响材料的抗压和抗拉强度及粘接力度,影响成形材料的质量。

4. 每次加粉前应注意周围没有多余的粉剂,并且每一份粉剂都已经在规定时间内经过充分旋转折叠混合后,才能逐次加入下一份粉剂。

5. 在调拌的过程中,旋转碾磨需要达到 80~100 次 / 分钟。若旋转速度过慢,会影响材料的散热,最终影响成形材料调拌的质量。

六、质量要求

1. 材料质地均匀、细腻,无颗粒、无气泡。

2. 成形材料表面光滑。

3. 用于垫底的材料呈面团状,以不粘器械为度。

4. 用于封洞的材料呈稠糊状,柔软有黏性。

5. 用于粘接的材料呈拉丝状,可牵拉成丝。

(陈　文)

第二节 玻璃离子水门汀（充填）材料的调拌

一、简介

玻璃离子水门汀（充填）材料调拌是将玻璃离子水门汀的粉剂与液剂，按一定比例取量，使用专用的树脂调拌刀和调拌纸，将粉、液混合旋转和折叠充分，调匀，并碾压排出气泡，使其充分发生反应形成半透明状态的混合物的一项操作。

二、操作目的

运用专业的调拌技术将玻璃离子水门汀（充填）材料调成面团状混合物，用于窝洞的充填修复。

三、适用范围

1. 乳牙的Ⅰ、Ⅱ类龋洞充填修复。
2. 恒牙非功能区的Ⅰ、Ⅱ类龋洞充填修复。
3. Ⅳ类龋洞和根面的充填修复。

四、操作步骤

（一）操作前准备

1. 环境准备　环境宽敞、明亮，温湿度适宜，易于操作。
2. 用物准备　瓶镊罐、酒精棉球罐、纱球罐、玻璃离子粉剂、液剂、无菌铺巾、调拌纸板、量勺、树脂调拌刀（图 4-10）。

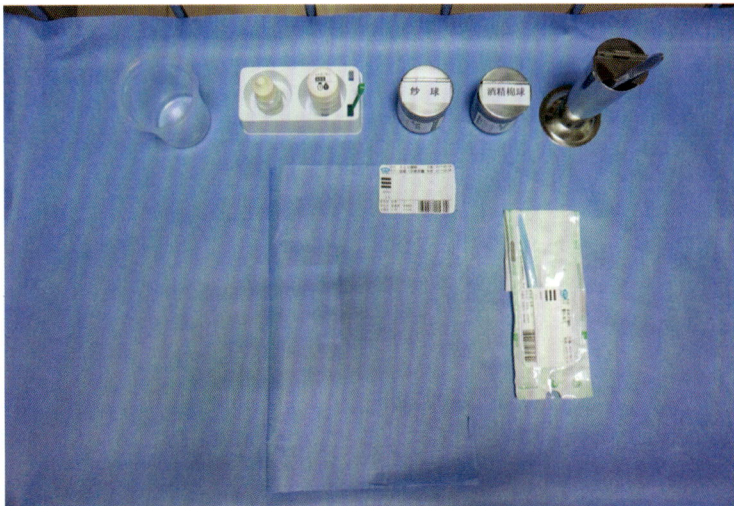

图 4-10　用物准备

3. 护士准备　洗手,戴口罩、面罩。

(二)评估材料用量

护士观察洞形,评估其所需材料用量。

(三)操作

1. 逐一核对用物有效期。

2. 放置调拌纸板、树脂调拌刀于无菌巾中(图 4-11)。

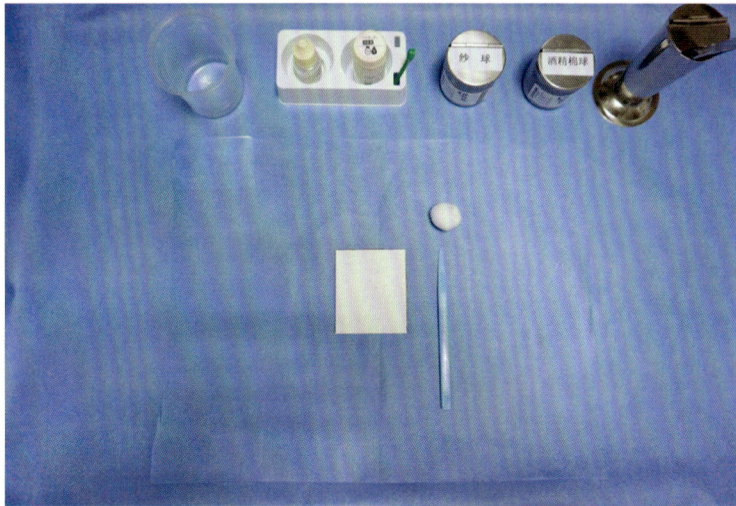

图 4-11　放置调拌纸板

3. 轻拍粉剂瓶底部松粉(图 4-12)。

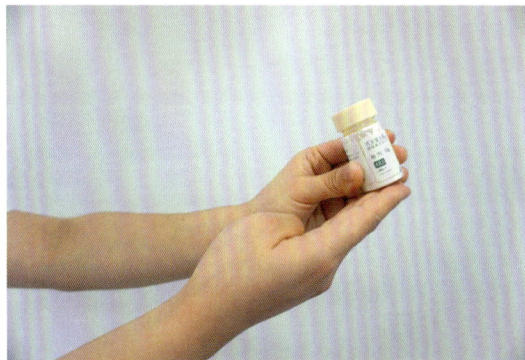

图 4-12　轻拍粉剂瓶底

4. 用专业量勺取 1 平勺粉剂置于纸板上端(图 4-13,视频 KQ-4-7 玻璃离子水门汀调拌取粉)。

5. 用拇指、示指和中指轻轻挤压液剂(图 4-14),垂直滴 1 滴液体,与粉距离 1~2cm(视频 KQ-4-8 玻璃离子水门汀调拌取液)。

6. 将粉剂分为两份,先将第 1 份粉剂加入液体中,用旋转研磨法调拌材料,使材料充分混合调匀 10 秒(图 4-15,视频 KQ-4-9 玻璃离子水门汀第一份粉液调拌)。

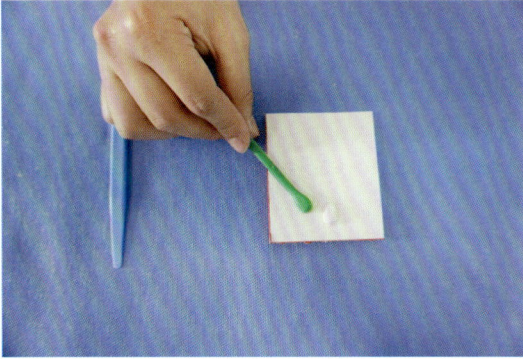

图 4-13 取粉

KQ-4-7

视频 KQ-4-7 玻璃离子水门汀调拌取粉

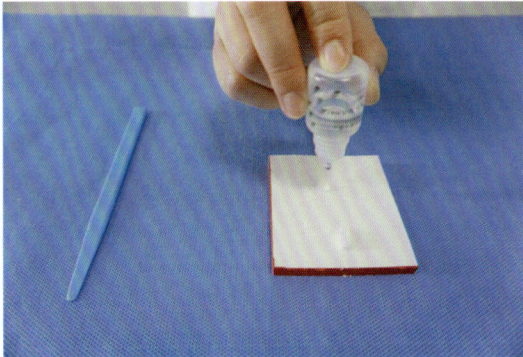

图 4-14 取液

KQ-4-8

视频 KQ-4-8 玻璃离子水门汀调拌取液

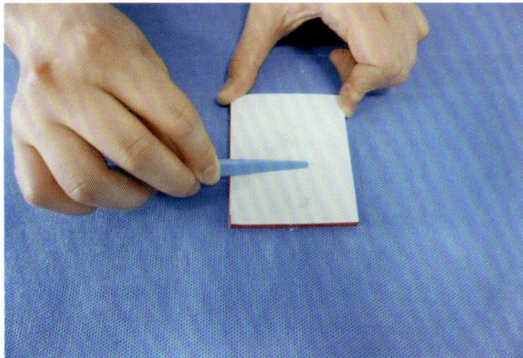

图 4-15 第 1 份粉液调拌

KQ-4-9

视频 KQ-4-9 玻璃离子水门汀第一份粉液调拌

　7. 再逐次加入粉剂调拌,操作完成时间共计 30 秒左右(图 4-16,视频 KQ-4-10 玻璃离子水门汀逐次加粉剂调拌)。

　8. 收拢材料传递给医师(图 4-17)。

　9. 分类整理用物,消毒备用。

视频 KQ-4-10 玻璃离子水门汀逐次加粉剂调拌

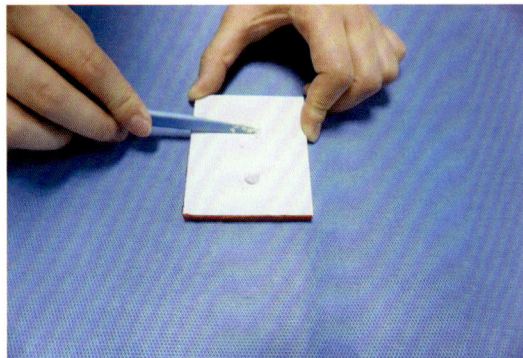

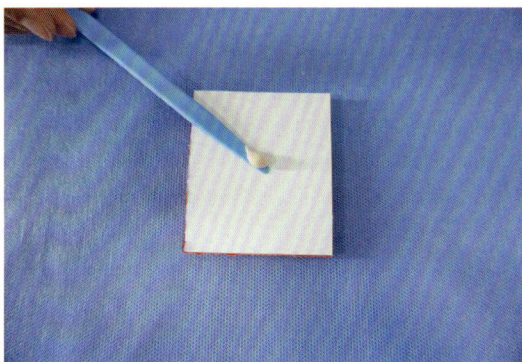

图 4-16 逐次加入粉剂调拌

图 4-17 收拢材料

五、操作注意事项

1. 准确按比例取粉、液用量。

2. 取粉前用手轻拍瓶底,松解粉剂,不要震荡和倒置。

3. 粉液放置于纸板上距离 1~2cm,以便于操作。

4. 使用旋转研磨法调拌并折叠挤压排出材料中的气泡,收拢材料。

5. 调拌刀工作端前 1/2~1/3 紧贴调拌纸板,使调拌刀和调拌纸板充分接触,其角度不大于 5°。

6. 调拌操作时间不超过 30 秒。

六、质量要求

1. 材料取量准确,无浪费。

2. 调拌方法正确,手法熟练有序,动作协调敏捷。

3. 调拌过程无污染。

4. 调拌成形的材料均匀、细腻,无颗粒、无气泡,表面光亮,呈面团状。

(赵晓曦)

第三节　牙周塞治剂的调拌

一、简介

牙周塞治剂是口腔常用保护伤口的敷料,由粉剂和液剂调拌而成。牙周塞治剂调拌是将粉剂(牙周敷料粉),液剂(丁香油)采用旋转、折叠调拌手法,充分混合、研磨,使材料呈面团状,材料质地达到均匀、细腻、无颗粒、无气泡的一项操作。

二、操作目的

调拌成形的牙周塞治剂具有良好的抗压强度和粘接性,材料覆盖于术区创面起到止血、消炎、镇痛和保护伤口预防感染的作用。

三、适用范围

牙周塞治剂适用于牙龈出血、牙周手术伤口保护的病人。

四、操作步骤

(一)操作前准备

1. 环境准备　环境整洁、明亮、安全,温湿度适宜,易于操作。

2. 用物准备

(1)一般用物准备:消毒玻璃板一套包括:玻璃板 1 块、调拌刀 2 把、镊子 1 把。

(2)特殊用物准备:牙周敷料粉、丁香油。

(3)其他用物准备:取粉勺、敷料盒、酒精棉球、瓶镊罐(图 4-18)。

3. 护士准备　洗手,戴口罩,着装规范。

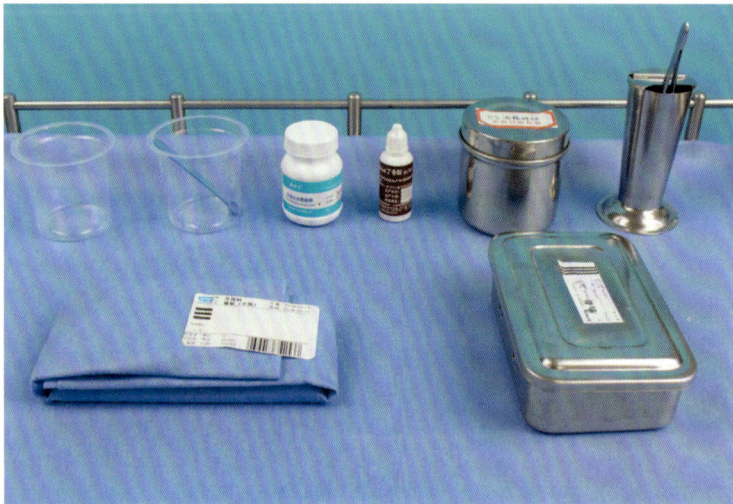

图 4-18　用物准备

（二）护理评估

1. 环境评估　操作环境整洁、明亮、安全,用物放置合理,温度为（23±1）℃,湿度为（50±5）%。

2. 病人评估　评估病人全身状况、出血量。

3. 用量评估　评估覆盖创面所需用量。

（三）调拌材料

1. 核对用物的有效期,查看材料颜色及性质是否有改变（图4-19）。

2. 整理调拌用具　打开玻璃板包布,取一把合适的调拌刀放于玻璃板右侧,将镊子及另一调拌刀放于玻璃板左侧,调整玻璃板位置于治疗巾中间（图4-20）。

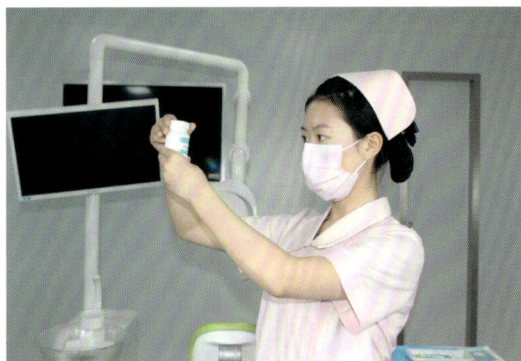

图4-19　核对用物

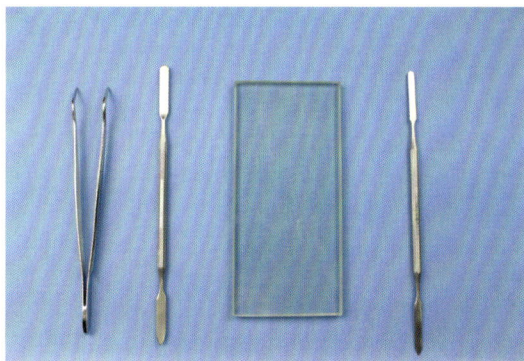

图4-20　调拌用具

3. 取纱球　用镊子夹取1个无菌纱球置于治疗巾右上方。

4. 取粉　核对牙周敷料粉名称,松解粉剂,右手持取粉勺取适量的粉置于玻璃板上1/3处（图4-21,视频KQ-4-11取牙周敷料粉）。

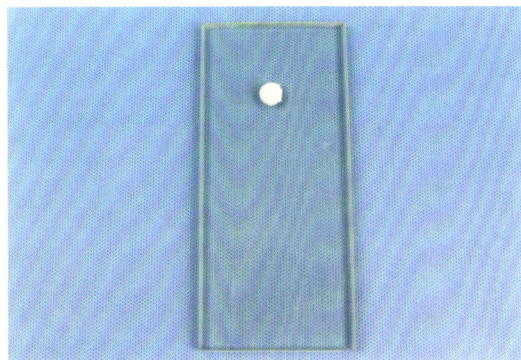

图4-21　将粉置于玻璃板上1/3的位置

KQ-4-11

视频KQ-4-11 取牙周敷料粉

5. 取液　核对丁香油名称,取适量的液体滴于玻璃板下1/3处,粉液间距为3~4cm（图4-22）,体积比为10:1（视频KQ-4-12取丁香油）。

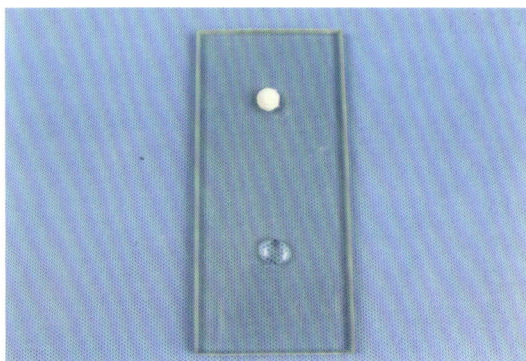

图 4-22 粉、液间距离

视频 KQ-4-12 取丁香油

6. 分粉 护士左手固定玻璃板下端,右手持调拌刀,将粉逐次分为 3~5 份(图 4-23,视频 KQ-4-13 牙周敷料粉分份)。

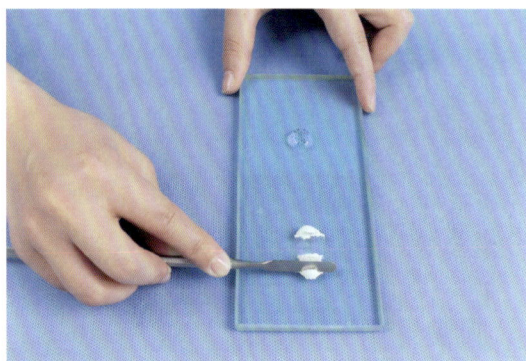

图 4-23 分粉

视频 KQ-4-13 牙周敷料粉分份

7. 调拌 将第 1 份粉剂加入液剂中,用旋转推开折叠的手法将粉液混合,充分碾压材料,确保粉液已充分混合,且周围没有多余粉剂后再加入下一份粉剂,以同样手法进行调拌,每次加粉后调拌时间为 10~20 秒,直至 5 份粉剂都充分碾压调拌均匀。注意调拌时间为 1~2 分钟左右(图 4-24,视频 KQ-4-14 牙周塞治剂调拌)。

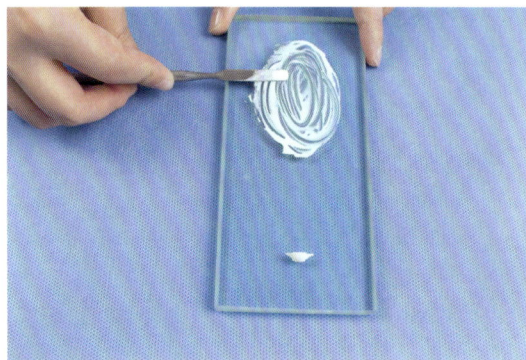

图 4-24 调拌材料

视频 KQ-4-14 牙周塞治剂调拌

8. 收拢材料　将材料收拢呈卧蚕条状,用折叠法把材料中气泡排尽收拢,及时传给医师(图 4-25,视频 KQ-4-15 牙周塞治剂调拌折叠收拢)。

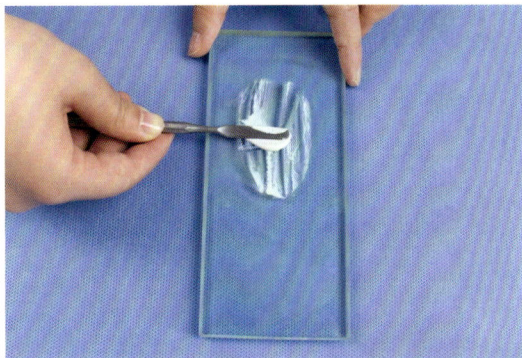

图 4-25　收拢材料

视频 KQ-4-15 牙周塞治剂调拌折叠收拢

(四)分类整理用物,消毒备用

用镊子夹取 1 个酒精棉球放于玻璃板上,持镊子用酒精棉球擦拭调拌刀及玻璃板,再用干棉球擦干调拌刀,从上至下、从左至右擦拭玻璃板,整理用物,将玻璃板盖好,消毒备用。

五、操作注意事项

1. 在操作过程中手指固定玻璃板时,不能压在玻璃板上以免污染玻璃板,取用物时不能跨越操作区,遵守无菌操作原则。

2. 使用量具取量粉、液,根据用途不同粉、液比例应准确,用于止血时应调拌成较硬的材料,起到压迫止血作用;用于手术后创面保护时应调拌成较软的材料,避免过度压迫软组织或使龈瓣移位,不利于创口的愈合。

3. 调拌应匀速、适中,调拌均匀充分,调拌成形的材料凝固速度慢且黏性大,治疗效果好。反之,则材料粗糙,黏性差,易脱落,影响治疗效果。

六、质量要求

1. 成形材料均匀、细腻、无颗粒、无气泡、表面光滑,为面团状。
2. 成形材料适合临床质量需求,材料粘接性好。

(陈　文)

第四节　硅橡胶印模材料(手混型)的调拌

一、简介

硅橡胶是一种高分子弹性印模材料。该材料弹性好、精确度高、体积变化小,常用于固定修复中精细印模的制取。硅橡胶印模材料由重体和轻体两部分组成,重体由油泥状的基质和催化剂两部分组成。本项操作是指重体的调拌,即采用规范的手法将重体的基质和催化剂进行充分混合,达到符合印模制取需要性状的一项操作技术。

二、操作目的

调拌硅橡胶印模材料用于制取精细印模。

三、适用范围

硅橡胶印模材料适用于各类修复治疗中精细印模的制取。

四、操作步骤

(一)操作前准备

1. 环境准备 环境整洁、明亮、安全,温湿度适宜,易于操作。

2. 用物准备 轻体自动混合枪、口内注射头、计时器、硅橡胶印模材料、口镜、上下颌托盘、调拌纸、纸巾、量勺、调拌刀(图 4-26)。

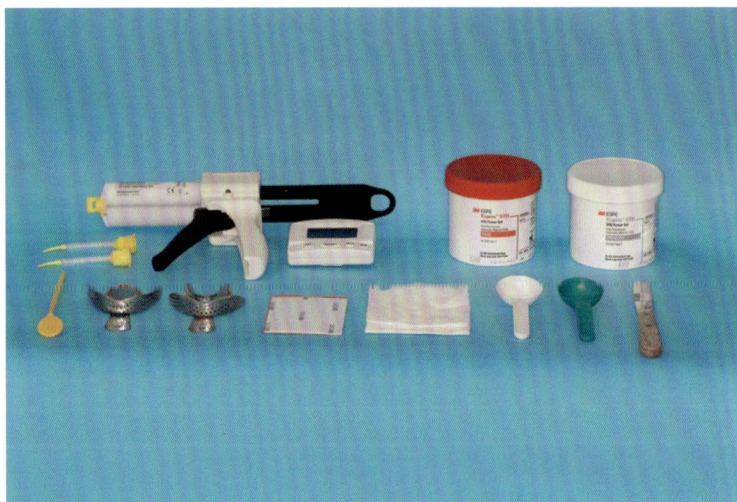

图 4-26 用物准备

3. 护士准备 洗手,戴口罩,着装规范。

(二)材料调拌

1. 查对材料及用物的性能,是否处于有效期内。

2. 将计时器时间设定为 3 分 30 秒(图 4-27)。

3. 传递口镜和托盘给医师,协助医师试托盘(图 4-28)。

4. 护士左手用纸巾接过托盘(图 4-29),右手将安装好的自动混合枪递给医师(图 4-30,视频 KQ-4-16 收回托盘及传递轻体混合枪)。

5. 用量勺分别取出基质和催化剂(图 4-31),用调拌刀切除量勺表面多余的材料(图 4-32),按 1∶1 的比例分别将基质和催化剂置于调拌纸上(图 4-33),盖上盖子(视频 KQ-4-17 取材料置于调拌纸上)。

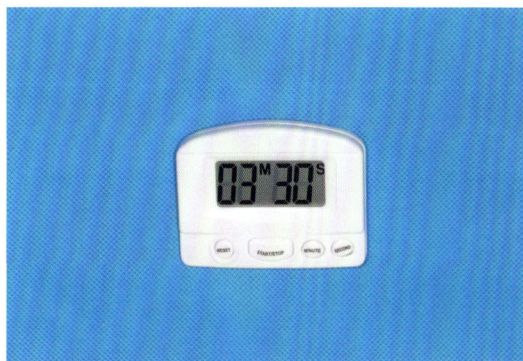

图 4-27   设定时间

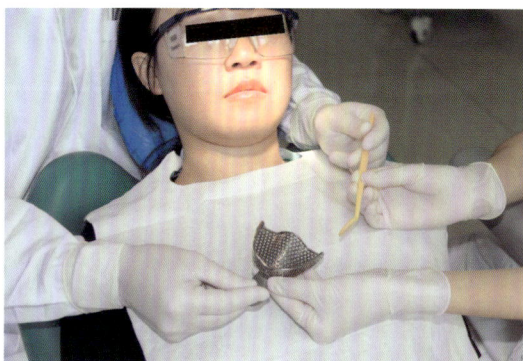

图 4-28   试托盘

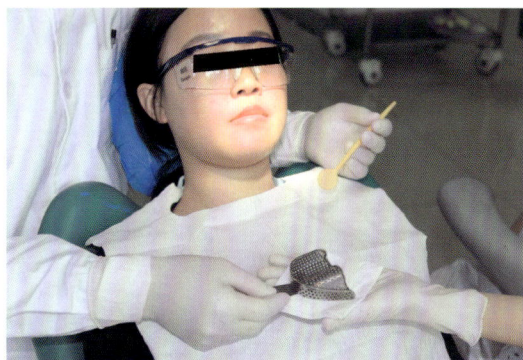

图 4-29   收回托盘

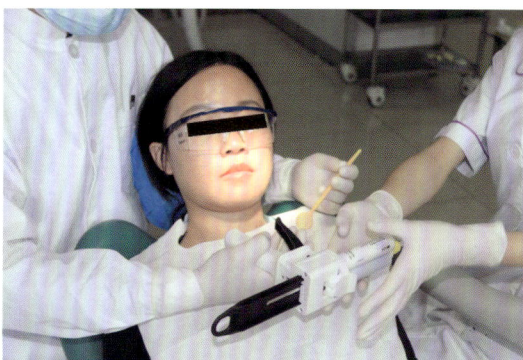

图 4-30   传递轻体混合枪

视频 KQ-4-16 收回托盘及传递轻体混合枪

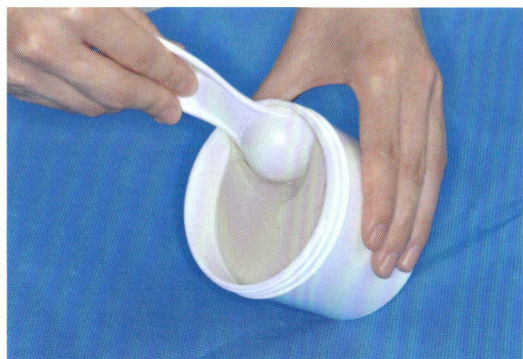

图 4-31   量勺取材料

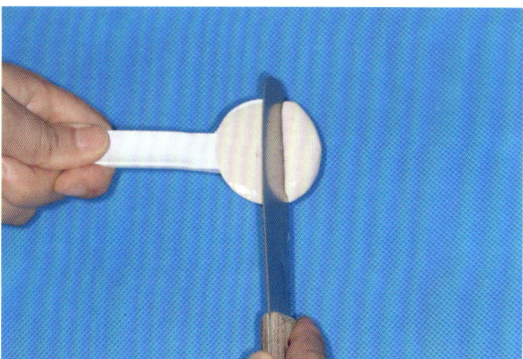

图 4-32   用调拌刀切除多余材料

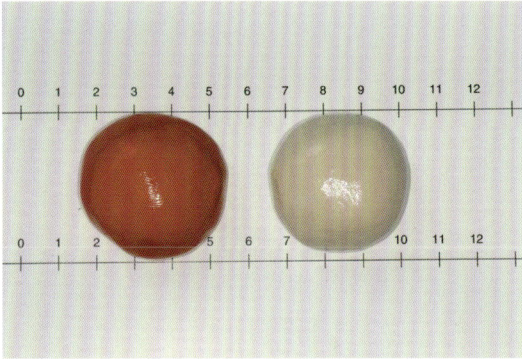

图 4-33　放置材料于调拌纸上

视频 KQ-4-17 取材料置于调拌纸上

6. 清洁量勺（图 4-34）和调拌刀（图 4-35）。

7. 护士用双手指腹将基质和催化剂进行混合揉捏（图 4-36），直至材料混合均匀无花斑纹（图 4-37，图 4-38，视频 KQ-4-18 进行材料调拌）。

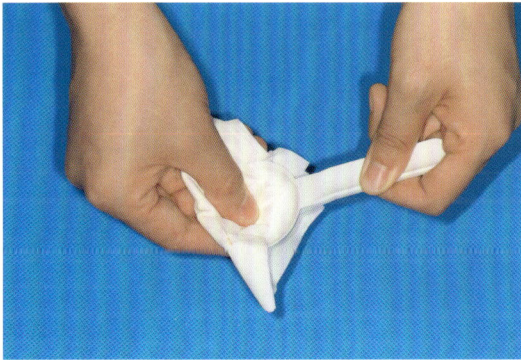

图 4-34　清洁量勺

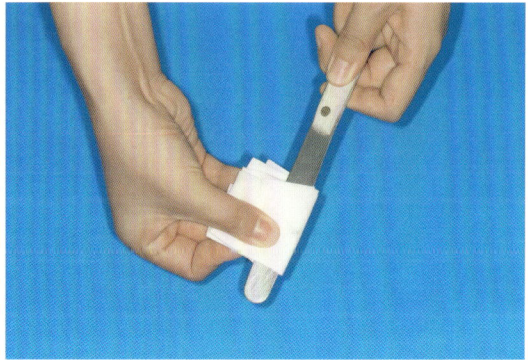

图 4-35　清洁调拌刀

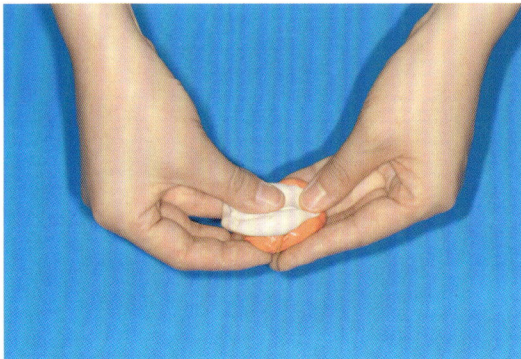

图 4-36　揉捏材料

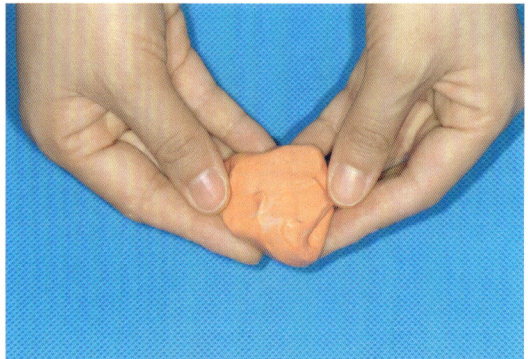

图 4-37　材料呈花斑纹状

KQ-4-18

视频 KQ-4-18 进行材料调拌

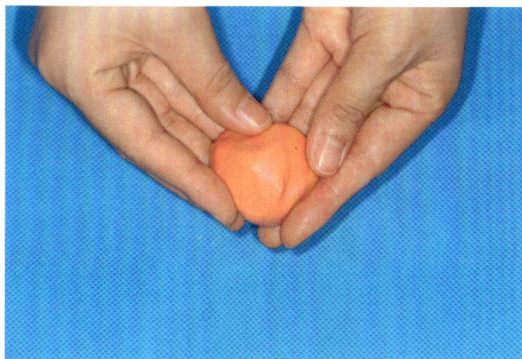

图 4-38 材料无花斑纹状

8. 将混合好的材料搓成条状（图 4-39）放入托盘后,用手指轻压出牙列形状并在工作区压出 6mm 浅凹（图 4-40）,同时医师用自动混合枪将硅橡胶轻体注于工作区的牙体表面（图 4-41,视频 KQ-4-19 协助医师进行模型制取）。

9. 护士接过自动混合枪（图 4-42）,将托盘递给医师放入病人口内取模（图 4-43）。

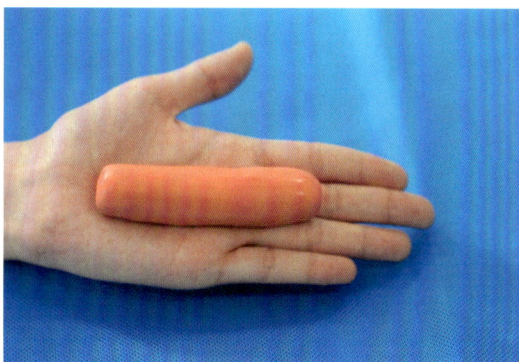

图 4-39 搓成条状的材料

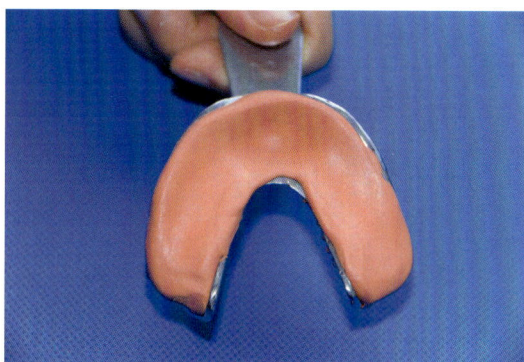

图 4-40 在工作区压出 6mm 浅凹

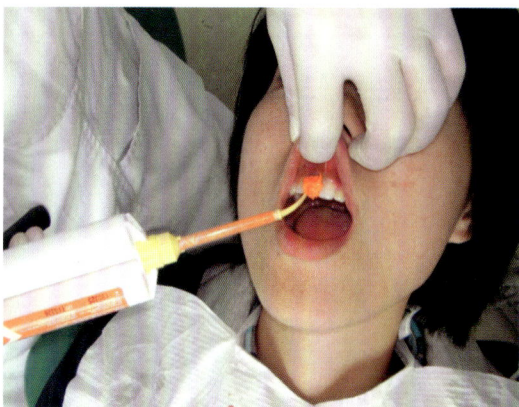

图 4-41 医师将轻体注于牙体表面

KQ-4-19

视频 KQ-4-19 协助医师进行模型制取

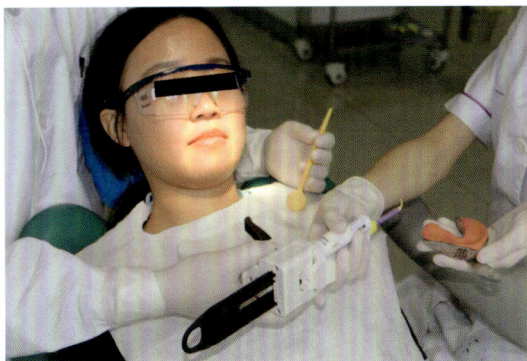

图 4-42 护士接过自动混合枪

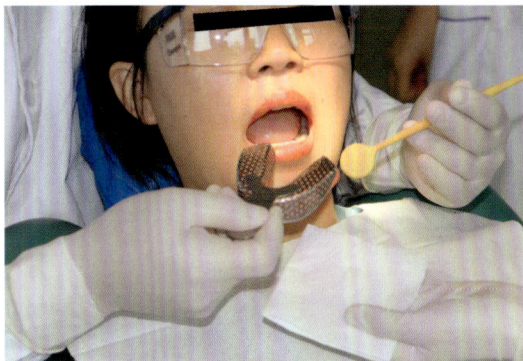

图 4-43 协助医师放入托盘

10. 启动计时器（图 4-44）。

11. 材料凝固的过程中，护士要随时观察病人的感受并给予相应的指导，减少病人的咽部不适。

12. 材料凝固后，协助医师将托盘从病人口中取出（图 4-45）。

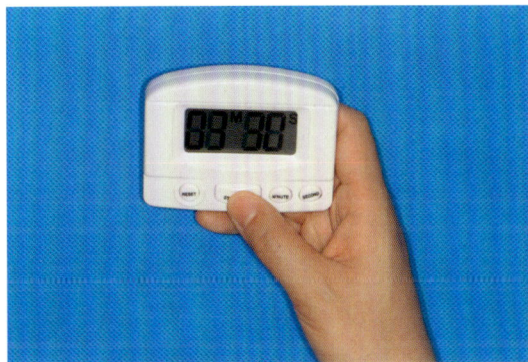

图 4-44 启动计时器

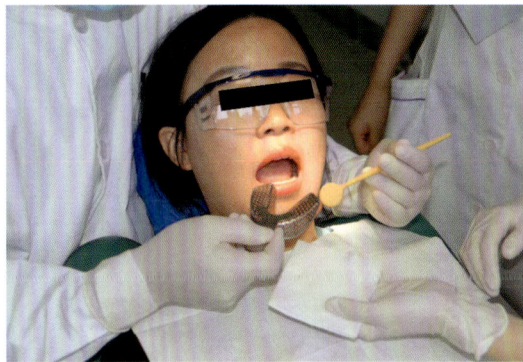

图 4-45 协助医师取出托盘

13. 调节椅位，协助病人整理面容。

14. 引导病人离开椅位至休息区休息。

（三）印模及用物处理

1. 护士用流动水冲洗印模，冲洗掉印模表面的污渍，吹干（图 4-46）。

2. 将印模封闭后静置 30 分钟，再进行灌注。

3. 分类整理用物，消毒备用。

五、操作注意事项

1. 调拌手法正确，动作熟练、有序。

2. 为避免油污和硫化物对硅橡胶印模材料聚合的影响，护士须用清洁的裸手或佩戴厂家提供的手套来揉捏材料。

3. 护士用指腹揉捏材料，避免使用指尖或掌心，使材料在混合时受力均匀。

4. 硅橡胶有弹性记忆恢复时间，故印模制取后须静置 30 分钟后再进行石膏模型的灌注。

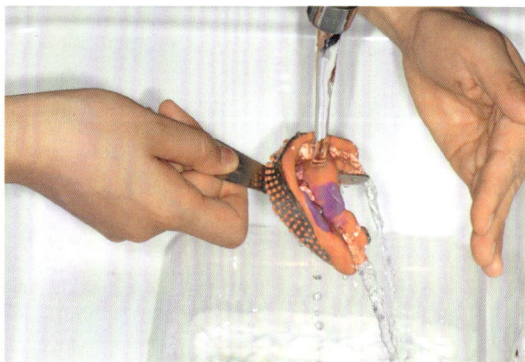

图 4-46 冲洗印模

六、质量要求

1. 材料均匀、细腻,无花斑纹。
2. 材料取用适量,不浪费,处理用物及时正确。

(鲁 喆 周 颖)

第五节 藻酸钾(粉剂)印模材料的调拌

一、简介

藻酸钾(粉剂)印模材料调拌是将藻酸钾粉剂与清水按一定比例混合后,调拌成一种不可逆的水溶胶样印模材料的操作。

二、操作目的

藻酸钾印模材料可用于各类修复治疗印模制取。

三、适用范围

藻酸钾印模制取适用于需要记录口腔各部分组织形态时。

四、操作步骤

(一)操作前准备

1. 环境准备 环境整洁、明亮、安全,温湿度适宜,易于操作。
2. 用物准备 藻酸钾(粉剂)、清水、托盘、橡皮碗、调拌刀、纸巾(图 4-47)。
3. 护士准备 洗手,戴口罩,着装规范。
4. 查对材料是否潮解,是否在有效时间内。
5. 评估病人的口腔情况,协助医师试托盘,教会病人取模时配合的方法(图 4-48)。

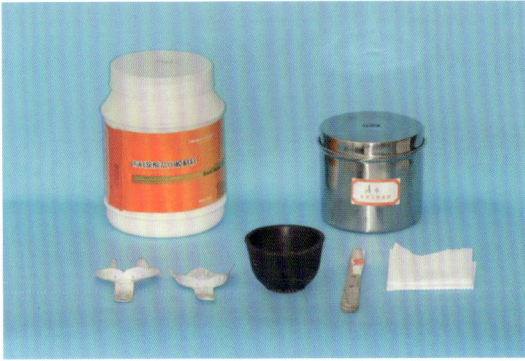

图 4-47　用物准备

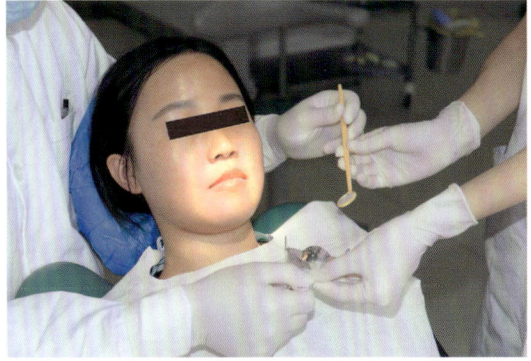

图 4-48　试托盘

（二）调拌藻酸盐印模材料

1. 按产品说明书要求先取适量的粉剂于橡皮碗内（图 4-49），然后再加入适量的水（图 4-50）。

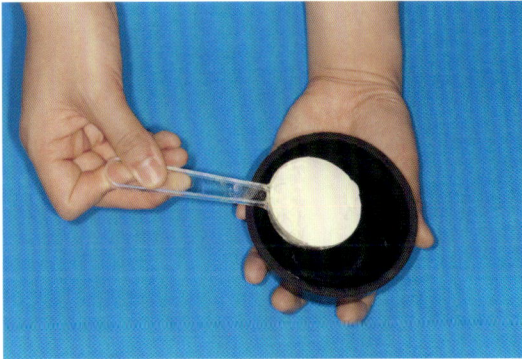

图 4-49　取粉剂材料

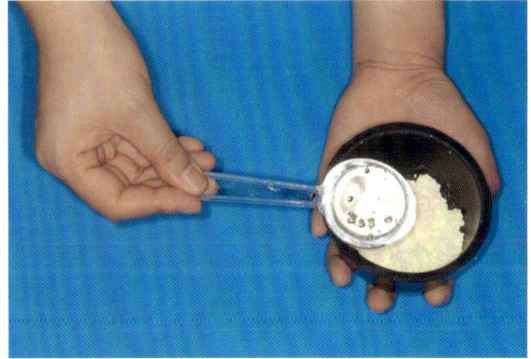

图 4-50　加水

2. 护士一手将橡皮碗握在掌心，一手握住调拌刀，将材料与水轻轻混合均匀（图 4-51），混合时不要将材料溅出橡皮碗，以免干扰后续操作（视频 KQ-4-20 将水粉轻轻混合均匀）。

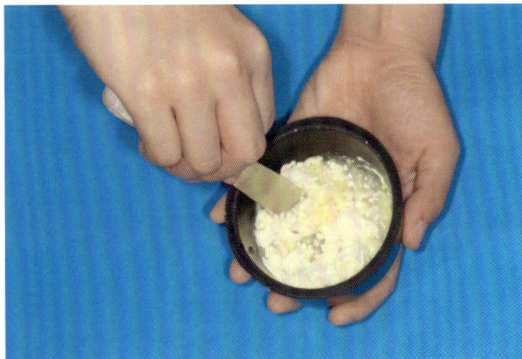

图 4-51　将材料混合均匀

视频 KQ-4-20 将水粉轻轻混合均匀

3. 待材料充分混合均匀后,左手将橡皮碗向下倾斜 45°,右手将调拌刀的刀面与橡皮碗内壁平面接触(图 4-52),由慢到快迅速调拌(视频 KQ-4-21 进行材料调拌)。

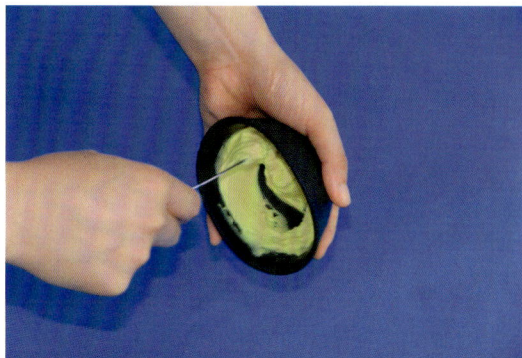

视频 KQ-4-21 进行材料调拌

图 4-52　刀面与橡皮碗内壁接触

4. 材料调拌中,左手大拇指沿顺时针方向推动橡皮碗,使橡皮碗在掌心旋转,右手同时顺时针旋转手腕交替使用调拌刀的刀面和刀刃,一边调拌材料一边收刮材料(图 4-53,视频 KQ-4-22 边调拌边收刮材料)。

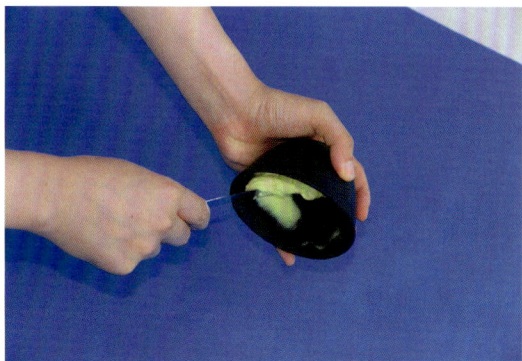

视频 KQ-4-22 边调拌边收刮材料

图 4-53　边调拌边收刮材料

5. 材料调拌均匀后,用调拌刀在橡皮碗内反复对材料进行挤压、排气(图 4-54)。

(三)放入托盘,制取印模

1. 材料放入上颌托盘时,先将材料在橡皮碗内壁收成团状(图 4-55),用调拌刀将形成的材料从托盘最高处由腭顶中央放入,然后左右推入,盛入上颌托盘(图 4-56,视频 KQ-4-23 将材料成团状盛入上颌托盘)。

2. 同法调拌下颌所需材料。材料调拌好后,先用调拌刀将材料在橡皮碗内壁挤压形成条状(图 4-57),然后将条状材料由托盘远中端向近中端旋转盛入下颌托盘(图 4-58,视频 KQ-4-24 将材料成条状盛入下颌托盘)。

3. 待材料凝固后,协助医师将托盘从病人口内取出(图 4-59)。

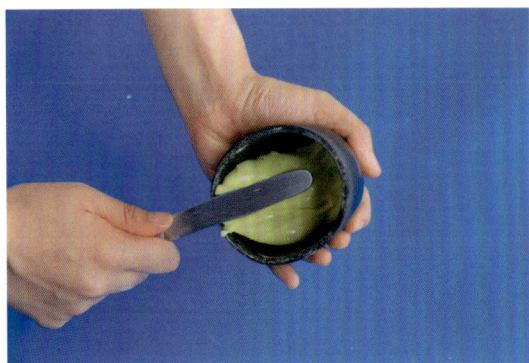

图 4-54　对材料进行挤压、排气

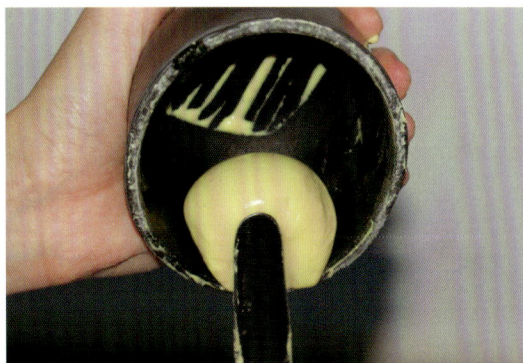

图 4-55　将材料收成团状

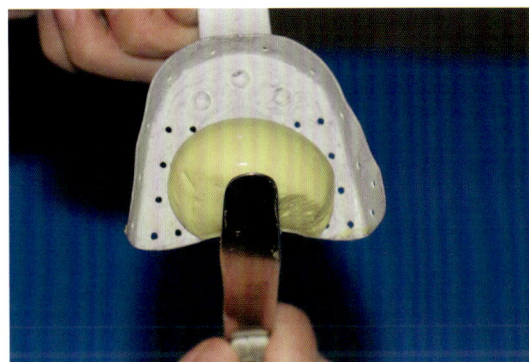

图 4-56　材料放入上颌托盘

视频 KQ-4-23 将材料成团状盛入上颌托盘

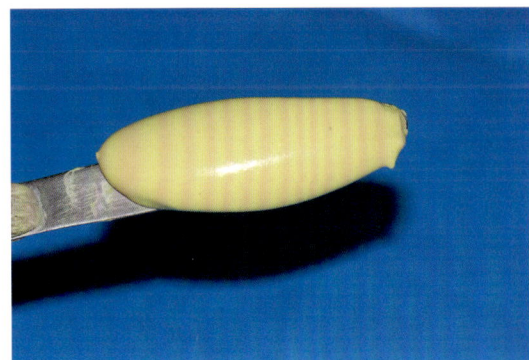

图 4-57　将材料挤压成条状

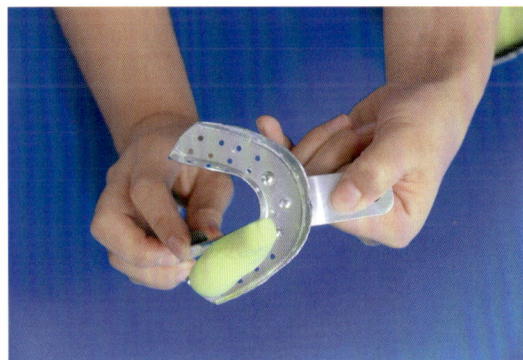

图 4-58　材料放入下颌托盘

视频 KQ-4-24 将材料成条状盛入下颌托盘

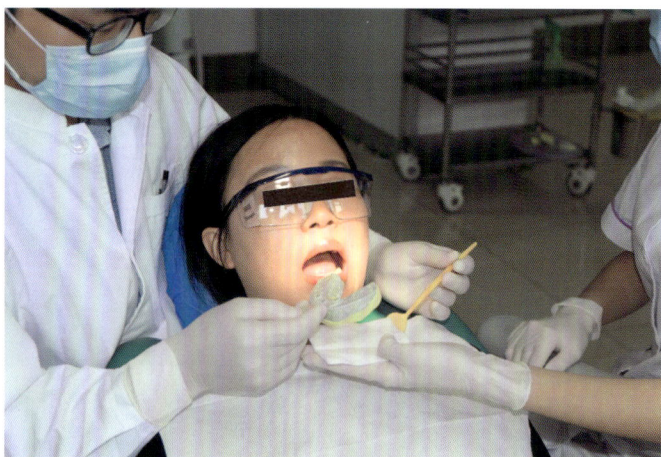

图 4-59　取出托盘

（四）取模完成

1. 调节椅位，协助病人清洁面部。

2. 护士用流动水冲洗印模，冲洗掉印模表面的污渍，吹干（图 4-60）。

3. 用密闭容器将印模封闭后送至模型室进行模型灌注（图 4-61）。

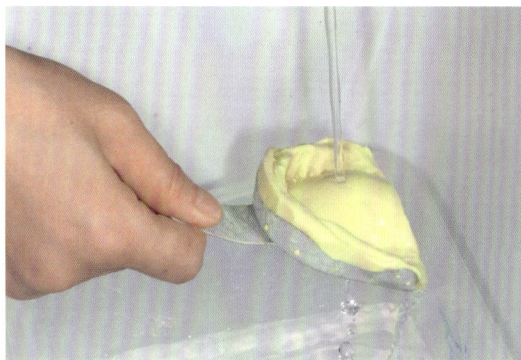

图 4-60　冲洗印模

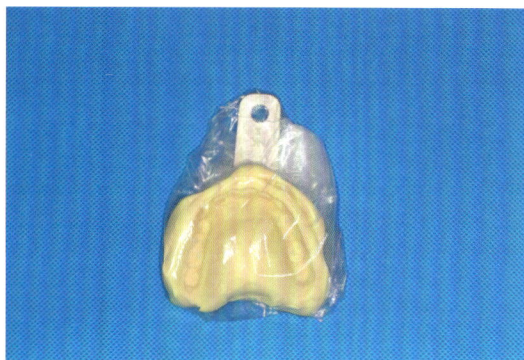

图 4-61　封闭印模

（五）分类整理用物，消毒备用

五、操作注意事项

1. 水、粉按产品说明书要求进行取量。

2. 材料调拌时的适宜温度为 22~25℃，可以用水温控制材料的最佳凝固时间。

3. 调拌器具应保持清洁、干燥，材料取用后应加盖密封存放以免材料潮解。

4. 制取完成的印模应及时进行模型的灌注，防止印模中水分丢失引起体积变化从而影响石膏模型的精确度。

六、质量要求

1. 调拌好的材料应均匀,细腻、无气泡。
2. 材料取量适中,装入托盘均匀无缺隙无浪费。
3. 材料稀稠度适宜,取模时病人无恶心、无呕吐。

（鲁　喆　周　颖）

参考文献

1. 赵佛容,毕小琴.口腔护理学.4版.上海:复旦大学出版社,2022.
2. 李秀娥.实用口腔颌面外科护理及技术.北京:科学出版社,2008.
3. 赵佛容.口腔护理诊疗与操作规范.北京:人民卫生出版社,2018.
4. 毕小琴,龚彩霞.口腔颌面外科护理基础.北京:人民卫生出版社,2019.
5. 鲁喆,杜书芳.口腔修复与正畸护理技术.北京:人民卫生出版社,2021.
6. 赵佛容,赵晓曦.口腔内科护理技术.北京:人民卫生出版社,2020.
7. 毕小琴,邓立梅.口腔颌面外科护理技术.北京:人民卫生出版社,2022.